U0105743

冠状动脉旁路移植术后神经系统并发症

GUANZHUANG DONGMAI PANGLU YIZHI SHU HOU
SHENJING XITONG BINGFAZHENG

主　编　毕　齐

副主编　曹　丽　陈明盈

编　者　（以姓氏汉语拼音为序）

毕　齐　　陈明盈　　郭　旭

李俊玉　　李　琴　　李晓晴

刘日霞　　曲秋菊　　任长伟

王　力　　王力峰　　许尚栋

阳　晟

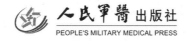

人民军醫出版社

PEOPLE'S MILITARY MEDICAL PRESS

北　京

图书在版编目（CIP）数据

冠状动脉旁路移植术后神经系统并发症 / 毕　齐主编 . —北京：人民军医
出版社，2012.3

ISBN 978-7-5091-5513-4

Ⅰ . ①冠… Ⅱ . ①毕… Ⅲ . ①冠状血管－动脉疾病－心脏外科手术－移
植术（医学）－神经系统－并发症 Ⅳ . ①R654.2

中国版本图书馆 CIP 数据核字（2012）第 005302 号

策划编辑：于　哲　　文字编辑：陈　卓　　责任审读：黄栩兵

出 版 人：石　虹

出版发行：人民军医出版社　　　　　　　　经销：新华书店

通信地址：北京市 100036 信箱 188 分箱　　邮编：100036

质量反馈电话：（010）51927290；（010）51927283

邮购电话：（010）51927252

策划编辑电话：（010）51927300－8052

网址：www.pmmp.com.cn

印刷：潮河印业有限公司　　装订：恒兴印装有限公司

开本：710mm×1010mm　　1/16

印张：13　彩页 1 面　　字数：361 千字

版、印次：2012 年 3 月第 1 版第 1 次印刷

印数：0001－1800

定价：59.00 元

主编简介

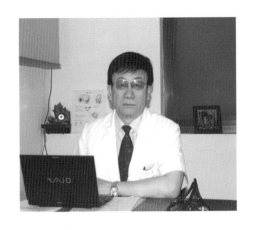

毕　齐，首都医科大学附属北京安贞医院神经内科主任、主任医师、教授、博士研究生导师。医学博士（Ph.D），工商管理学硕士（MBA）。首都医科大学第六临床医学院专家委员会副主任及英语教研室主任。

兼任：中华医学会北京分会神经内科专业委员会委员，中国老年学学会心脑血管病专业委员会委员，北京神经科学学会第六届理事会理事，中华预防医学会卒中预防与控制专业委员会委员，首都医科大学神经病学系委员会委员，中华医学会北京中西医结合学会神经内科专业委员会委员，北京医师协会专家委员会委员，北京脑血管病防治协会专家组成员，卫生部科教司卫生科研项目评审专家库成员，中国老年保健协会抗衰老专业委员会委员，北京医学会医疗事故技术鉴定专家库成员，北京市朝阳区卫生局医疗事故鉴定委员会成员，卫生部单病种质量管理与控制脑梗死专家组成员。

《中国卒中杂志》编委，《心肺血管疾病杂志》编委，《中华全科医师杂志》编委，《中国老年心脑血管疾病杂志》编委，《中华临床医师杂志》特邀审稿专家。

临床及科研重点是脑血管病，包括超早期静脉溶栓治疗、功能磁共振在急性脑血管病的应用、TIA 研究、青年脑卒中、心脏手术后神经系统合并症的研究等。作为科研项目总负责人及分中心负责人先后承担了吴英恺（院士）基金会、北京市科干局、北京市卫生局首都科学发展基金、国家"十一五"、863 等科研课题及国际多中心研究等。先后发表中英文论文 80 余篇，主编及参与编写书籍 10 余部。

内容提要

编者在总结自己实践经验的基础上，结合国内外最新研究成果，系统阐述了冠状动脉旁路移植术后各种神经系统并发症的研究现状、发病情况、危险因素、诊断、治疗和预防，附录部分荟萃了编者近年来发表的相关研究论文。本书特点是编写人员学术造诣精深，资料新、全，参考价值高，可供神经内科、心脏外科医师及相关研究人员阅读。

前 言

随着社会的发展和生活水平的不断提高，冠状动脉粥样硬化性心脏病（简称冠心病）的发病率呈现增高的趋势，因而作为冠心病外科治疗的主要手段冠状动脉旁路移植术的手术数量也不断增加。

冠状动脉旁路移植术后神经系统并发症是术后严重并发症之一，增加了术后死亡率和致残率，延长住院时间和增加了治疗费用，严重影响了手术质量和患者的生活质量，增加了患者、家庭和社会的精神和经济负担，已经成为了心脏外科和神经内科医生、患者及家属、社会关注的重要问题之一。

首都医科大学附属北京安贞医院是一个以心脏内、外科为特色的综合医院，其心脏外科有着雄厚的技术力量和大量的临床病例，从而为冠状动脉旁路移植术后神经系统并发症的研究提供了良好的研究基础。

安贞医院神经内科借助本院心脏外科技术优势进行手术后神经系统并发症的研究已有十余年的历史，积累了大量的临床病例和研究经验，先后发表了十余篇研究论著和专著，本书的出版也是对安贞医院神经内科多年研究的一个总结，并以此书向参与该项研究的各位医务人员表示感谢！

本书主要论述了冠状动脉旁路移植术后神经系统并发症的研究现状，各种主要的术后神经系统并发症的流行病学、临床表现和处理方法，并对术前神经系统并发症危险因素的筛查和术中监测也做了相应的论述，相信将对心脏外科和神经内科医生的科研和临床有一定的参考价值。

衷心感谢参与研究和撰写本书的各位研究者！

首都医科大学附属北京安贞医院神经内科　毕齐

2011 年 7 月

目 录

第一章　概论

近年来，随着人口的老龄化，冠心病（coronary artery disease，CAD）患者日益增多，目前外科治疗 CAD 最常用和有效的方法，冠状动脉旁路移植术（coronary artery bypass grafting，CABG）被广泛应用于临床。

尽管随着心脏外科手术技术和麻醉技术的提高，冠状动脉旁路移植术后的并发症显著降低，然而接受心脏手术的患者年龄随着人口老龄化也越来越高，其中大部分患者常常同时合并有脑血管病等疾病，因此，从冠状动脉旁路移植术诞生起，神经系统并发症（neurological complication，NC）一直是一个引起广泛关注的问题。即使在手术技巧日臻完善和临床效果稳步提高的今天，亦未能杜绝其发生。心脏手术后 NC 表现多样化，但主要表现为脑卒中、脑病、认知功能障碍及周围神经系统损害。心脏手术后发生 NC 的患者，其病死率、致残率、住院时间和住院费用均大大增加，不仅降低了心脏手术的质量，而且相当一部分患者出院后尚需要长期社区的照料，生活质量也远低于没有 NC 的患者。

第一节　国外对术后神经系统并发症研究现状

CABG 是目前外科治疗冠心病最常用和有效的方法之一。手术方式有体外循环下冠状动脉旁路移植术（on-pump coronary artery bypass grafting，on-pump CABG）和非体外循环下冠状动脉旁路移植术（off-pump coronary artery bypass grafting，OPCAB）。近年来，OPCAB 在临床已逐渐开展，并成为冠心病外科的一个发展趋势，但是目前对其确切的临床优势尚缺乏充足的随机试验证据。

某些研究报道认为，CABG 与 OPCAB 之间术后并发症没有太大区别。Straka Z 等前瞻性地研究了 400 例平均年龄为 63 岁的患者，随机分成 A、B 两组，A 组行体外循环下 CABG，B 组行 OPCAB 分别统计两组术后主要并发症（心肌梗死、脑卒中、肾衰竭）的发病率及病死率，A 组与 B 组发病率分别为4.9%和 2.9%，病死率分别为 1.1%和2.0%，两组比较结果显示 OPCAB 在临床安全性和有效性方面与 CABG 相当。Vander Heijden GJ 等对 OPCAB 长短期效果进行了 Meta 分析，结果显示 OPCAB 与 CABG 效果相当。然而，另有一些报道则认为，OPCAB 可以减少术后并发症的发生。Lund C 等研究发现，与CABG相比，OPCAB 的优点是不使用心肺转流术（cardiopulmonary bypass，CPB），避免了由体外循环所导致的血细胞的破坏、补体激活、炎症反应、高阻低排状态、气栓、血栓形成及对全身各器官的潜在影响；减少了对升主动脉的仪器操作，因而减少了手术过程中脑微栓子的形成。Arom KV 等研究显示，OPCAB可显著减少术后输血量及输血引起的并发症；减少了术后低心排血量的发生，缩短了手术时间，节约了经费；心脏持续的血液供应，避免了心肌再灌注的损伤发生；对身体各器官搏动性血液供应及避免体外循环大量液体注入所导致的容量负荷迅猛增加，均有助于肾、肺、脑等重要器官功能的保护。特别是对那些不能或采用体外循环有风险的高危患者优势更加明显。CPB 的使用会增加手术后发病率和病死率，尤其是对于老年患者，Lin CY 等报道 OPCAB 术对老年患者不仅安全有效，而且与 on-pump CABG 比较更适合老年患者。Lee JD 等对60 例患者进行了前瞻性随机对照研究（30 例行 CABG 术，30 例行 OPCAB），结果显示 OPCAB 不仅能降低手术费用，而且能降低术后 NC 的发病率。

尽管 CABG 为冠心病患者提供了确切的良好的临床结果，但是手术也可以为患者带来不良的神经系统并发症，心脏手术后 NC 主要表现为脑卒中、脑病、认知功能障碍及周围神经系统损害，其他还包括抑郁或焦虑综合征、中枢神经系统感染、膈神经麻痹、硬膜下血肿、周围神经损害、声带麻痹、血管性头痛及较少见的手足徐动、帕金森综合征。脑卒中表现为脑梗死、短暂性缺血发作（transient ischemia attach，TIA）、脑出血和蛛网膜下腔出血（subarachnoid hemorrhage，SAH）。脑病主要表现为术后短期内出现妄想、昏迷、癫痫；认知功能障碍主要表现为记忆力和学习能力下降、注意力集中障碍、视觉运动反应障碍。

一、术后脑卒中

（一）发病率与病死率

国外报道 CABG 后脑卒中的发病率为 1%～6.1%，个别研究报道发病率可高达 16%，术后 30d 病死率为 15.9%～34.7%。

（二）危险因素

D'Ancona 等对 9 916 例 CABG 患者术后脑卒中危险因素进行了前瞻性研

究，对所收集数据分别进行了单因素分析和多因素 logistic 分析。单因素分析结果显示，影响 CABG 术后脑血管意外（cerebrovascular accidents，CVA）的独立危险因素有高龄、左心室射血分数（left ventricular ejection fraction，LVEF）低、不稳定型心绞痛、糖尿病（diabetes mellitus，DM）、慢性肾衰竭（chronic renal failure，CRF）、再手术、周围血管疾病（peripheral vascular disease，PVD）、CVA 史和高 Parsonnet 评分、CPB 时间、心肌缺血时间。通过多因素 logistic 分析确定出 7 个术前和 2 个术中 CVA 危险因素：LVEF＜30%（优势比 odds ratio OR＝2.49）、CVA 史（OR＝2.15）、DM（OR＝1.78）、再手术（OR＝1.76）、PVD（OR＝1.66）、CRF（OR＝1.55）、年龄（OR＝1.03）、术中主动脉内气囊泵（OR＝1.83）、输液量（OR＝1.59）。

Eija Saimanen 等报道了 CABG 术后脑卒中危险因素，包括术前相关的危险因素有年龄、肾功能不全（肌酐≥150μmol/L）、脑血管疾病、周围血管疾病、纽约心脏协会分级（new york heart association NYHA classification）。术中相关危险因素有体外循环时间、吻合的动脉数目、升主动脉钙化、升主动脉粥样硬化、心肌梗死。

Sotiris 等通过对 16 528 例连续行 CABG 的患者进行分析，发现 10 项与术后脑卒中相关的危险因素，包括慢性肾功能不全、近期心肌梗死病史、既往有脑血管意外病史、伴有颈动脉疾病、高血压、糖尿病、年龄＞75 岁、中重度左心功能不全、低心排血量综合征、心房颤动。

Hogue 等报道，即使消除了包括年龄、高血压病、糖尿病、体外循环时间及其他并发症等危险因素的协同作用，女性作为脑卒中的独立危险因素仍具有统计学意义。

（三）病因学

Likosky 等对 1992－2000 年新英格兰北部的 388 例行 CABG 的患者进行了区域性研究，发现 CABG 术后脑卒中的病因学分类有栓塞性（62.1%）、多发病因性（10.1%）、血流灌注不足（8.8%）、腔隙性（3.1%）、血栓形成性（1.0%）、出血性（1.0%）、原因不明（13.9%），并且无论是哪种病因学机制，脑卒中都主要发生在 CABG 术后第 1 天内。因为接受 CABG 的患者常常存在许多危险因素，故这类患者就具有术后发生脑卒中的危险性，在手术中也容易出现血流动力学的改变。引起 CABG 术后脑卒中的最重要的原因是脑栓塞，而导致脑栓塞的栓子主要来源于手术操作过程中病变的大动脉粥样硬化斑块脱落，大致分成 3 种：①人工肺来源的气栓；②体内各种组织构成，包括纤维蛋白、血小板、白细胞、红细胞凝聚物来源的组织栓子；③异物栓子。

二、术后脑病

与围术期的脑卒中相反，对 CABG 后弥漫性脑病的重视程度一直不够，国外关于这方面的研究及相关文献报道也很有限。

（一）发病率

McKhann 等前瞻性研究了 2 711 例平均年龄为 64 岁的患者 CABG 术后脑病的发病率，结果显示脑病发病率为 6.9%，脑病患者平均住院时间为 15.2d，病死率为 7.5%。

（二）危险因素

包括高龄、高血压、颈动脉杂音、脑卒中病史、既往 CABG 手术史、术前存在肺部感染、嗜酒史、DM 及行旁路移植术的时间。

（三）病因学

CABG 术后脑病最相关的因素是麻醉药品的使用，尤其是老年患者。Sabik 等对比分析研究了 406 例 on-pump CABG 患者与 406 例 OPCAB 患者术后发病率和病死率，结果显示两组病死率相似，on-pump CABG 组术后脑病发病率、切口感染率、输血量、肾衰竭发病率均较对照组高，提示 CPB 与 CABG 后脑病发生有关。

三、术后认知功能障碍

认知功能障碍被认为是 CABG 后最重要的神经系统并发症之一。尽管 CPB 的技术和操作在不断地发展，但是在手术后认知功能的改善方面却有限。

（一）发病率

CABG 术后认知功能障碍的发病率在不同的前瞻性研究结果中变化范围很大，主要受几个因素的影响，包括手术时间、神经心理测验的敏感性、认知功能减退的界定，这些因素的不同所得到的结论也不同。

国外关于这方面的报道很多，而国内则缺乏这方面的研究和数据报道。许多研究中心都报道手术后普遍存在认知功能障碍，发病率在出院时高达 80%～90%。van Dijk 等报道 CABG 术后 2 周认知功能减退的发病率为 22%（认知功能减退的界定为 9 项或 10 项测试中，至少有 2 项的结果中至少有 1 个标准差降低）。Newman 等报道 261 例患者中出院时认知功能障碍的发病率为 53%，6 周是 36%，6 个月是 24%，5 年是 42%，并且认为出院时认知功能障碍是后期认知功能减退最重要的预示因素。Reents 等报道 CABG 术后认知功能障碍的发病率为 34%。

（二）危险因素

影响认知功能损害程度的最为相关的因素是患者的年龄、基础认知水平、社交能力、受教育年限、基础疾病的严重程度、手术后并发症。

（三）病因学

到目前为止，仍普遍认为 CPB 是 CABG 后认知功能障碍的最重要的原因，但不是唯一原因。其中最可能的机制有：

1. 微血栓形成　有相当的证据显示，微血栓形成是脑损伤过程中最重要的病理生理学机制。除了脑循环中存在微血栓的直接证据以外，用经颅多普勒观察也证实了微血栓形成的存在，并且有证据显示动脉微栓子过滤可以减少手术后认知功能减退的发病率，也证实了其潜在的病理学机制。更近一些，Brow 等证实了在 36 例 CPB 后数周内死亡患者的大脑组织中存在大量的微血栓，而且他们发现微栓子形成的数量与体外循环时间长短有关。

2. 心脏切开吸引术　心脏切开吸引术愈来愈被认为是制造气体栓子、微粒栓子导致微血栓形成的最重要的原因之一。心脏切开吸引术是将心包、开放体腔、纵隔内溢出的血液吸引清除并重新回输到心肺机内，这样的血液受到外源性物质的激活会产生大量的细胞因子和生物活性物质。尽管在回输到患者体内之前会经过过滤的处理，但是回输血中的纵隔脂肪细胞仍然是脂质栓子的来源之一。这些栓子会引起细小动脉扩张，从而损伤血脑屏障。

3. 低灌注　有证据显示，体外循环过程中的低灌注会导致认知功能损害，尤其是大脑分水岭区域更为敏感，而且有研究表明提高平均动脉血压会改善认知功能。

第二节　我们对术后神经系统并发症的研究

首都医科大学附属北京安贞医院神经内科对心脏手术后神经系统并发症进行了十余年的系列研究，该研究先后得到了吴英恺院士基金会、北京市青年科技骨干培养基金和首都医学发展科研基金资助，现将研究结果汇总如下。

一、术后神经系统并发症回顾性研究

（一）总体研究结果

回顾性分析安贞医院成人及小儿心脏外科 1984 年 5 月～1997 年 9 月各类心脏手术共 10 173 例，统计分析术后住院期间 NC 的发生率、病死率和种类。与对照组比较，对术后 NC 的危险因素进行统计学处理。

本组心脏手术后 NC 的总发生率为 1.4%，其中脑血管病为 52.7%、缺氧性脑损害为 22.6%、癫痫为 8.9%（13/146 例）、中枢神经系统感染为 7.5%，其他为 8.2%。

按照心脏病类型术后 NC 依次为风心病 2.9%、先心病 0.6%、冠心病

3.74%、主动脉瘤3.80%、其他3.54%。NC组死亡44例，占全部术后死亡的6.94%，列术后死亡原因第5位。与对照组比较，在年龄、体重、住院天数、术中肝素用量、术中鼻咽、肛肠温度方面两组间无统计学显著性差异；而NC组术中心肌血流阻断时间和体外循环转机时间明显长于对照组。

心脏手术后神经系统并发症以脑血管病为主，缩短术中心肌血流阻断时间和体外循环转机时间，可减少心脏手术后神经系统并发症发生。

（二）术后并发脑血管病

术后脑血管病占全部NC组52.7%，依次为脑栓塞44.2%、脑血栓形成32.5%、脑出血13.0%、短暂性脑缺血发作5.2%，椎基底动脉供血不足2.6%、蛛网膜下腔出血2.6%。脑血管病并发症组病死率为13.0%，依次为脑出血50.0%，脑栓塞30.0%，脑血栓形成20.0%。

术后脑血管病并发症以缺血性脑血管病为主（87.0%），其中脑栓塞发生率最高（44.2%）。在临床表现上无论脑栓塞、脑血栓形成和脑出血，一般在术后清醒一段时间后出现神经系统损害的定位体征，而脑栓塞常发生在心脏瓣膜置换术后，尤其是手术前后伴有房颤的患者。

（三）术后并发中枢神经系统感染

术后合并中枢神经系统感染共11例，占神经系统并发症组的7.5%；11例中死亡8例，病死率高达72.7%，其死亡数占NC组死亡总数的18.2%，死亡原因感染性休克25.0%、脑疝50.0%、多器官衰竭25.0%。

心脏手术后中枢神经系统感染，多集中在心脏换瓣术后人造瓣膜心内膜感染（PVE），本研究11例中，9例为PVE，而另外2例分别为Benttell手术＋主动脉瓣置换术＋升主动脉置换术，以及先天性心脏病F4根治术。心脏手术后中枢神经系统感染主要来源于PVE，也可由其他心脏手术引起。其临床表现均在术后出现持续高热（13～40d），有不同程度的意识障碍、偏瘫、恶心、呕吐等。因此，术后持续性而又不能用术后反应性发热解释的高热患者，出现意识障碍、神经系统定位体征及颅内压增高时，要考虑有术后中枢神经系统感染的可能性。

本研究中术后中枢神经系统感染仅占NC的7.2%，而病死率却占神经系统并发症组的18.1%，表明中枢神经系统感染在术后的发生率不高，但病死率很高，应在临床上引起高度重视。死亡原因中50%的患者死于脑疝，其余分别死于感染性休克和多器官衰竭，因此，积极地降颅压脱水、抗感染和全面支持治疗至关重要。

（四）术后并发缺血缺氧性脑损害

本研究中缺氧性脑损害占22.6%，全部表现为术后意识不清、无发热、神经系统检查无局灶性定位体征，提示在手术中因弥散性缺血缺氧对中枢神经系统，尤其是大脑皮质产生广泛损害，且多数伴有癫痫发作。其病死率为 57.6%，死亡原因多为脑疝或多脏器衰竭。与术后中枢神经系统感染比较，术后缺血缺氧性脑损害往往表现为术后意识障碍，即术后无清醒过程，查体除昏迷外缺乏神经系统定位体征，不伴有发热，颅内压增高亦不如前者明显。

二、术后神经系统并发症前瞻性研究

上述回顾性研究中，手术类型以心脏换瓣术和先心病手术为主。随着人口的老龄化和冠心病的患病人数增多，非体外循环下冠状动脉旁路移植术（off-pump coronary artery bypass grafting，OPCABG）的数量也日益增多，并成为心脏外科的主要术式之一，为此进行了 OPCABG 后 NC 的前瞻性研究。

（一）前瞻性研究总体结果

2006 年 3～6 月，共收集 OPCABG 患者 55 例，探讨术后 NC 的种类、发生率、危险因素和防治方法。结果：①术后缺血性脑血管病 2 例（3.6%），无死亡病例。与术后无 NC 组比较，危险因素单因素分析无显著差异。②手术前后无认知功能异常，简易智能状态量表（mini-mental state examination，MMSE）、临床痴呆量表、总体衰退量表评分手术前后比较无显著差异。③除 2 例术后合并脑卒中外，其余手术前后影像学检查比较无显著差异。④术前轻度焦虑 7 例，轻度抑郁 1 例，未予特殊处理术后自行缓解，整体焦虑自评量表和抑郁自评量表手术前后评分比较无显著差异。研究表明 OPCABG 对神经系统相对安全。

（二）术后合并脑血管病

术后 2 例发生缺血性脑卒中（3.6%），无死亡病例。术后 NC 组与无 NC 组比较，脑卒中危险因素单因素分析无显著差异（$P > 0.05$），被分析的危险因素包括脑卒中病史、心脏病史、高血压、糖尿病、吸烟及饮酒等。同时术前美国国立卫生研究所脑卒中评分（national institutes of health stroke scale，NIHSS）及吻合冠状动脉血管数目两组比较亦无显著差异。

本研究术后 NC 发病率为 3.6%，均为脑梗死，高于国内外报道。其原因可能是：①我院回顾性研究均为体外循环下心脏手术，时间跨度 10 年，术式主要为心脏瓣膜置换术和先天性心脏病手术，冠状动脉旁路移植术数量较少。与本组单纯 OPCABG 的前瞻性研究相比，在统计结果上可能有所不同。②当时 NC 主要依赖临床诊断，后期少数病例辅以 CT 检查，NC 检出率偏低。③两组例数少，OPCABG 术后 NC 确切发病率尚需大样本的研究证实。

本研究中 2 例脑卒中在术后 3～4d 发病，当时患者已清醒并且 NS 检查无异常，因此基本可排除手术及麻醉因素；2 例术前均确诊 2 型 DM，术前血糖控制尚可，但在术后 3d 控制不理想；而本组中另外 13 例 DM 患者术后血糖相对平稳，未发生 NC，因此考虑术后发生脑卒中可能与高血糖有关。DM 是脑卒中的独立危险因素之一，且发病率和病变程度比非 DM 患者均显著增高，因此对 DM 患者行血管重建术，手术前后控制血糖至关重要。术前应使用胰岛素控制血糖，术后密切观察血糖变化并积极控制血糖过高，将高血糖对术后脑卒中的影响降到最低。

本研究中共剔除 5 例患者；其中 1 例术前新发脑卒中，但术前未仔细阅查 MRI，以致术后梗死病灶扩大而病情加重。新发脑卒中属手术禁忌证，本例强烈提示术前神经系统检查和评估对预防术后 NC 的重要性。

（三）术后认知功能障碍评估

所有病例无认知功能改变，手术前后比较 MMSE（28.45±1.887 和 28.34±2.526）、临床痴呆量表（0.160 4±0.273 4 和 0.1698±0.276 37）、总体衰退量表（1.228 1±0.423 32 和 1.228 1±0.423 32），均无显著差异。本研究中无术后轻度认知功能损害（mild cognitive impairment，MCI），可能与以下原因有关：①MCI 诊断标准国内外尚无统一公认标准，本研究无术后 MCI，可能与样本量小和量表选择的局限性有关。②本研究中术者为同一人，术者较高的手术水平是减少术后 MCI 的重要因素。③所有病例术前均无 MCI 表现或相应的病史。④本研究中所有病例手术前后 f-MRI 均未见脑血流异常改变，可能也是手术后无 MCI 发生的原因之一。

（四）术后焦虑及抑郁评估

术前轻度焦虑 7 例，轻度抑郁 1 例，均在术后未特殊处理而自行缓解。手术前后比较焦虑自评量表（45.72±2.89 和 45.23±2.15）及抑郁自评量表（0.28±0.55 和 0.27±0.03），均无显著差异。

本研究中术前 7 例轻度焦虑状态，1 例轻度抑郁状态；术后 2 例轻度焦虑状态均自行缓解。虽然统计学分析手术前后焦虑抑郁评分无显著差异，但临床观察术后焦虑与抑郁情况较术前还是有所改善；术前焦虑抑郁状态可能主要来自对心脏病或是手术的担心所致，而手术成功后焦虑抑郁状态亦有所改善乃至痊愈。对于焦虑抑郁症状严重影响手术及术后恢复的患者，应在心脏手术前给予相应的治疗，一般症状不需要特殊处理。

（五）手术前后功能磁共振评估

手术前后功能磁共振与评估（Functional magnetic resonance imaging，f-MRI）评估：包括弥散加权成像（diffusion weight imaging，DWI）和灌注加权成像（perfusion weighted imaging，PWI）成像，是近年来发展起来的新型磁共振成像技术。手术前后均行 MRI 及磁共振血管造影（magnetic resonance angiography，MRA）检查，除 2 例术后缺血性脑卒中外，其余手术前后 MRI 及 MRA 未见明显改变。术前均行 f-MRI 检查，其中 44 例术后平均（7.4±3.6）d 复查 f-MRI，其主要参数局部脑血流（regional cerebral blood flow，rCBF）、相对脑血流容积（regional cerebral blood volume，rCBV）、平均通过时间（relative mean transit time，rMTT）和达峰时间（time to peak，TTP）手术前后比较均无显著差异。

脑缺血被认为是术后认知功能改变的病理生理学机制之一。PET 发现向痴呆转化的 MCI 患者右侧颞顶皮质及内嗅皮质（颞叶内侧）的局部葡萄糖代谢降低，血流灌注也降低，且这些改变先于结构改变 1～2 年，而 PWI 与 PET 脑血流显像结果相似，因此本研究将兴趣区定于双颞叶内侧皮质。本研究应用 f-MRI 在手术前后对比研究麻醉及手术对脑血流的影响，同时观察发生 MCI 时有无相应的脑血流改变。除 2 例术后脑卒中外，f-MRI 各参数手术前后无明显改变，与本组认知功能量表测评一致。本研究术后复查 f-MRI 与 MCI 测评同一天进行，可以认为手术对脑血流及认知功能影响很小。

将 f-MRI 用于评价 CABG 手术前后神经系统功能，目前关于这方面的研究较少，且多用于脑卒中方面的研究。尽管如此，DWI 及 PWI 核磁技术在 CABG 术后 NC 研究中的应用引起一些学者的兴趣，因为脑缺血被认为是术后持续性认知功能改变的病理生理学机制之一。利用 f-MRI 在 CABG 术前后监测患者脑组织功能和结构变化，不仅能够诊断新发的脑卒中，而且能够发现亚临床的脑功能改变。

目前国内对 CABG 术后 NC 的研究还不深入，缺乏专门和深入的探讨。尚需今后大样本的临床试验来进一步探讨。

【附】Parsonnet 评分和 EuroSCORE

Parsonnet 评分心脏手术 Parsonnet 额外危险评估模式

因素		得分	因素		得分
年龄	70～74 岁	7	LV 功能	良好（LVEF≥50%）	0
	74～79 岁	12		中度（LVEF 30%～49%）	2
	＞84 岁	20		重度（LVEF＜30%）	4
糖尿病		3	LV 动脉瘤		5
高血压		3	二次手术	第一次	5
病态肥胖症		10		第二次/随后	10
女性		1	术前主动脉内球囊反搏		2
依靠透析维持		10	二尖瓣手术		5

（续表）

因素	得分	因素	得分
导管检查并发症	10	肺动脉压≥60mmHg	3
极少数情况下	10～50	主动脉瓣手术	5
灾难性情况下	2～10	主动脉瓣压>120mmHg	2
		瓣膜＋CABG 手术	2

EuroSCORE

因素	内容	评分	β
年龄	每 5 年或超过 60 岁的部分	1	0.066 635 4
性别	女性	1	0.330 405 2
慢性肺疾病	长期应用支气管扩张剂或类固醇治疗肺疾患	1	0.493 134 1
其他的心脏动脉疾患	以下 1 个或多个：跛行、颈动脉阻塞或狭窄>50%；既往或有计划的腹主动脉瘤治疗，四肢动脉或颈动脉疾患	2	0.655 891 7
神经系统异常	严重影响活动或日常功能	2	0.841 626
以前心脏手术史	需要打开心包	3	1.002 625
血清肌酸酐	术前>200μ mol/L	2	0.652 165 3
活动性心内膜炎	患者手术期间一直在接受心内膜炎的抗生素治疗	3	1.101 265
危重术前状态	以下 1 个或多个：VT 或 VF 或猝死；术前心脏按摩；麻醉前需要机械通气；术前需要血管收缩剂支持；IABP；或术前急性肾衰竭（无尿或少尿<10nl/h）	2	0.905 813 2
不稳定型心绞痛	休息时出现心绞痛，到达手术室前需要给予硝酸盐类	2	0.567 707 5
LV 功能障碍	中度（LVEF30%～50%）	1	0.491 643
	重度（LVEF<30%）	3	1.094 443
近期心肌梗死	90d 内		0.546 021 8
肺动脉高压	脉动脉收缩压>60mmHg	2	0.767 692 4
急症手术	在下一个工作日前进行	2	0.712 793 5
除外单独的 CABG	除 CABG 外的重要心脏手术	2	0.542 036 4
胸主动脉手术	升支或降支功能障碍	3	1.159 787
室间隔梗死破裂后		4	1.462 009

VT.室性心动过速；VF.心室纤颤；IABP.主动脉球囊反搏；CABG.冠状动脉搭桥术

（王力）

三、320 排 CT 脑灌注与 OPCAB 术后认知功能障碍相关性研究

脑灌注异常与认知功能改变有密切关系，对 CT 或 MRI 显示异常的患者干预研究中发现，当脑灌注改善后有 85% 的患者认知功能也随之改善。一项对 105 例轻度认知功能障碍（mild cognitive impairment，MCI）患者 3 年的随访研究显示多排 CT 分析结果比单光子发射型计算机断层显像装置（single photon emission computed tomography，SPECT）能更好地预测 MCI 患者的转归。研究认为多排 CT 能更好地分析颈内动脉粥样硬化斑块以及脑灌注情况。

但以往研究中的多排 CT 设备，由于探测器宽度的限制，仅可针对数毫米至 4cm 范围的脑组织进行动态扫描，无法获得全脑数据，从而影响对灌注功能全面评价。因此，在保证低射线剂量的前提下，快速全脑同期灌注成像，成为 CT 血管灌注（computed tomography perfusion，CTP）在临床应用的技术瓶颈。

320 排动态容积 CT 解决了以往脑灌注成像扫描范围有限的难题，提高了长轴方向的覆盖范围及空间分辨率，即机架旋转一次，达到全脑扫描，通过快速动态容积扫描技术，可以一次检查获得 CT 平扫、4 维全脑血管成像（computed tomography angiography，CTA）和 4 维 CTP，对脑血流动力学及脑血流储备进行定量评价。这些影像数据可以直观地反映颅内血管及血流动力学状况，综合评价手术前后全脑的综合功能，为探讨 POCD 的机制提供了有力的技术支持。根据 2009 年 9 月 8 日卫生部医药卫生科技项目查新咨询执行书：国内、外未见应用 320 排动态容积 CT 评估冠状动脉旁路移植术后神经系统并发症（脑卒中、短暂性脑缺血发作、缺血缺氧性脑病、认知、焦虑及抑郁）相关文献报告。

因此，在前期的研究基础之上，利用 320 排动态容积 CT 的技术优势，展开了 320 排 CT 脑灌注与 OPCAB 术后认知功能障碍相关性前瞻性研究。

（一）一般结果

（1）筛选 110 例患者，男性 73.6%（81/110），女性 26.4%（29/110），年龄 35～83 岁，平均（67.6±7.3）岁。其中 5 例（男性 3 例，女性 2 例）因 320 排 CT 脑灌注检查提示：颅内血管重度狭窄，病灶处脑灌注明显异常，微循环障碍严重，并且脑血管病危险因素较多，考虑手术危险性高，未行 OPCAB，故排除。

（2）105 例入组患者，男性 74.3%（78/105），女性 25.7%（27/105），年龄 35～82 岁，平均（67.3±7.6）岁。

（3）105 例手术患者术后 NC 发生率 17.14%（18/105），其中 POCD 发病率 15.24%（16/105），焦虑、抑郁的发病率 4.76%（5/105），缺血缺氧性脑病发病率为 2.86%（3/105），缺血性脑血管病发病率为 0.95%（1/105）。5 例术后焦虑、抑郁患者中有 1 例合并有缺血性脑血管病，2 例合并有缺血缺氧性脑病，2 例合

并 POCD。3 例术后发生缺血缺氧性脑病患者中有 2 例合并 POCD。

（4）16 例 POCD 患者术前 MMSE 27.92±1.98，术后 MMSE 23.58±1.37，评分下降主要体现在时间定向力、计算力方面。术前 MoCA 26.13±1.53，术后 MoCA 20.87±1.26，评分量表上主要体现在延迟记忆力、时间定向力、注意力方面。

（二）OPCAB 术后发生 POCD 患者临床资料

16 例 POCD 患者中有既往脑血管病史占 50%（8/16），其中脑梗死 37.5%（6/16），脑出血 6.25%（1/16），蛛网膜下腔出血 6.25%（1/16）；高血压病者 81.3%（13/16）；糖尿病者 50%（8/16）；高脂血症病史 12.5%（2/16）；吸烟史 50%（8/16）；饮酒史 25%（4/16）；CT 平扫示腔隙性梗死 62.5%（10/16）；颈动脉超声检查提示轻度狭窄 12.5%（2/16）；中度狭窄 18.8%（3/16），重度狭窄 25%（4/16），闭塞 6.25%（1/16）；320 排 CT 脑灌注检查提示有异常 75%（12/16）。术后发生脑血管病、脑病、POCD 患者临床资料对比（表 1-1）。

表 1-1　OPCAB 术后发生 NC 患者临床资料

	脑血管病（n=1）	脑病（n=1）	POCD（n=16）
男	1	3	14
女	0	0	2
年龄（岁）	70	64.1±4.0	63.7±7.2
吸烟史	1	3	8
饮酒史	1	1	4
既往脑血管病	1	2	8
高血压病	1	3	13
糖尿病	1	0	8
高脂血症	0	0	2
CT 平扫示腔隙性梗死	1	2	10
颈超轻度狭窄	0	0	2
颈超中度狭窄	0	0	3
颈超重度狭窄	0	2	4
颈超闭塞	1	0	1
320 排 CT 示灌注异常	1	2	12
△NIHSS 分[1]	5	0	0
△MMSE 分	0	1.32±0.08	4.84±0.61
△MoCA 分	2	1.96±0.59	5.66±0.27
△Hamilton 分	3	0.23±0.02	0.11±0.086

注：（1）2 例缺血缺氧性脑病患者同时患有 POCD；△为手术前后评分的变化

（三）术后 POCD 相关因素分析

1. POCD 组、非 POCD 组间既往史分析　两组间通过单因素分析，结果显示术后 POCD 组中脑卒中病史占有 50%（8/16）、CT 平扫示病灶 12.5%（10/16）、糖尿病病史 50%（8/16），与非 POCD 组相比，有统计学意义。年龄、性别、受教育程度等其他变量之间无统计学差别（表 1-2）。

表 1-2　两组间既往史单因素分析（两独立样本 t 检验）

参数	POCD 组（n=16）	非 POCD 组（n=89）	P 值
年龄（岁）	69.3±15.0	67.6±14.6	0.520
性别（男）	14（87.5%）	79（90.8%）	0.778
教育程度（中学以上）	5（26.4%）	12（16.9%）	0.548
高血压病	13（81.2%）	73（83.9%）	0.870
糖尿病	8（50%）	11（12.6%）	0.014[1]
高脂血症	2（12.5%）	9（10.3%）	0.950
脑卒中病史	8（50%）	6（6.9%）	0.002[2]
CT 示腔隙性梗死	10（62.5%）	18（20.7%）	0.023[1]
吸烟	8（50%）	45（51.7%）	0.726
饮酒	4（25%）	17（19.5%）	0.810

注：（1）有统计学差异（$P<0.05$）；（2）有显著性差异（$P<0.01$）

2. POCD 组、非 POCD 组间 320 排 CT 脑灌注检查参数分析　由于 CT 灌注参数方面目前尚无具有权威性的正常值标准和异常临界值，因此采用同一部位左右两侧灌注参数的变化率进行统计学分析。POCD 组 320 排 CT 脑灌注灌注参数变化率计算形式：P'=（正常值-异常值）/正常值×100%；非 POCD 组计算形式：P=（左侧值-右侧值）/平均值×100%。

（1）两组间 CT 灌注参数致和检验：各参数变化率通过正态性检验得出数据均为非正态分布数据，采用两组独立样本秩和检验，用中位数和四分位数间距表示。两组间额叶、顶叶、颞叶、基底节区、枕叶各种灌注参数变化率经统计学分析，结果显示：颞叶 rTTP 变化率、额叶 rTTP 变化率、颞叶 rMTT 变化率、颞叶 Delay 变化率有统计学差异（表 1-3）。

（2）CT 灌注参数最佳预测点判定：分别以颞叶 rTTP 变化率、颞叶 rMTT 变化率、颞叶 Delay 变化率为检验变量，术后是否发生 POCD 为状态变量做 ROC 曲线，颞叶 rTTP 变化率曲线下面积为 0.910（95%CI：0.808～0.986，P=0.004）；颞叶 rMTT 变化率曲线下面积为 0.715（95%CI：0.533～0.896，P=0.013）；颞叶 Delay 变化率曲线下面积分别为 0.859（95%CI：0.747～0.971，

P=0.007）。相对于其他参数，rTTR 最敏感。计算颞叶 rTTR 变化率各点到 ROC 曲线下（0，1）的距离发现，当颞叶 rTTR 变化率为 23% 时距离（0，1）最近，故颞叶 rTTR 变化率 23% 为本研究人群术后发生 POCD 的最佳切点（图 1-1，表 1-4）。

表 1-3　两组间各部位 CT 灌注参数变化率（×100%）比较（独立样本秩和检验）

	POCD 组（*n*=18）	非 POCD 组（*n*=87）	*P* 值
额叶 rCBV 变化率	0.10（0.04～0.35）	0.13（0.07～0.14）	0.944
顶叶 rCBV 变化率	0.21（0.05～0.12）	0.15（0.04～0.11）	0.067
颞叶 rCBV 变化率	0.12（0.02～0.18）	0.04（0.04～0.12）	0.169
基底节区 rCBV 变化率	0.15（0.02～0.09）	0.11（0.03～0.08）	0.059
枕叶 rCBV 变化率	0.12（0.04～0.10）	0.08（0.02～0.07）	0.197
额叶 rTTR 变化率	0.25（0.02～0.09）	0.04（0.005～0.02）	0.021[1]
顶叶 rTTR 变化率	0.09（0.03～0.18）	0.03（0.01～0.04）	0.063
颞叶 rTTR 变化率	0.24（0.16～0.32）	0.02（0.008～002）	0.027[1]
基底节区 rTTR 变化率	0.06（0.17～0.33）	0.03（0.02～0.03）	0.067
枕叶 rTTR 变化率	0.24（0.15～0.33）	0.23（0.02～0.04）	0.713
额叶 rCBF 变化率	0.08（0.04～0.12）	0.05（0.02～0.1）	0.180
顶叶 rCBF 变化率	0.07（0.02～0.08）	0.07（0.03～0.09）	0.817
颞叶 rCBF 变化率	0.09（0.06～0.12）	0.05（0.03～0.07）	0.063
基底节区 rCBF 变化率	0.08（0.03～0.15）	0.05（0.03～0.09）	0.063
枕叶 rCBF 变化率	0.08（0.02～0.06）	0.05（0.01～0.04）	0.130
额叶 rMTT 变化率	0.04（0.03～0.06）	0.04（0.005～0.02）	0.065
顶叶 rMTT 变化率	0.08（0.03～0.14）	0.05（0.01～0.06）	0.069
颞叶 rMTT 变化率	0.14（0.04～0.22）	0.06（0.01～0.05）	0.023[1]
基底节区 rMTT 变化率	0.06（0.02～0.05）	0.06（0.01～0.03）	0.077
枕叶 rMTT 变化率	0.24（0.15～0.33）	0.23（0.02～0.04）	0.713
额叶 Delay 变化率	0.24（0.15～0.23）	0.18（0.03～0.17）	0.057
顶叶 Delay 变化率	0.29（0.08～0.69）	0.21（0.04～0.16）	0.058
颞叶 Delay 变化率	0.61（0.20～0.81）	0.09（0.04～0.15）	0.003[2]
基底节区 Delay 变化率	0.61（0.51～0.80）	0.54（0.04～0.20）	0.058
枕叶 Delay 变化率	0.47（0.06～0.81）	0.39（0.03～0.15）	0.064

注：（1）*P*＜0.05；（2）*P*＜0.01

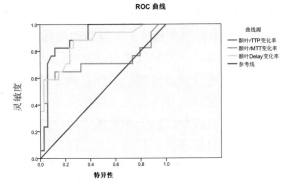

图 1-1 颞叶 TTP 变化率、颞叶 MTT 变化率、颞叶 Delay_变化率对术后
发生 POCD 事件的 ROC 曲线分析

表 1-4 颞叶 TTP、颞叶 rCBF 及颞叶 Delay 曲线下面积

检验结果变量	面积	标准误	P 值	95%CI
颞叶 TTP 变化率	0.910	0.025	0.004[1]	0.808~0.986
颞叶 MTT 变化率	0.715	0.093	0.013[1]	0.533~0.896
颞叶 Delay 变化率	0.859	0.057	0.007[1]	0.747~0.971

注：（1）有统计学差异（$P<0.05$）

（四）OPCAB 术后 POCD 发生率及可能的原因

早期 POCD 在心脏手术中非常普遍，并能持续数月。POCD 对大多数患者来说是可逆的，但仍有少数患者存在长期甚至永久的认知功能障碍，POCD 常发生于术后灵敏天或数周。表现为认知功能异常、记忆缺损、人格和社交能力改变等，严重者可出现痴呆。按照北美精神障碍诊断及统计手册第四版（DSM-IV）标准对认知功能障碍的分类，POCD 属于 MCI，其诊断需神经心理学的测试。

国内外许多研究中心都报道心脏手术后普遍存在 POCD。目前尚无统一的 POCD 评价方法与诊断标准。其基本的研究方法是通过神经心理学测验和神经影像学评估患者的认知功能。CABG 患者 POCD 的发病率在不同阶段变化较大。有研究报道，术后 1 周 POCD 为 4%～47%，平均为 22.5%；术后 3 个月内其发病率为 14%～60%，术后 6～12 个月时为 4%～33%，术后 5 年时为 42%。对行 CABG 手术的 130 例绝经后妇女的研究表明，25%的患者在术后 4～6 周出现认知下降，并认为与年龄、升主动脉粥样硬化、充血性心力衰竭的病史、CPB 转流时间等有关。

本研究 OPCAB 手术后 POCD 发生率为 15.24%，与国内外一些研究有所不同，分析其原因可能与以下几个方面有关。

（1）手术本身的差异：不同医院或不同外科医生间手术操作会有所不同，如主动脉夹闭方式不同、术中低温的程度、复温的速度等。有研究显示 CPB 复温速度会影响术后的认知结局。本研究收集行非体外冠状动脉旁路移植手术患者，从而避免了由体外循环所导致的血细胞破坏、补体激活、炎症反应、高阻低排状态、气栓、血栓形成及对全身各器官的潜在影响；减少了对升主动脉的机械操作，因而减少了手术过程中微栓子的形成。明显减少术后输血量以及输血引起的并发症；减少了术后低心排血量的发生；以及持续的血液供应，避免了心肌再灌注的操作发生；对身体各器官搏动性血液供应及避免体外循环大量液体注入所导致的容量负荷迅猛增加，均有助于肾、肺、脑等重要器官功能的保护，减少对神经系统的损害，降低了 POCD 发病率。

（2）随访测试的时间间隔：测试时间点可选择从术后数天至数周甚至数月。研究证明初次随访时间不能太接近手术日，以免受到药物和术后疼痛的影响，但如果间隔时间太长，认知功能改变可能会在测试前自行恢复至术前的基准水平而造成遗漏。所以本研究采用术后 7d 的时间点，尽量减少手术创伤对患者认知功能的影响，无障碍地进行任何量表的测试。

（3）认知功能测试方法不同：目前诊断脑损害主要依靠神经心理学测试，各试验所设计的认知测试方法不同，其敏感性和特异性也不同，同时还存在封顶效应、练习效应和变异性等，测试人员不同也可影响结果。

在量表选择方面一般采用多种神经心理量表对不同的认知域进行评估，项目包括：霍尔斯特德赖-坦神经心理学成套测验、简易智力状态检查、数字广度测验、符号数字模式测验、斯特鲁字色干扰测验、听觉语言学习测验、连线测验 A、划线测验 B、丁板测验等。

Nasreddine 等研究发现，MoCA 量表在确诊 MCI 方面具有极高的灵敏性(90%)。同样 Smith、Shiroth 等的研究也证实，MoCA 量表对 MCI 患者有较好的敏感性和特异性。鉴于 MoCA 量表的优点，本研究采用 MoCA 量表联合MMSE 在手术前后对患者进行测评，提高对 POCD 筛查的敏感性。

（五）OPCAB 术后发生 POCD 的相关因素分析

1. 既往史对术后 POCD 影响分析　伴有糖尿病、高血压、心肌梗死和脑卒中等病史的患者，POCD 的发生率显著增加。Mullges 等评估了 63 例 CABG 患者的术前、术后第 3、6、9 天的认知功能，发现术前有休克史、颈动脉狭窄或全身内环境失调者，基础认知测试评分的平均值明显低于无并发症者。术后 3d 有短暂的认知功能障碍，术后 9d 时逐渐恢复至基础水平，甚至有所改善。试验组中相对"健康"的患者出现术后认知功能减退的程度较轻，且在 2 周内是可逆的。

流行病学研究显示：在没有心脏手术史的情况下，存在一项或多项脑血管病变危险因素的患者具有认知功能减退风险。Knopman 等发现伴有糖尿病或高血压病史的患者在随后 4～6 年的随访期，认知功能减退的比例增加。而患高血压或糖尿病的患者经治疗后，其长期认知功能与没有以上危险因素的对照组成员无明显区别。这与 Mullges 等进行的一项纵向 CABG 术后随访研究的结论一致。该作者认为这可以解释为什么在其研究中，术后 5 年内严格控制血管病变危险因素，可使患者的认知功能减退的发生率明显降低。

本研究把术后发生 POCD 患者，与未发生 POCD 的患者进行统计学分析，结果显示：脑卒中病史、CT 平扫、糖尿病病史有统计学意义。提示：①重视术前筛查，通过实验室检查、B 超、影像学检查筛查出高危患者，给予术前干预，预防并发症。②术前对有脑卒中病史患者进行二级预防，给予抗血小板聚集药物、降脂药，联合颈动脉 B 超、脑血管检查对患者进行综合评估，将手术风险降到最低。③糖尿病患者需要在术前加强糖尿病的强化治疗，防止血糖异常对脑部的危害。若是在术中出现严重的高血糖，则需要使用短效胰岛素把血糖降至正常稍高水平。因此，规律的血糖监测是预防术后 POCD 发生的重要环节。

2. CT 脑灌注检查对术后 POCD 影响分析　脑灌注异常与卒中后认知功能改变有密切关系，对 CT 或 MRI 灌注成像显示异常的患者干预研究中发现，当脑灌注改善后有 85% 的患者认知功能也随之改善。一项对 105 例 MCI 患者 3 年的随访研究显示多排 CT 分析结果比 SPECT 能更好地预测 MCI 患者的转归。研究认为多排 CT 能更好地分析颈内动脉粥样硬化斑块以及脑灌注情况。

本研究采用最新的影像学技术 320 排动态容积 CT 对拟行 OPCAB 患者术前进行脑功能评估。多排 CT 可以更准确反映脑血流动力学信息、局部病理生理学变化，并且 CTP 通过一些定量指标（如 MTT、TTP、rCBF、rCBV）清楚地显示脑血流动力异常，根据各种参数的比值及相互关系提供有关的脑血流变化的功能信息。CT 灌注成像在脑血流速度发生变化，脑局部微血管尚无代偿性扩张时，通过 MTT 延长就能显示异常，即 CT 灌注成像 Ⅰ 1 期。当脑局部微循环代偿性扩张后，MTT 和 TTP 延长，CBF 正常或轻度下降，CBV 正常或轻度升高，即 CT 灌注成像 Ⅰ 2 期。脑循环储备力失代偿后，星形细胞足板肿胀，压迫局部微血管，MTT 和 TTP 延长，CBF 下降 CBV 正常或轻度下降，即 CT 灌注成像 Ⅱ 1 期。当局部微血管变窄或闭塞，脑组织局部微循环障碍后，MTT 和 TTP 延长，CBF 和 CEV 下降，即 CT 灌注成像 Ⅱ 2 期。

由于 CT 灌注参数方面目前尚无具有权威性的正常值标准和异常临界值，因此采用更为客观的同一部位左右两侧灌注参数的变化率进行统计分析。结果显示：颞叶 rTTP 变化率、额叶 rTTP 变化率、颞叶 rMTT 变化率、颞叶 Delay 变化率有统计学差异。分别以颞叶 rTTP 变化率、颞叶 rMTT 变化率、颞叶 Delay 变化率为检验变量，术后是否发生 POCD 为状态变量做 ROC 曲线，发现颞叶 rTTP 变化率曲线下面积最大为 0.910（95%CI：0.808～0.986，P=0.004）；经 MedCala 软件分析后结果显示，颞叶 rTTP 变化率能更好地预测术后 POCD 的发生。计算颞叶 TTP 变化率各点到 ROC 曲线下（0,1）的距离发现，当颞叶 rTTP 变化率为 23%时距离（0,1）最近，故颞叶 rTTP 变化率 23%为本研究人群的最佳切点。

（1）TTP 判断缺血组织的意义：有文献报道，TTP 是显示脑灌注损伤最敏感的指标，能够在 CBF、CBV、MTT 改变以前更早地显示脑缺血性病变。Wintermark 等认为，TTP 对预测灌注异常区域的范围较敏感，TTP 显示的异常灌注区域对缺血检出的敏感性为 77.6%。TTP 可在常规 CT 发现形态学改变之前就提供灌注异常区域的全面信息，有助于责任病灶的确定。本研究经 ROC 曲线分析颞叶的 TTP 能更好地预测术后 POCD 的发生，证实了 TTP 是显示脑灌注损伤最敏感的指标。

但是，TTP 不能准确区分可逆性与不可逆性缺血脑组织。Mayer 等认为，TTP 和 CBF 检出缺血脑组织的敏感性为 100%，但 TTP 特异性较差，如在慢性颈总动脉、颈内动脉严重狭窄时，TTP 时间也可延长，此时 CBF 保持正常或轻度减低，CBV 可略升高。TTP 延长但 CBF 保持正常也可能是血栓再通的征象，也可能代表代偿的侧支循环血流。

（2）局部脑血流灌注与 POCD 的相关性：颞叶的传入、传出纤维与额叶、顶叶、枕叶及海马之间有广泛联系，不仅负责人类的记忆活动，在语言、情绪、神经心理活动中也起着重要作用。额叶与运动性活动和判断、预见性、情绪、心境等精神活动有关；颞叶与情感、感觉、记忆有关。局部脑血流灌注与认知功能的相关性在局部脑血流灌注与记忆功能的研究中，通常认为左半球损害致语言记忆损害，而右半球损伤致视觉记忆障碍。

奥地利著名神经病理学家 Jellinger 尸检研究发现，血管性轻度认知功能障碍和非痴呆性血管性认知障碍患者与对照组相比，脑血流灌注有一定程度的减少，差异均有统计学意义。尤以额叶、颞叶局部脑血流灌注减少更明显。这说明 VCI 患者在没有出现痴呆前已存在局灶性的低灌注状态，而且是以额叶为中心的低灌注，有学者认为颞顶叶皮质低灌注主要与缺血、华勒变性有关，而额叶皮质低灌注可能与缺血和神经失联络有关，最终引起特异性额叶-皮质下通路或非特异性丘脑-皮质束投射的中断，而导致执行障碍、注意力缺损，而额叶与执行功能关系密切。这说明随着脑灌注的降低，VCI 患者的认知功能障碍的严重程度将会越来越重。本研究发现术后 POCD 患者与非 POCD 患者术前脑灌注参数有差异，ROC 曲线进一步表明，术前颞叶 rTTP 变化率下降 23%时，可预测术后 POCD 的发生。术前对拟行 OPCAB 手术的患者行 320 排 CT 脑灌注检查有助于外科临床医生术前识别术后可能发生 POCD 的高危患者。

参 考 文 献

[1] Rymaszewska J, Kiejna A, Gorna R, et al. Neuropathological effects of surgical treatment of coronary heart disease. Pol Merkuriusz Lek, 2003, 15(86): 190-192.

[2] Loponen P, Taskinen P, Laokkonen E, et al. Perioperative stroke in coronary artery bypass patients. Scand J Surg, 2003, 92(2): 148-155.

[3] Straka Z, Widimsky P, Jirasek K, et al. Off-pump versus on-pump coronary surgery: final results from a prospective randomized study PRAGUE-4. Ann Thorac Surg, 2004, 77(3): 789-793.

[4] van der Heijden GJ, Nathoe HM. Meta-analysis on the effect of off-pump coronary bypass surgery. Eur J Cardiothorac Surg, 2004, 26(1): 81-84.

[5] Lund C, Hol PK, Lundblad R, et al. Comparison of cerebral embolization during off-pump and on-pump coronary artery bypass surgery. Ann Thorac Surg, 2003, 76(3): 765-770.

[6] Arom KV, Flavin TF, Emery RW, et al. Safty and efficacy of off-pump coronary bypass grafting. Ann Thorac Surg, 2000, 69: 704.

[7] Lin CY, Hong GJ, Lee KC, et al. Off-pump technique in coronary artery bypass grafting in elderly patients. ANZ J Surg, 2003, 73(7): 473-476.

[8] Lee JD, Lee SJ, TsushimaWT, et al. Benefits of off-pump bypass on neurologic and clinical morbidity: a prospective randomized trial. Ann Thorac Surg, 2003, 76(1): 18-25.

[9] Taggart DP, Westaby S. Neurological and cognitive disorders after coronary artery bypass grafting. Curr Opin Cardiol, 2001, 16(5): 271-276.

[10] McKhann GM, Grega MA, Borowicz LM, et al. Encephalopathy and stroke after coronary artery bypass grafting: incidence, consequences, and prediction. Arch Neurol, 2002, 59(9): 1422-1428.

[11] Calafiore AM, Di Mauro M, Teodori G, et al. Impact of aortic manipulation on incidence of cerebrovascular accidents after surgical myocardial revascularization. Ann Thorac Surg, 2002, 73: 1387-1393.

[12] International Council of Emboli Management (ICEM) Study Group, Christoph Schmitz, Eugene H.Blackstone. International Council of Emboli Management (ICEM) Study Group

results:risk adjusted outcomes in intraaortic filtration. Eur J Cardiothorac Surg, 2001, 20: 986-991.

[13] Pedro E, Antunes J, Manuel J, et al. Predictors of cerebrovascular events in patients subjected to isolated coronary surgery.The importance of aortic cross-clamping. Eur J Cardiothorac Surg, 2003, 23:328-333.

[14] Bucerius J, Gummert JF, Borger MA, et al. Stroke after cardiac surgery:a risk factor analysis of 16184 consecutive adult patients. Ann Thorac Surg, 2003, 75: 472-478.

[15] Demaria RG, Carrier M, Fortier S, et al. Reduced mortality and strokes with off-pump coronary artery bypass grafting surgery in octogenarians. Circulation, 2002, 106: I1-15.

[16] D'Ancona G, Saez de Ibarra JI, Bailot R, et al. Determinants of stroke after coronary artery bypass grafting. Eur J Cardiothorac Surg, 2003, 24(4): 552-556.

[17] Hogue CW, Barzilai B, Pieper KS, et al. Sex differences in neurological outcomes and mortality after cardiac surgery:a society of thoracic surgery national database report. Circulation, 2001, 103: 2133-2137.

[18] Likosky DS, Marrin CA, Caplan LR, et al. Determination of etiologic mechanisms of strokes secondary to coronary artery bypass graft surgery. Stroke, 2003, 34(12): 2830-2834.

[19] Mark DB, Newman MF. Protecting the brain in coronary artery bypass graft surgery. JAMA, 2002, 287(11): 1448-1450.

[20] McKhann GM, Grega MA, Borowicz LM, et al. Encephalopathy and stroke after coronary artery bypass grafting: incidence, consequences, and prediction. Arch Neurol, 2002, 59(9): 1422-1428.

[21] LlinasR, Barbut D, Caplan LR. Neurologic complications of cardiac surgery. Prog Cardiovasc Dis, 2000, 43: 101-112.

[22] Sabik JF, Gillinov AM, Blackstone EH, et al. Does off-pump coronary surgery reduce morbidity and mortality? J Thorac Cardiovasc Surg, 2002, 124(4): 698-707.

[23] Nathalie S, Guido VN, Yves VB, et al. Short-term and long-term neurocognitive outcome in on-pump versus off-pump CABG. European Journal of Cardio-thoracic Surgery, 2002, 22: 559-564.

[24] Diegeler A, Hirsch R, Schneider F, et al. Neuromonitoring and neurocognitive outcome in off-pump versus conventional coronary bypass operation. Ann Thorac Surg, 2000, 69: 1162-1166.

[25] van Dijk D, Keizer AM, Diephuis JC, et al. Neurocognitive dysfunction after coronary artery bypass surgery: a systematic review. J Thorac CardiovascSurg, 2000, 120: 632-639.

[26] Newman MF, Kirchner JL, Phillips-Bute B, et al. Longitudinal assessment of neurocogni-

tive function after coronary-artery bypass surgery. N Engl J Med, 2001, 344: 395-402.

[27] Reents W, Muellges W, Franke D, et al. Cerebral oxygen saturation assessed by near-infrared spectroscopy during coronary artery bypass grafting and early postoperative cognitive function. Ann Thorac Surg, 2002, 74(1): 109-114.

[28] van Dijk D, Keizer AM, Diephuis JC, et al. Neurocognitive dysfunction after coronary artery bypass surgery: a systematic review. J Thorac CardiovascSurg, 2000, 120: 632-639.

[29] Newman MF, Kirchner JL, Phillips-Bute B, et al. Longitudinal assessment of neurocognitive function after coronary-artery bypass surgery. N Engl J Med, 2001, 344: 395-402.

[30] Ho PM, Arciniegas DB, Grigsby J, et al. Predictors of cognitive decline following coronary artery bypass graft surgery. Ann Thorac Surg, 2004, 77(2): 597-603.

[31] Brown WR, Moody DM, Challa VR, et al. Longer duration of cardiopulmonary bypass is associated with greater numbers of cerebral microemboli. Stroke, 2000, 31: 707-713.

[32] Watters MP, Ascione R, Ryder IG, et al. Haemodynamic changes during beating heart coronary surgery with the 'Bristol Technique'. Eur J Cardiothorac Surg, 2001, 19: 34-40.

[33] 王建利, 谢敬霞. MR 灌注及扩散成像在脑血流动力学与急性脑缺血病理生理研究中的应用. 中华放射学杂志, 1998, 32: 370-374.

[34] 张苗, 毕齐, 贺建华, 等. 心脏手术后神经系统并发症研究——附 10173 例病例分析.中华心胸血管外科杂志, 1999, 15（2）: 90.

[35] 毕齐, 张苗, 贺建华, 等. 心脏手术后早期脑血管病并发症的临床研究, 中华医学杂志, 1999, 79(6):1-3.

[36] 毕齐, 李琴, 张兆琪, 等, 冠状动脉旁路移植术后神经系统并发症的研究.中华内科杂志, 2008, 47(3): 202-205.

[37] Wityk RJ, Goldsborough MA, Hillis A, et al. Diffusion and perfusion-weighted brain magnetic resonance imaging in patients with neurologic complications after cardiac surgery. Arch Neurol, 2001, 58(4): 571-576.

[38] Restrepo L, Wityk RJ, Grega MA, et al. Diffusion and perfusion-weighted magnetic resonance imaging of the brain before and after coronary artery bypass grafting surgery. Stroke, 2002, 33: 2909-2915.

[39] Blackstone EH. Editorial: Neurologic injury from cardiac surgery: an important but enormously complex phenomenon. J Thorac Cardiovasc Surg, 2000, 120: 629-631.

[40] Birte Ostergaard Jensen, Pia Hughes, Lars S. Cognitive outcomes in elderly high-risk patients 1 year after off-pum versus on-pump coronary artery bypass grafting. A randomized trial Circulation, 2006, 113: 2790-2795.

[41] Martin KK, Wigginton JB, Babikian VL, et al. Intraoperative cerebral high-intensity tran-

sient signals and postoperative cognitive function: a systematic review. Am J Surg, 2009, 197(1): 55-63.

[42] Jensen BØ, Rasmussen LS, Steinbrüchel DA. Cognitive outcomes in elderly high-risk patients 1 year after off-pump versus on-pump coronary artery bypass grafting. A randomized trial. Eur J Cardiothorac Surg, 2008, 34: 1016-1021.

[43] Abir F, Barkhordorian S, Sumpio BE. Noncardiac vascular complications of coronary bypass procedures: a review. Int J Angiol, 2004, 13: 1-6.

[44] NewmanMF, Kirchner JL, Phillips-Bute B, et al. Longitudinal assessment of neuro-cognitive function after coronary artery bypass surgery. N Engl JMed, 2001, 344: 395-402.

[45] 叶志，郭曲练. 老年病人的术后认知功能障碍. 国际病理科学与临床杂志[J]，2008, 28(1): 85-89.

[46] Johnson T, Monk T, Rasmussen LS, et al. Postoperative cognitive dysfunction in middle-aged patients[J]. Anesthesiology, 2002, 96: 1351-1357.

[47] Abildstrom H, Rasmussen LS, Rentowl P, et al. Cognitive dysfunction 1-2 years afternon-cardiac surgery in the elderly. ISPOCD group. International Study of Post-Operative Cognitive Dysfunction. Acta Anaesthesiol Scand, 2000, 44: 1246-1251.

[48] PotterGG, Plassman BL, HelmsMJ, et al. Age effects ofcoronary artery bypass grafton cognitive status change among elderlymale twins. Neurology, 2004, 63: 2245-2249.

[49] Lopez OL, Jagust WJ, Dulberg C, et al. Risk factors for mild cognitive impairment in the Cardiovascular Health Study Cognition Study ; part 2. Arch Neurol, 2003, 60: 1394-1399.

[50] 杨旭东，吴新民，王东信，等. 冠状动脉搭桥患者载脂蛋白 Eε4 基因与术后认知功能障碍的关系[J]. 中华麻醉学杂志, 2005, 25(2): 94-97.

[51] Ramlawi B, Rudolph JL, Mieno S, et al. C-reactive protein and inflammatory response associated to neurocognitive decline following cardiac surgery. Surgery, 2006, 140: 221-226.

[52] Mullges W, Berg D, Schmidtke A, et al. Early natural course of transient encephalopathy aftercoronary arterybypassgrafting. CritCareMed, 2000, 28: 1808-1811.

[53] Goto T, Baba T, Honma K, et al. Magnetic resonance imaging findings and post-operative neurologic dysfunction in elderly patients undergoing coronary arterybypass grafting. Ann Thorac Surg, 2001, 72: 137-142.

[54] Yakushiji Y, Nishiyama M, Yakushiji S. Brain microbleeds and global cognitive function in adults without neurological disorder. Stroke, 2008, 39: 3323-3328.

[55] Schneider JA. Brain microbleeds and cognitive function. Stroke, 2007, 38: 1730-1731.

[56] 卢洁，李坤成，杜祥颖. CT 脑灌注成像在脑梗死前期诊断中的应用. 中华放射学杂志，2002，86：330-333.

[57] Hanyu H, Tanaka Y, Shimizu S. Cerebral microbleeds in Alzheimer's disease. Neurol, 2003, 250; 1496-1497.

[58] Won Sen S, Hwa Lee B, Kim EJ. Clinical significance of microbleeds in subcortical vascular dementia[J]. Stroke, 2007, 38; 1949-1951.

[59] MullgesW, FrankeD, ReentsW, et al. Brainmicroembolic counts during extracorporeal circulation depend on aortic cannula position. UltrasoundMed Bio, 2001, 27: 933-936.

第二章 冠状动脉旁路移植术后并发脑卒中

冠状动脉旁路移植术（CABG）发展迅猛，已成为冠心病外科治疗的核心技术和手段，随着手术的成功使得诸多冠心病患者受益，与此同时术后神经系统并发症也常对手术成功的患者以毁灭性打击，而卒中的发生是术后最常见的并发症之一，因而注重 CABG 术后卒中发生的高危人群，识别术前危险因素、规避术中风险、预防术后并发症越来越引起心脏外科医生及神经科医生的高度关注。由美国心脏病学会于 1999 年编写、2004 年修订的《冠状动脉旁路移植术临床实践指南》（以下简称《指南》）汇集了众多大规模临床试验，经过多方证据的搜集、整合及评价后，提出了临床操作的规范化建议及指导，其中有部分章节涉及 CABG 术后卒中的相关内容，为临床工作中 CABG 术前、术中、术后卒中的识别、预防和管理指明了方向。《指南》发布后，对 CABG 术后卒中并发症的研究层出不穷，本章根据汇集的临床试验进行分析与总结，对 CABG 术后卒中并发症的流行病学、危险因素、病因、发病机制、诊断治疗等相关内容进行阐述。

第一节 并发卒中的流行病学资料

CABG 术后中枢神经系统并发症分为两型：①Ⅰ型，常见的临床表现主要为局灶性神经功能缺失，精神恍惚或昏迷，多见于局灶性卒中、短暂性脑缺血发作、致死性脑损伤等；②Ⅱ型，以伴有智能或记忆进行性下降的全脑或弥漫性损害为主要临床特征。早期国外学者 Roach 等通过多中心前瞻性研究报道了 CABG 术后卒中及脑病的发病率，在 2108 例入选的患者中，CABG 术后脑损害总发病率为 6.1%，其中 Ⅰ 型占 3.1%，其病死率为 21%，预后分析可见 Ⅰ 型并发症延长了近 1/2 患者的住院时间，并增加了 1/6 患者出院后仍需要照看的可能性，以及住院期间 5～10 倍的费用。

　　早期国内对 CABG 术后卒中并发症的研究相对匮乏，大多由心脏外科医生报道术后卒中并发症相关情况等，神经内科医生的深入研究有待完善。国内张苗等较早开展了心脏手术后神经系统并发症（NC）的调研，在对大样本的心脏手术后 NC 的回顾性研究中，分析心脏手术 10 173 例，统计术后 NC 的发病率、病死率和种类，并与对照组比较，对术后 NC 的危险因素作统计学处理。结果显示心脏手术后 NC 的总发病率为 1.4%，其中脑血管病占 52.7%。脑血管病并发症中，脑栓塞占 39.1%，脑血栓形成占 28.7%，脑出血占 11.5%，神经系统并发症组共死亡 44 例，其中因并发脑血管病死亡占 47.7%。研究指出，心脏手术后神经系统并发症以脑血管病为主，且大多数为缺血性脑血管病，与对照组比较，并发症组术中心肌血流阻断时间和体外循环转机时间显著长于对照组。李琴在进行了小规模的前瞻性随机对照试验研究后，得出结论：CABG 术后 NC 均为缺血性脑血管病，发生率为 5.46%。但由于研究样本量偏少，今后尚需大样本的临床试验深入研究。

第二节　并发卒中的危险因素

　　Roach 等详细分析了 CABG 术后并发症独立的危险因素，其中 Ⅰ、Ⅱ 型并发症共有的危险因素包括高龄，尤其是年龄≥70 岁及既往有高血压病史，或现有高血压明显临床表现的患者（表 2-1）。

表 2-1　CABG 术后中枢神经系统并发症危险因素的分类

	Ⅰ型中枢神经系统并发症	Ⅱ型中枢神经系统并发症
术前的危险因素	术中由外科医生明确诊断的近端主动脉粥样硬化[1]	酒精滥用
	存在神经功能缺损病史	心律失常（包括房颤）
	高血压病史	高血压
	不稳定心绞痛病史	既往 CABG 术、外周血管疾病及充血性心力衰竭病史
	高龄	

（续表）

	Ⅰ型中枢神经系统并发症	Ⅱ型中枢神经系统并发症
术中的危险因素	术中心肌血流阻断时间和体外循环转机时间较长	
	手术方式	
术后的危险因素	术后新发房颤或既往房颤复发	
	微栓子脱落	
	术后血压管理	

注：（1）尽管是医生术中确定的，但是此危险因素是术前患者既往存在的，故该危险因素应归为术前的危险因素

一、术前发生卒中的危险因素

既往有脑血管病史、不稳定型心绞痛、外周血管疾病、心力衰竭、高血压、肾功能不全、糖尿病及肥胖，识别上述危险因素是鉴别 CABG 术后发生卒中高危患者的重要条件，此外，患者年龄的早期研究提示，年龄在 75～80 岁范围的患者可增加术后卒中的危险。近端主动脉粥样硬化与冠状动脉、颅内动脉、外周血管等动脉粥样硬化的危险因素相似，也是术后卒中发生的重要危险因素。国内高峰等对 1 年内入选的 537 例冠状动脉旁路移植术（CABG）患者进行研究发现，发生神经系统并发症 117 例（21.8%），其中表现为脑梗死 5 例（0.9%）。经多因素 Logistic 回归分析结果显示，外周血管栓塞史、高血压和糖尿病病史、CABG 术同期行其他心脏内手术、高龄、搭桥支数、左心室射血分数是独立的相关危险因素。

1. 主动脉粥样硬化与微血栓卒中　Gardner 等早期研究提示，引发 CABG 术后Ⅰ型并发症关键的术前危险因素是近端主动脉粥样硬化，这是 CABG 术后发生卒中危险最强的提示。近端主动脉粥样硬化可由早期的术中主动脉触诊、血管内超声、术中升主动脉超声检查明确诊断。一旦诊断成立，合理选择 CABG 的手术方法能减少术后卒中的发生。但是近端主动脉粥样硬化的定义仍需深入探索，20 世纪 70 年代研究指出，主动脉斑块≥4mm 或具有某种特定的斑块形态与卒中的发生相关，这需要进一步研究来验证或修订。

2. 心房颤动与术后卒中　《指南》指出，慢性房颤致心源性血栓形成可引发术后卒中，推荐上述患者术后 24h 应接受华法林抗凝治疗。

3. 近期出现的前壁心肌梗死、左心室附壁血栓与卒中危险　前壁心肌梗死及残存的室壁运动异常可增加左心室附壁血栓形成而导致血栓栓塞的风险性。《指南》推荐：既往存在前壁心尖部梗死的患者及 CABG 后持续前壁运动

异常的患者，可接受 3～6 个月抗凝治疗。既往存在前壁心肌梗死患者，术后应行超声心动图检查以监测左心室血栓。

4. 近期发生的脑血管事件　术前近期发生脑血管事件需择期手术以降低围术期卒中发生的危险，如术前近期出现经 CT 检查证实的脑出血，则更应推迟 CABG，因为 CABG 的肝素化可导致近期脑出血的再发或病情恶化。《指南》指出，目前普遍认为出血后 4 周，应谨慎些可以考虑更长时间后再行手术。

5. 颈动脉疾病与术后卒中　一项日本科学家开展的冠心病患者合并颈动脉狭窄流行病学调查显示，在择期手术的 632 例冠心病患者中，经超声确诊的颈动脉狭窄患者 124 例（19.6%），经冠状动脉造影确诊的冠心病患者 433 例，冠心病合并颈动脉狭窄的患者占 25.4%。颅外段颈动脉疾病与 CABG 术后Ⅰ型并发症有着密切联系，从血流动力学来讲，颈动脉明显狭窄的患者占术后早期发生卒中患者的 30%。存在明显颈动脉疾病的患者部分存在弥漫的动脉粥样硬化，其中 17%～22% 的患者存在 50% 的颈动脉狭窄，6%～12% 的患者存在 80%的颈动脉狭窄。CABG 术前或同时行 CEA 可降低最多 4% 的术后卒中风险，并可降低术后 10 年 88%～96% 的卒中危险。《指南》指出，年龄≥65 岁，既往存在左冠状动脉狭窄，外周血管疾病，吸烟史，TIA、卒中病史，听诊时可闻及颈动脉杂音人群应进行颈动脉病变筛查。

综上所述，尽管 CABG 术后Ⅰ型中枢神经系统并发症可与多种危险因素相关，但据上述研究可推论出Ⅰ型中枢神经系统并发症的主要发病机制是由动脉粥样硬化所致。

二、术中发生卒中的危险因素

1. 术式与卒中　CABG 包括体外循环下冠状动脉旁路移植术（on-Pump Pumpcoronaryartery bypass Grafting，on-CABG）和非体外循环下冠状动脉旁路移植术（off-Pumpcoronaryartery bypass Grafting，OPCAB）两种术式。但是目前对其确切的疗效仍有不同的看法。非体外循环冠状动脉旁路移植术（OPCAB）的临床应用日益成为冠心病心脏外科手术方式的新趋势，该术式可避免由体外循环所导致的血细胞的破坏、补体激活、炎症反应、高阻低排状态、气栓、血栓形成及对全身各器官的潜在影响。早期的随机对照实验得出如下结论：OPCAB 与传统 CABG 术相比，神经功能缺损未有明显改观。这可能与试验中样本量偏小，试验病例的选择及终点事件观察角度不同相关。此后，OPCAB 发展迅速，相关研究日渐完善。Artyom Sedrakyan 等汇集了 1980—2006 年 2 月发表的 41 个随机对照实验研究，涉及患者 3996 例，其对 OPCAB 与传统的 CABG 术后患者卒中发病率等进行了荟萃分析，在卒中并发症的亚组分析中发现，27

项实验共纳入 3062 例患者，OPCAB 可降低卒中发生的相对风险达 50%，表明每 1000 例行 CABG 术，可减少 10 例发生卒中的风险。但该研究也存在一定的问题，如入选的实验没有严格限制其规模大小及终点事件等；随访时间偏短，大多数实验为住院期间的随访观察，少数实验随访 3～36 个月。

2. 颈动脉内膜剥脱术（CEA）或联合 CABG 与卒中　《指南》指出，症状性颈动脉狭窄患者或无症状性单侧或双侧颈动脉狭窄 ≥80% 的患者可于 CABG 术前或同时联合 CABG 手术。Pier Luigi Giorgetti 等回顾性研究了 1998—2006 年 152 例患者同时行 CEA 及 CABG，术前 7.8% 的患者既往有 TIA，5.2% 有卒中史，这些患者中有 53% 颈动脉狭窄超过 80%，8.5% 的患者存在对侧颈动脉闭塞。术后卒中发生率为 3.2%，其中术后同侧缺血性卒中发生率为 2.0%，术后 30d 内卒中致死率为 5.9%。针对 148 例进行了超过 8 年的随访，经过彩色多普勒超声的评估，有 2.7% 的患者存在血流动力学原因的再狭窄。他们认为严格遵循 AHA 指南，在神经系统监测下，同时进行颈内动脉剥脱术及 CABG 尽管承担一定的风险，但这仍不失为一种适合患者的手术方法。

3. 手术时间与卒中　CABG 手术时间与术后神经系统并发症密切相关，因而值得强调的是手术需规范策划、迅捷操作。张茜等研究发现，缩短术中心肌血流阻断时间和体外循环转机时间，可减少心脏手术后神经系统并发症的发生。脑血管病并发症组术中心肌血流阻断时间和体外循环转机时间显著长于对照组。

由此可见，术中如经血管内超声探测到升主动脉或主动脉弓动脉粥样硬化可改良手术方式，以降低术后卒中发生风险。

三、术后发生卒中的危险因素

1. 心房颤动　CABG 术后心房颤动的发生率约为 30.0%，尤其是在术后第 2、第 3 天，心房颤动可增加 1/3～1/2 卒中的发生。可见术后早期针对心房颤动的复律对卒中并发症而言是一种安全、有效的措施。

2. 微栓子脱落　与术中发生卒中的危险类似，术后如房颤或其他血流动力学因素导致的微栓子脱落皆有可能引发卒中。

3. 术后血压管理　Borowicz 等认为，如患者平均动脉压下降 ≥10mmHg（术中与术前相比），发生双侧分水岭梗死的是其他类型梗死的 4.1 倍。可见术后血压管理对患者的预后密切相关，尤其对体外循环下冠状动脉旁路移植术的患者，术后血压的管理更为至关重要。

总之，术后卒中的发生与多种因素相关，恰当地处置和护理能预防并减少卒中的发生。

第三节　术后并发卒中的病因及发病机制

CABG 术后卒中具有不同的发病机制，Donald S Likosky 等对 388 例患者 CABG 术后卒中发病机制及特点进行统计分析，其中血栓栓塞性卒中的发病率占 CABG 术后卒中发病率的 62.1%，低灌注引发的卒中占 8.8%，腔隙性卒中 3.1%，栓塞性卒中占 1.0%，出血性卒中占 1.0%，不明病因的占 13.9%；其中接近 45% 的血栓栓塞性卒中及 56% 的低灌注引起的卒中都是在术后第 1 天发病。经过最终分析他们提出了 CABG 术后卒中发病机制的分类，包括出血、血栓栓塞（血栓、栓塞、腔隙性卒中）、低灌注、其他病因（不能归纳至上述机制）、多种机制（上述 2 种或 2 种以上机制）及不明病因者，其中最主要的发病机制是血栓栓塞，其次是多种机制存在和低灌注。Borowicz 等详细分析了心脏外科手术后分水岭梗死的发病机制、诊断及预后情况，在对 98 例患者心脏外科手术后行头 CT 或 MRI 检查时发现，在所有检查中，48.0% 的 MRI 和 22.0% 的 CT 检查可发现双侧分水岭梗死，此类患者预后较差，分水岭梗死导致死亡是其他类型卒中的 17.3 倍，与出院回家相比，分水岭梗死发生后大大增加了患者出院护理及急性康复的工作。

第四节　术后并发卒中的诊断和治疗

一、诊断

CABG 术后卒中的临床表现与动脉粥样硬化等病因导致的卒中临床表现类似，如可单独和同时出现高级皮质功能损害、运动障碍、感觉异常、共济失调等临床表现。

超声及影像学评估是 CABG 术后卒中的重要检查手段，对于主动脉粥样硬化的评估检查包括术中血管内超声、触诊、术中升主动脉超声检查，术中升主动脉超声检查优于其他方法。经颅多普勒超声（TCD）像探测潜水员空气栓子、监测心外科手术中主动脉栓子一样，可以监测心外手术中或术后心脏或其他心源性栓子。微栓子监测可以为心外科术式提出建议和指导，应用 TCD 进行术后的微栓子监测，可预测术后患者血栓栓塞性卒中发生的危险。头颅磁共振成像（头 MRI）技术的发展突飞猛进，其中弥散加权序列（DWI 序列）可探测新鲜缺血病灶，借以评估 CABG 术前是否存在以及术后颅内新鲜缺血病灶，Kengo Maekawa 等研究了择期 CABG 手术的 247 例患者，手术前后分别完成脑部 MRI

检查等，发现 4.5%的患者术前头 MRI-DWI 上发现异常信号而无明显临床表现，这些患者 64%既往有脑血管病史，而其他如心导管介入、颈动脉狭窄及认知损害的患病率也远高于 DWI 阴性的患者。提示头 MRI 的检查不仅可完善术前评估，还可预知术后卒中风险。此外，功能磁共振影像也应用于颅脑缺血的研究中来，如灌注加权成像（PWI），目前临床多应用 DWI＋PWI 联合观察 CABG 手术前后脑血流灌注的情况，评估并预测术后患者的认知功能等。

目前应用生化指标检查预测 CABG 术后卒中的研究仍很欠缺，1999 年 Michael T Wunderlich 等深入研究并探索脑损害的神经生物化学标记物，发现 S-100B 蛋白及神经元特异性烯醇化酶（NSE）等标志物与卒中后早期异常神经症状有相关性。在对 58 例完全卒中患者入组研究后发现，NSE 和 S-100B 蛋白的浓度与脑梗死面积及美国国立卫生院卒中量表（NIHSS）评分联系紧密。如果患者两种标记物水平明显增高及释放延长，神经科临床表现越差。其中心源性脑栓塞发病后与小动脉闭塞或其他动脉粥样硬化相比，释放的 S-100B 蛋白水平可明显增高，此外 S-100B 蛋白的浓度可预测急性卒中发生后 2～4d 神经功能状态及功能缺损情况。毕燕琳等对术中经桡动脉和右颈内静脉球部采集血标本 1ml 进行血气分析及葡萄糖与乳酸（ADVL）测定，并根据脑血流量/脑氧耗比值（CBF/CMRO$_2$）、脑氧耗/脑糖耗比值（CMRO$_2$/CMRGlu）等观察患者神经功能损害情况，主要应用于认知功能和精神状态的检查方面。

神经生物标记物、超声及影像学检查从不同角度识别 CABG 术前患者危险因素、判断患者预后，从科研转化至临床应用日趋成熟，但仍需今后大规模临床随机对照实验加以验证其诊断的敏感性、特异性等。

二、治疗

CABG 术后发生卒中与其他类型卒中在治疗上大体是一致的，对急性期患者保证脑血流灌注，有效调控血压、血糖等至关重要。此外，控制术后发生房颤也是预防卒中发生的关键环节，总之术后患者的监护与预后息息相关。

参 考 文 献

[1] Eagle KA, Guyton RA, Davidoff R, et al. ACC/AHA 2004 Guideline Update for Coronary Artery Bypass Graft Surgery. A Report of the American College of Cardiology/American Heart Association Task Force on Practice Guidelines (Committee to Update the 1999 Guidelines for Coronary Artery Bypass Graft Surgery).Developed in Collaboration With the American Association for Thoracic Surgery and the Society of Thoracic Surgeons, 2004,

110(14):340-437.

[2] Roach GW, Kanchuger M, Mangano CM, et al. For the Multicenter Study of Perioperative Ischemia Research Group and the Ischemia Research and Education Foundation Investigators. Adverse cerebral outcomes after coronary bypass surgery. N Engl J Med, 1996, 335:1857-1863.

[3] 张苗, 毕齐, 贺建华, 等, 心脏手术后神经系统并发症研究——附 10 173 例病例分析. 中华心胸血管外科杂志, 1999, 15(2): 90.

[4] 高峰, 胡盛寿, 许建屏, 等. 冠状动脉旁路移植术后神经系统并发症的危险因素分析. 中华心血管病杂志, 2002, 7(30): 413-416.

[5] Agostino RS, Svensson LG, Neumann DJ, et al. Screening carotid ultrasonography and risk factors for stroke in coronary artery surgery patients. Ann Thorac Surg, 1996, 62:1714-1723.

[6] Schwartz LB, Bridgman AH, Kieffer RW, et al. Asymptomatic carotid artery stenosis and stroke in patients undergoing cardiopulmonary bypass. J Vasc Surg, 1995, 21:146-153.

[7] Rizzo RJ, Whittemore AD, Couper GS, et al. Combined carotid and coronary revascularization: the preferred approach to the severe vasculopath. Ann Thorac Surg, 1992, 54:1099-1108.

[8] Akins CW, Moncure AC, Daggett WM, et al. Safety and efficacy of concomitant carotid and coronary artery operations. Ann Thorac Surg, 1995, 60:311-317.

[9] Lund C, Hol PK, Lundblad R, et al. Comparison of cerebral embolization during off-pump and on-pump coronary artery bypass surgery. Ann Thorac Surg, 2003, 76(3): 765-770.

[10] Iglesias I, Murkin JM. Beating heart surgery or conventional CABG: are neurologic outcomes different? Semin Thorac Cardiovasc Surg, 2001, 13:158-169.

[11] Cox JL. A perspective of postoperative atrial fibrillation in cardiac operations. Ann Thorac Surg, 1993, 56:405-409.

[12] Frost L, Mølgaard H, Christiansen EH, et al. Atrial fibrillation and flutter after coronary artery bypass surgery: epidemiology, risk factors and preventive trials. Int J Cardiol, 1992, 36:253-261.

[13] Almassi GH, Schowalter T, Nicolosi AC, et al. Atrial fibrillation after cardiac surgery: a major morbid event? Ann Surg, 1997, 226:501-511.

[14] Mathew JP, Parks R, Savino JS, et al. For the MultiCenter Study of Perioperative Ischemia Research Group. Atrial fibrillation following coronary artery bypass graft surgery: predictors, outcomes, and resource utilization. JAMA, 1996, 276:300-306.

[15] Sylivris S, Calafiore P, Matalanis G, et al. The intraoperative assessment of ascending aortic atheroma: epiaortic imaging is superior to both transesophageal echocardiography and direct palpation. J Cardiothorac Vasc Anesth, 1997, 11:704-707.

[16] Dittrich R, Ringelstein EB. Occurrence and clinical impact of microembolic signals during or after cardiosurgical procedures. Stroke, 2008, 39:503-511.

[17] Maekawa K, Goto T, Baba T, et al.Abnormalities in the Brain Before Elective Cardiac Surgery Detected by Diffusion-Weighted Magnetic Resonance Imaging. Ann Thorac Surg, 2008, 86:1563-1569.

[18] Jacobs MA, Beauchamp NJ, Hillis AE, et al. Before and After Coronary Artery Bypass Grafting Surgery Diffusion-and Perfusion-Weighted Magnetic Resonance Imaging of the Brain.Stroke, 2002, 33:2909-2915.

[19] Wunderlich MT, Ebert AD, Kratz T. Early Neurobehavioral Outcome After Stroke Is Related to Release of Neurobiochemical Markers of Brain Damage .Stroke, 1999, 30: 1190-1195.

[20] 毕燕琳，姜敏，孙立新，等. 异丙酚对体外循环冠状动脉旁路移植术中病人脑氧代谢及术后精神神经功能改变的影响. 齐鲁医学杂志, 2008, 23(1): 30-32.

（郭　旭）

第三章 冠状动脉旁路移植术后并发认知功能障碍

冠状动脉旁路移植术（CABG）是目前心脏外科治疗冠状动脉粥样硬化性心脏病（冠心病）常用、有效的方法之一，其术式包括体外循环下冠状动脉旁路移植术（on-pump CABG）和非体外循环下冠状动脉旁路移植术（OPCAB）。随着心脏外科手术技术的不断进步，OPCAB 在临床上已成为冠心病外科治疗的发展趋势。

CABG 术后神经系统并发症有认知功能障碍、脑卒中和脑病，其他还包括抑郁、焦虑综合征、中枢神经系统感染、膈神经麻痹、硬膜下血肿、周围神经损害、声带麻痹、血管性头痛，以及较少见的手足徐动、帕金森综合征等。术后认知功能障碍（postoperative cognitive dysfunction，POCD）是指患者在麻醉、术后出现记忆力、注意力等智力功能损害，常见于接受大手术、急诊手术后的老年患者。心脏手术 POCD 问题始终困扰临床医师，它导致康复延迟，使病死率、致残率、住院时间和住院费用大大增加，不仅降低了手术质量，而且相当多的患者术后生活质量远低于没有并发症的患者。

第一节 术后并发认知功能障碍的发病率

国内外许多研究中心均报道，心脏手术后普遍存在认知功能障碍。目前尚无统一的 POCD 评价方法与诊断标准，其基本的研究方法是通过神经心理学测验和神经影像学评估患者的认知功能。CABG 患者 POCD 的发病率在不同阶段变化较大。有研究报道，术后 1 周 POCD 为 4%～47%，平均 22.5%；术后 3 个月内其发病率为 14%～60%，术后 6～12 个月为 4%～33%，术后 5 年为 42%。

对行 CABG 手术的 130 例绝经后妇女的研究表明，25%的患者在术后 4～6 周出现认知下降，并认为与年龄、升主动脉粥样硬化、充血性心力衰竭病史、CPB 转流时间等有关。

造成发病率差异的原因是多方面的，包括研究对象入选和排除标准不同；认知功能障碍的定义不同；认知功能测试量表的敏感度、测评方法不同；术后认知功能测定时间不同等。

第二节　术后并发认知功能障碍的危险因素

POCD 相关的危险因素很多，其病因及发病机制目前仍不很清楚，一般认为与高龄、手术创伤、栓子、炎症反应、教育、职业水平、遗传等因素关系密切，涉及中枢神经系统、内分泌和免疫系统及代谢方面的紊乱。也有研究认为，术中脑部微栓子形成和灌注不足是导致心脏手术后 POCD 的主要原因。目前一般认为，POCD 的发生是由手术和麻醉诱发及其他多种危险因素相互作用所致，主要分为术前和术中危险因素。

一、术前危险因素

（一）人口学因素（年龄、性别、遗传因素等）

Newman 等研究 261 例 CABG 患者术前、术后、出院前及出院后 6 周、6 个月及 5 年的情况，发现出院时认知功能减退的发生率高达 53%，6 个月时降至 24%。5 年时 172 例患者（66.0%）完成了随访测试，其中 42.0%的患者在整体认知测试中的表现较他们的基础表现差，提示长期认知功能减退可能受高龄、较低的教育程度和出院时存在认知功能减退等影响。

年龄≥65 岁的患者 POCD 发生率是＜65 岁患者的 2～10 倍，年龄≥75 岁的患者 POCD 的发生率比年龄在 65～75 岁的患者高 3 倍。在一项患者年龄在 40～60 岁的研究中，发现 19%的患者术后 7d 存在认知功能减退，与年龄匹配的对照组相比仅有 4%，这与对年龄超过 60 岁的患者研究报道相类似。在一项设有对照组的研究中，232 例男性 CABG 患者按年龄分为 3 组，结果显示相对年轻的患者（手术时年龄在 63～70 岁）术后 1～2 年的认知功能表现优于未接受手术对照组中同年龄段的患者，而在另两组年龄较大的患者中，二者之间无显著差异。

CABG 术后发生认知功能减退，女性较男性严重，且发生卒中的危险性更高。女性易于发生大脑空间想像处理过程的损害。

遗传学因素如载脂蛋白 E4、早老素、tau 蛋白、B 淀粉样肽前体及 Notch3

基因等，其中载脂蛋白 Eε4（ApoE ε4）基因被认为与早发家族性和散发性阿尔茨海默病（Alzheimer disease, AD）有关。流行病学调查显示，携带 Eε4 基因的健康老人更容易发生增龄性认知下降。Lopez 等研究发现携带 Eε4 等位基因的老年人更容易发展成遗忘型轻度认知功能障碍（mild cognitive impairment, MCI）。因此，有理由推测 Eε4 基因同样为老年患者 POCD 的危险因素。Tardiff 等初步研究发现，携带 Eε4 基因和 CABG 术后发生 POCD 明显相关。Newman 等调查了 Eε4 基因在心脏手术中预测 POCD 高危人群的作用，认为 Eε4 基因与 POCD 存在显著相关性，可作为强有力的预警指标。杨旭东等对 230 例 CABG 手术患者测定 Eε4 基因型的研究发现，是否携带 Eε4 等位基因与 POCD 发生无关。Ramlawi 等的研究则发现，CPB 后发生认知功能减退的患者与未发生认知功能减退的患者比较，其血浆炎症因子有明显的早期升高。目前认为炎症反应与中枢神经系统功能障碍之间存在联系。

（二）术前的基础疾病

伴有糖尿病、高血压、心肌梗死和脑卒中等病史的患者，POCD 的发生率显著增加。Mullges 等评估了 63 例 CABG 患者的术前及术后第 3、6、9 天的认知功能，发现术前有休克史、颈动脉狭窄或全身内环境失调者，基础认知测试评分的平均值明显低于无并发症者。术后 3d 有短暂的认知功能障碍，术后 9d 逐渐恢复至基础水平，甚至有所改善。实验组中相对"健康"的患者出现术后认知功能减退的程度往往较轻，且在 2 周内是可逆的。

流行病学研究显示，在没有心脏手术史的情况下，存在一项或多项脑血管病变危险因素的患者具有认知功能减退风险。Knopman 等研究发现，伴有糖尿病或高血压病史的患者在术后 4～6 年的随访期，认知功能减退的比例增加，而患高血压或糖尿病的患者经治疗后，其长期认知功能与没有以上危险因素的对照组比较，则没有明显区别。这与 Mullges 等进行的一项纵向 CABG 术后随访研究的结论一致。该作者认为这可以解释为什么在其研究中，术后 5 年内严格控制血管病危险因素患者的认知功能减退的发生率明显偏低。

在磁共振（MRI）图像上显示腔隙脑梗死灶的老年人常常没有神经系统的症状，类似损伤的出现可能与认知减退或痴呆有关，上述患者的神经活动和运动速度都明显减慢。一组 421 名 CABG 手术患者术前的 MRI 图像显示，126 例（30%）存在微小的脑部梗死灶，83 例（20%）存在多发性梗死，50% 的患者术前存在脑部异常表现。有单个或多个梗死灶的患者术前认知表现较差，较没有梗死灶的患者更易发生术后认知功能减退。

术前在言语流畅、词汇记忆、空间定向等脑功能状态较差者更易发生短期 POCD。目前研究认为，大脑微出血（microbleeds，MBs）常常在痴呆人群中被发现，MBs 的发生与认知功能障碍显著相关。在梯度回声 T_2 加权 MRI 下观察到的 MBs 与认知功能障碍之间的关联性已经受到人们越来越多的关注。MBs 常常在痴呆人群中被发现，如阿尔茨海默病、罹患皮质下梗死和脑白质病的脑常染色体显性动脉病、皮质下血管性痴呆、记忆丧失等。Yusuke 等在对 518 例无认知功能障碍病史的成年人进行大脑的健康筛选测试，采用 1.5-T 系统的梯度回声 T_2 加权 MRI 侦测 MBs，并将简易精神状态检查量表（mini-mental state examination，MMSE）用来确定被试者的认知功能，结果显示 MBs 的出现及出现数量均与 MMSE 低分数显著相关，并认为 MBs 似乎主要与全脑认知功能障碍相关，由此进一步推测，MBs 可能是心脏手术后认知功能障碍的危险因素之一。

二、术中危险因素

（一）微栓塞

利用经颅多普勒的几项研究证实，栓子栓塞常发生在心脏手术中，尤其是插入主动脉套管的操作过程。有研究报道，栓子的数目与短期认知功能结局有细微关系。

（二）体外循环的时间

毕齐等研究认为，CABG 术后神经系统并发症与心肌血流阻断时间和体外循环转机时间过长显著相关。一项随机对照研究发现，非体外循环 CABG 手术患者术后 6 周和 6 个月的神经认知功能优于体外循环的患者。

（三）长时间低温、低氧和低灌注的影响

术中体温管理和术后认知功能障碍之间的关系主要与两个因素有关：体外循环中低温的程度和心内操作结束后复温的速度及程度。心脏手术中常使用低温来保护心脏和神经系统。低温对弥漫性脑损伤（精神心理）和局灶性脑损伤（神经症状）的预防作用不同。

Mora 等等研究发现，常温体外循环增加了卒中的发生率，但是不增加精神异常的发生率。Regragui 等将 96 例患者按照体外循环的温度分为 3 组：37℃组、32℃组和 28℃组，结果显示 32℃组的患者在术后认知功能障碍的发生较 37℃组的患者明显降低，但是 28℃组的患者并没有因为体温更低而获得更好的脑保护效果。因此，研究者提倡使用中低温体外循环，一方面可以缩短降温和复温的时间，另一方面可以保留脑血管自我调节功能，减少脑血流量的波动。低温体外循环的复温过程会导致脑损伤，复温超过 38℃可以直接损伤神经元。复温过快导致麻醉和其他气体从血中释放出来，形成微栓。复温过程中脑血流量的过度增加使得进入脑内微栓数量增加，以上这些均可以导致脑损伤。现已有报

道，术后早期持续低温对脑的保护效果较好。

（四）炎症反应

免疫系统和中枢神经系统形成一个双向的通讯网络，可防御感染和修复损伤组织，不仅包括免疫激活，而且组成一个由中枢神经系统协调、完整的神经内分泌反应系统。一些炎性细胞因子已被认为是免疫与脑通讯的信号分子。目前炎性因子对 POCD 的影响越来越引起国内外学者们的关注。

体外循环（CPB）一直被认为是引起冠状动脉旁路移植术（CABG）后全身炎性反应综合征（systemic inflammatory response syndrome，SIRs）的主要原因之一。最近的研究显示，肿瘤坏死因子-a（tumor necrosis factor a，TNF-a）、白介素-6（interleukin-6，IL-6）、白介素-8（interleukin-8，IL-8）等促炎因子的释放与体外循环下冠状动脉旁路移植术后的并发症有关，他们可使脑内毛细血管通透性增加，对神经系统产生继发性影响。

Kazuo 等研究发现，机体炎性反应与体外循环后脑损伤显著相关。Donald 等研究认为，炎症反应与体外循环下冠状动脉手术认知结果相关，患者术前炎性状态还可预测外科干预的结果。目前研究已证实，细胞因子的反应程度与 CPB 时间及主动脉阻断时间长短呈正相关，而且 CPB 温度对细胞因子的释放也具有较大的影响。国内学者通过测定术前、停 CPB 后 30min、CPB 术后 6h 的血中 IL-6、IL-8 和 TNF-α 浓度，证实了 S-100β 蛋白、神经元特异性烯醇化酶（neurone specific enolase，NSE）水平与动脉血 TNF-α、IL-6、IL-8 均呈正相关，认为细胞因子在 CPB 引起的脑损伤中起重要作用。Shum-Tim 等对体外循环中深低温的动物预先使用抗炎药物甲泼尼龙，显著改善了深低温停循环所致的脑血管漏出，减轻了脑水肿，起到了脑保护的作用，表明抗炎治疗对体外循环后脑损伤有预防作用。

Joseph 等对 CABG 术后认知功能下降研究的初步证据表明，围术期血清 C 反应蛋白（C-reactiveprotein，CRP）的变化和血小板活化，在具有这些基因多态性的患者中减少，为观测到的等位基因提供生物依据。并认为 P-选择素和 C 反应蛋白基因在调节心脏手术后认知能力下降易感性方面有影响，基于这一潜在作用，可以预测术后抗感染治疗可能受益的人群。Yaffe 等和 Tilvis 等也认为炎性因子的高表达，特别是 CRP，与认知功能下降相关，是认知功能障碍重要的危险因素之一。Alise Schuitemaker 等对 IL-6 和 C 反应蛋白在有轻度认知障碍（MCI）和痴呆（AD）患者的早期病理过程的研究表明，炎性反应与 AD 和 MCI 发展有关。与 Dik 和 Faith Dickerson 等学者的研究结果类似。

据报道，在冠状动脉旁路移植术中避免使用体外循环可减轻炎性反应。Kotoh 等认为，OPCAB 虽然不使用 CPB 但是手术创伤、心肌局部缺血等原因同样可以引起一定程度的全身炎性反应，造成脑损伤。Julie 等研究认为，术前 IL-6 升高水平与术后并发症相关。这些研究表明，对行 CABG 手术的患者在术前、围术期、术后进行脑损伤的炎性因子危险因素分层对患者预后有重要意义。

综上所述，老年人 POCD 的原因非常复杂，可进一步从遗传学的角度探索，寻找可靠的基因预警指标，以指导老年患者 POCD 的一级预防。对 POCD 进行早期干预和治疗，可降低其发生率和病死率，促进术后恢复，提高医疗质量。

第三节　术后并发认知功能障碍的诊断

一、神经心理学诊断

目前对 POCD 的发病率报道不一，主要是因为量表的选取不同，因此敏感、规范统一的神经心理学测验非常必要。目前神经心理学测验项目繁多，在量表选择方面一般采用多种神经心理量表对不同的认知域进行评估，项目包括霍尔斯特德赖-坦神经心理学成套测验、简易智力状态检查、数字广度测验、符号数字模式测验、斯特鲁字色干扰测验、听觉语言学习测验、连线测验 A、划线测验 B 和丁板测验等。采用 20% 的神经心理学测验，变量绩效下降 20% 的认知功能减退的标准化定义。

Murkin 等总结以往的研究结果，发现下列测验项目较为敏感，并推荐听觉语言学习测验、划线测验 A、划线测验 B、丁板测验作为 CPB 下心脏手术后认知功能障碍的基本测验项目。

Nasreddine 等研究发现，蒙特利尔认知评估（montreal cognitive assessment, MoCA）量表在确诊 MCI 方面具有极高的灵敏性（90%），而 MMSE 仅有 18%。值得注意的是，73% 的 MCI 患者 MoCA 评分异常而 MMSE 评分却在正常范围，这一结果凸显 MoCA 评分对临床发现那些有轻度认知障碍主诉而 MMSE 评分处于正常范围的患者具有极大的优越性。同样 Smith 和 Shiroth 等研究也证实，与 MMSE 比较，MoCA 量表对 MCI 患者有更好的敏感性和特异性。鉴于 MoCA 量表的优点，而国内外又少有 MoCA 用于心脏手术后认知功能障碍评估的报道，其原因可能是国内外研究心脏手术后认知功能障碍，大多从心脏外科或麻醉科角度，缺少对认知功能障碍量表敏感性和特异性的认识。

二、实验室诊断

目前临床上对 POCD 的诊断主要依靠神经影像学及神经心理学，尚缺乏与之相关的血液生物化学指标。近年来，基于分子水平并能从血液或脑脊液中获得，反映神经系统损伤的分子标志物神经元特异性烯醇化酶（neurone specific enolase，NSE）和 S-100β 蛋白越来越受到人们的重视。研究发现，S-100β 蛋白和 NSE 可以认为是判断心脏手术后神经元损伤的标志性酶，可运用于中枢神经系统损伤程度和预后的判断，亦可作为早期预测神经精神并发症的有效监测指标。

S-100β 蛋白是一种小分子量，由 α、β 两个亚单位组成的二聚体（αα、ββ 和 αβ）。其中 β 亚单位具有高度神经特异性，ββ 二聚体（S-100β）主要存在于神经胶质细胞和雪旺细胞中。脑损伤早期星形胶质细胞被激活反应性增生，随后由于细胞坏死，释放出大量 S-100β 到脑脊液中，并透过损伤的血脑屏障进入血液中。在生理情况下，S-100β 蛋白在学习记忆中发挥重要作用，对认知功能有重要影响。研究表明细胞外 S-100β 作用依赖于它的浓度：①低浓度的 S-100β 蛋白具有神经营养作用，促进神经的生长、修复。②高浓度的 S-100β 蛋白有神经毒性。近年来，研究发现血清 S-100β 蛋白水平与反应能力、记忆力、注意力等神经精神行为的损害密切相关。Van Eldik 等[74]认为，S-100β 是目前急性脑损伤十分特异性的生化指标，而较严重的脑损伤往往伴有认知功能障碍。因此，对反映胶质细胞功能状态的 S-100β 进行研究，将是从生化方面研究脑功能，尤其是研究脑认知功能的有效途径之一。

有学者认为，NSE 对心脏手术，尤其是体外循环术后患者的神经系统损伤具有一定的预测功能。NSE 主要分布于神经元和神经内分泌细胞的胞质中，占脑内可溶性蛋白质的 1.5%。NSE 在体液中较稳定，血清含量为 $5.36 \pm 1.66 \mu g/L$，与非神经性烯醇化酶之间无交叉免疫反应。Cooper 等证明 NSE 是检测神经元死亡数量的有效指标，同 S-100 蛋白一样，NSE 从缺血、损伤的神经元中"漏出"，跨过血脑屏障进入体循环，可在外周血测得，因而这些性质决定，NSE 可作为神经元损伤的生化指标。Ras-mussen 等研究发现，血清 NSE 变化与 CABG 术后早期认知功能障碍相关，可作为术后认知功能障碍的血清学标志。但是 NSE 对神经元是非特异性的，其在红细胞、血小板等中也可能存在，心脏手术中这些细胞的损伤均能使 NSE 的水平发生变化，从而使得 NSE 与脑损伤的特异联系减弱。综上所述，NSE 在体外循环心脏手术后对神经系统损伤评价的准确性还需进一步探讨。

三、影像学诊断

近年来，应用先进的影像学技术在冠状动脉旁路移植术前、术后监测患者脑组织功能和结构变化，不仅能诊断新发的脑卒中，认知功能障碍器质性变化，而且能发现亚临床的脑功能改变，在认知功能障碍诊断、分型中具有重要作用。

第四节　术后并发认知功能障碍的治疗

一、具有循证医学证据的治疗药物

（一）胆碱酯酶抑制剂

中枢神经系统胆碱能通路是记忆及认知信息处理、存储中心，增强胆碱能递质系统功能是治疗 AD 的重要方法，此类药物对延缓疾病进程、改善临床症状有明确效果，目前适用于 AD、血管性痴呆、路易体痴呆、帕金森病痴呆及脑外伤痴呆等。

1. 多奈哌齐　具有高度选择性、可逆性乙酰胆碱酯酶的抑制作用，长期服用可改善 AD 和 VaD 患者认知状况及日常生活能力。多项质控良好的随机对照研究（randomized controlled trial，RCT）研究评价了多奈哌齐在治疗血管性痴呆方面的疗效，临床结局评价工具与 AD 相似。这些短期（6～12 周）实验结果证实了多奈哌齐能有效地改善 VD 患者的认知功能及日常生活能力，并且具有较高的安全性（1b A）。但 2007 年"Lancet"杂志上 META 分析结果显示，胆碱酯酶抑制剂对于改善轻到中度的血管性痴呆患者在认知方面的临床疗效并不确切，现有的数据不足以支持多奈哌齐在血管性痴呆的治疗中广泛使用（1a A）。因此，还需要更进一步的实验来确定胆碱酯酶抑制剂对血管性痴呆患者哪些亚组可能受益。

2. 加兰他敏　有抑制乙酰胆碱酯酶和调节胆碱受体的作用，对改善轻到中度 AD 和 VaD 患者认知功能及日常生活能力有效。加兰他敏的研究比多奈哌齐相对较少。有 RCT 研究结果显示，加兰他敏对于由阿尔茨海默病引起的痴呆和脑血管病导致的痴呆同样有效（1b A）。

（二）兴奋性氨基酸拮抗剂

美金刚能拮抗或上调海马 NMDAR22B 表达，并改善 VD 大鼠的认知功能，通过增加 VD 大鼠脑内脑源性神经营养因子（brain-derived neurot rophic factor，BDNF）含量，保护海马神经元，增加细胞外信号调节激酶（extracellular sig-nal-regulated kinase，ERK）含量，改善学习记忆能力。临床 RCT 试验结果显示，美金刚治疗轻到中度血管性痴呆具有较好的疗效和耐受性，在各种认知量表评分中对轻到中度血管性痴呆患者都有不同程度的改善作用（1b A）。

（三）钙拮抗药

尼莫地平是慢通道电压依赖性钙拮抗剂，用于治疗 AD、VaD 及混合性痴呆，能改善患者的临床总体评价及认知功能，延缓 VaD 患者认知功能障碍的发展，降低血管性不良事件的发生。多项 RCT 研究结果显示，尼莫地平治疗能改善轻到中度 VD 患者的认知功能和生活自理能力，降低痴呆程度，并在治疗过程中有良好的安全性（1b A）。一项 META 分析表明，尼莫地平在治疗未分类疾病、AD、脑血管疾病或混合疾病引起的痴呆中可能有益，并显示出良好的耐受性及很少的不良反应。

（四）他汀类

他汀类药物与血管性痴呆的治疗进展关系密切。RCT 研究证据表明，辛伐他汀能改善 VD 患者的认知功能，并提高其生活质量（1bA）。阿托伐他汀治疗 VD 安全性好，并能明显改善患者的认知功能，提高生活质量（1b B）。但目前尚无关于他汀治疗血管性痴呆的 META 的分析报道。

（五）麦角碱

主要是指尼麦角林。多项控制良好的 RCT 研究表明，尼麦角林能改善血管性痴呆患者的认知功能，尼麦角林每天 60mg 口服时，具有相当的有效性和安全性（1b A）。

二、临床常用的其他治疗药物

1. 抗氧化剂　银杏叶制剂可通过改善脑血液循环及氨基酸受体拮抗作用，保护脑功能，亦可用于痴呆治疗，安全性较好，但随机对照临床试验证据尚不充分。维生素 E、维生素 C 和丙炔苯丙胺等有抗氧化作用，有关的随机对照临床试验证据不充分，可能预防作用大于认知改善作用。

2. 非甾体抗炎药　流行病学调查资料表明，使用非甾体类抗炎药，如阿司匹林、布洛芬等，可降低 AD 的患病风险，但与近来的环氧酶 COX-2 抑制剂临床试验结果不一致。雌激素替代疗法：流行病学调查资料亦发现，雌激素替代治疗可明显降低更年期妇女 AD 患病风险，部分临床试验认为其可延缓疾病病程，改善认知功能。但近年大样本临床试验结果对此提出异议，尤其对长期应用之安全性提出质疑。

3. 控制血管性危险因素的治疗药物　大量流行病学证据已证明，有效控制血管性危险因素能延缓认知功能衰退，减少痴呆的发生。因此，要积极和严格地控制高血压、高血糖和脂质异常，按照循证医学的要求合理选择相关药物，并重视抗血小板和抗凝治疗。

第五节　存在的问题

比较目前各研究结果发现，术后 POCD 的发生率有很大差异，而对其病因和危险因子的研究甚至存在相反的结论。造成这些问题的原因可能是多方面的，难以进行各个研究间的横向比较。

一、手术本身的差异

不同的医院或不同的外科医生间手术操作会有所不同，如主动脉夹闭方式不同，术中低温的程度、复温的速度等。有研究显示，CPB 复温速度会影响术后的认知结局。

二、实验设计的差异

1. 研究对象取舍不一　POCD 与术前和术后的整体状态相关。ICU 患者或急诊手术患者不能获得术前的评估结果，所以研究的增加仅仅增加了相对健康的 CABG 手术患者的基数。部分研究还剔除了那些预先存在不健康情况的患者，如有糖尿病病史、难以控制的高血压病史、心脏手术史、休克史和颈动脉疾病史，因此可能低估了整体 CABG 患者 POCD 的真正发生率。

2. 随访测试的时间间隔　测试时间点可选择从术后数天至数周甚至数月。研究证明初次随访时间不能太接近手术日，以免受药物和术后疼痛的影响，但如果间隔时间太长，认知功能改变可能会在测试前自行恢复至术前的基准水平而造成遗漏。

3. 对照组　许多研究尽管设立了对照组，如控制年龄的影响，或选择已确诊冠心病患者或住院非心脏手术患者，但目前的趋势是仅测定手术患者的主观认知改变，而 CABG 手术患者常合并高血压、糖尿病和其他一些脑血管疾病的危险因素，理想的对照组应由有相似的脑血管病变危险因素发生率的患者组成。然而，这些危险因素的持续时间和严重程度均难以定量评估，因此难以设立理想的对照组。

三、诊断方法和标准的差异

1. 认知功能测试方法　目前诊断脑损害主要依靠主观的神经心理学测试，各实验所设计的认知测试方法不同，其敏感性和特异性也不同，主观的检测手段还存在封顶效应、练习效应和变异性等，测试人员不同也可影响结果。客观的检测手段亦不完善。Derkach 等研究发现，CPB 后患者血清中 S-100 蛋白和 NSE 的浓度可上升，但尚未明确与临床脑损害之间的关系。

2. 诊断标准的差异 Mahanna 等在对一组数据使用 4 种不同的标准分析后发现，使用标准不同，术后 6 周认知功能减退的发生率范围可从低至 1.0% 到高至 34.0%。有研究发现，按照 CABG 术后认知功能减退的定义，从第 1 次评估后第 3 个月，有 14.0%～28.0% 的志愿者发生了认知功能减退，在排除自然变异并调整测试标准后，术后 3 个月仅有 7.7% 的患者发生了认知功能减退。因此，迫切需要较为统一的诊断标准进行 POCD 的研究。

综上所述，尽管目前对 POCD 的病因和发病机制尚不完全清楚，对 POCD 相关因素的研究还只是对其病因和发病机制的一种探索。但了解了这些危险因素，通过神经心理学、分子生物学、神经影像学手段在手术前后进行筛查，可以对患者发生 POCD 的可能性进行预测，并对高危患者通过改进围术期管理、加强监测等干预措施来预防和早期诊断 POCD。

（陈明盈）

参 考 文 献

[1] 毕齐，李琴，张茁，等. 冠状动脉搭桥术后神经系统并发症研究. 中华内科杂志, 2008, 3(47): 202-205.

[2] Abir F, Barkhordorian S, Sumpio BE. Noncardiac Vascular Complications of Coronary Bypass Procedures: A Review. Int J Angiol, 2004, 13: 1-6.

[3] Van Dijk D, Keizer AMA, Diephuis JC, et al. Neurocognitive dysfunction after coronary artery bypass surgery: a systematic review. J Thorac Cardiovasc Surg, 2000, 120: 632-639.

[4] Russell D, Bornstein N. Methods of detecting potential causes of vascular cognitive in Pairment after coronary artery byPass grafting. J Neurol Sci, 2005, 15: 229-230.

[5] Hogue CW, Fucetola R, Hershey T, et al. Risk factors for neurocognitive dysfunction after cardiac surgery in postmenopausal women. Ann Thorac Surg, 2008, 86(2): 511-516.

[6] Blackstone EH. Editorial: Neurologic injury from cardiac surgery: an important but enormously complex phenomenon. J Thorac Cardiovasc Surg, 2000, 120: 629-631.

[7] Jensen BØ, Rasmussen LS, Steinbrüchel DA. Cognitive outcomes in elderly high-risk patients 1 year after off-pump versus on-pump coronary artery bypass grafting. A randomized trial Circulation, 2006, 113: 2790-2795.

[8] Martin KK, Wigginton JB, Babikian DL, et al. Intraoperative cerebral high-intensity transient signals and postoperative cognitive function: a systematic review. The American Journal of Surgery, 2009, 197: 55-63.

[9] Jensen BØ, Rasmussen LS, Daniel A. Cognitive outcomes in elderly high-risk patients 1 year after off-pump versus on-pump coronary artery bypass grafting. A randomized trial, European Journal of Cardio-thoracic Surgery, 2008, 34: 1016-1021.

[10] Newman MF, Kirchner JL, Phillips-ButeB, et al. Longitudinal assessment of neuro-cognitive function after coronary artery bypass surgery. N Engl J Med, 2001, 344: 395-402.

[11] 叶志，郭曲练. 老年病人的术后认知功能障碍. 国际病理科学与临床杂志，2008，28(1): 85-89.

[12] Johnson T, Monk T, Rasmussen LS, et al. Postoperative cognitive dysfunction in middle-aged patients. Anesthesiology, 2002, 96: 1351-1357.

[13] Abildstrom H, Rasmussen LS, Rentowl P, et al. Cognitive dysfunction 1-2 years after-non-cardiac surgery in the elderly. ISPOCD group. International Study of Post-Operative Cognitive Dysfun-ction. Acta Anaesthesiol Scand, 2000, 44: 1246-1251.

[14] Potter GG, Plassman BL, Helms MJ, et al. Age effects ofcoronary artery bypass grafton cognitive status change among elderlymale twins. Neurology, 2004, 63: 2245-2249.

[15] Edawrdson J, Morris C. The genetics of Alzheimer's disease . BMJ, 1998, 317: 361-362.

[16] Lopez OL, Jagust WJ, Dulberg C, et al. Risk factors for mild cognitive impairment in the Cardiovascular Health Study Cognition Study, part 2. Arch Neurol, 2003, 60: 1394-1399.

[17] Tardiff BE. Preliminary report of a genetic basis for cognitive decline after cardiac operations. Ann Thorac Surg, 1997, 64: 715-720.

[18] Newman MF, Croughwell ND, Bluemental JA, et al. Predictors of cognitive decline after cardiac operation. Ann Thorac Surg, 1995, 59: 1326-1330.

[19] 杨旭东，吴新民，王东信，等. 冠状动脉搭桥术患者载脂蛋白 Eε4 基因与术后认知功能障碍的关系. 中华麻醉学杂志，2005, 25(2): 94-97.

[20] Ramlawi B, Rudolph JL, Mieno S, et al. C-reactive protein and inflammatory response associated to neurocognitive decline following cardiac surgery. Surgery, 2006, 140: 221-226.

[21] Mullges W, Berg D, Schmidtke A, et al. Early natural course of transientenceph alopathy aftercoronary arterybypassgrafting. Crit Care Med, 2000, 28: 1808-1811.

[22] Knopman D, Boland LL, Mosley T, et al. Cardiovascular risk factors and cognitive decline inmiddle-aged adults. Neurology, 2001, 56: 42-48.

[23] Logroscino G, Kang JH, Grodstein F. Prospective study of type 2 diabetes and cognitive decline inwomen aged 70-81 years. BMJ, 2004, 328: 548.

[24] Hebert LE, Scherr PA, Bennett DA, et al. Blood pressure and late-life cognitive function change: a biracial longitudinal population study. Neurology, 2004, 62: 2021-2024.

[25] Vermeer SE, Prins ND, denheijer T, et al. Silentbrain infarcts and the risk of dementia and

cognitive decline. N Engl J Med, 2003, 348: 1215-1222.

[26] Goto T, Baba T, Honma K, et al. Magnetic resonance imaging findings and post-operative neurologic dysfunction in elderly patients undergoing coronary arterybypass grafting. Ann Thorac Surg, 2001, 72: 137-142.

[27] Yusuke Yakushiji, Masanori Nishiyama, Satomi. Yakushiji. Brain Microbleeds and Global Cognitive Function in Adults Without Neurological Disorder. Stroke, 2008, 39: 3323-3328.

[28] Schneider JA. Brain microbleeds and cognitive function. Stroke, 2007, 38: 1730-1731.

[29] Hanyu H, Tanaka Y, Shimizu S. Cerebral microbleeds in Alzheimer's disease. Neurol, 2003, 250: 1496-1497.

[30] Won Sen S, Hwa Lee B, Kim EJ. Clinical significance of microbleeds in subcortical vascular dementia. Stroke, 2007, 38: 1949-1951.

[31] Yakushiji Y, Nishiyama M, Yakushiji S, et al. Brain Microbleeds and Global Cognitive Function in Adults Without Neurological Disorder. Stroke, 2008, 39: 3323-3328.

[32] Mullges W, Franke D, Reents W, et al. Brainmicroembolic counts during extracorporeal circulation depend on aortic cannula position. Ultrasound Med Biol, 2001, 27: 933-936.

[33] 毕齐, 张茁. 贺建华, 等. 心脏手术后早期脑血管病并发症的临床研究. 中华医学杂志, 1999, 79(6): 1-3.

[34] Al-Ruzzeh S, George S, Bustami M, et al. Effectofoff-pump coronary artery bypass surgery on clinica, l angiographic, neurocognitive, and quality of life outcomes: randomised controlled trial. BMJ, 2006, 332: 1365-1371.

[35] Nathan HJ, Munson J, Wdlls G, et al. The management of temperature during cardiopulmonary bypass: effect on neuropsychological outcome. J Cardovasc Surg, 1995, 10(4 suppl): 481-487.

[36] Wilson CJ, Finch CE, Cohen HJ. Cytokines and cognition-the case for a head-to-toeinflammatory paradigm. J Am Geriatr Soc, 2002, 50: 2041-2056.

[37] Wei M, Kuukasjarvi P, Laurikka J, et al. Cytokine Responses in Low-Risk Coronary Artery Bypass Surgery. Int J Angiol, 2001, 10(l): 27-30.

[38] Kazuo N, Takayuki U, Hiroyuki Y, et al. Relationship between cerebral injury and inflammatory responses in patients undergoing cardiac surgery with cardiopulmonary bypass. Cytokine, 2005, 29: 95-104.

[39] Ascione R, Ghosh A, Reeves BC, et al. Retinal and cerebralmicroembolization during coronary artery by-pass surgery: a randomized, controlled trial. Circulation, 2005, 112: 3833-3838.

[40] MQller CH, Jensen BQ, Gluud C, et al. The best bypass surgery trial: rationale and design of a randomized clinical trial with blinded outcome assess-ment of conventional versus off-pump coronary artery bypass grafting. Contemp Clin Tvaials, 2007, 28(4): 540-547.

[41] 周建美, 邹定全, 常业恬. 体外循环心脏手术病人脑组织炎性细胞因子与脑损伤的关系. 中华麻醉学杂志, 2005, 25(12): 939-940.

[42] Shum-Tim D, Tchervenkov CI, Jamal AM, et al. Systemic steroid pretreatment improves cerebral protection after cirulatory arrest. Ann Thorac Surg, 2001, 72(5): 1465-1471.

[43] Joseph P, Mathew MD, Mihai V. Genetic Variants in P-Selectin and C-Reactive Protein Influence Susceptibility to Cognitive Decline After Cardiac Surgery. Journal of the American College of Cardiology, 2007, 49(19): 1935-1941.

[44] Yaffe K, Lindquist K, Penninx BW, et al. Inflammatory markers and cognition in well-functioning African-American and white elders. Neurology, 2003, 61: 76-80.

[45] Tilvis RS, Kahonen-Vare MH, Jolkkonen J, et al. Predictors of cognitive decline and mortality of aged people over a 10-year period. J Gerontol A Biol Sci Med Sci, 2004, 59: 268-274.

[46] Schuitemaker A, Dik MG, Veerhuis, R, et al. Inflammatory markers in AD and MCI patients with different biomarker profiles. Neurobiology Aging, 2009, 30(11): 1885-1889.

[47] Dik MG, Jonker C, Hack CE, et al. Serum inflammatory proteins and cognitive decline in olderpersons. Neurology, 2005, 64(8): 1371-1377.

[48] Dickerson F, Stallings C, Origoni A. C-reactive protein is associated with the severity of cognitive impairment but not of psychiatric symptoms in individuals with schizophrenia. Schizophrenia Research, 2007, 93: 261-265.

[49] Biancari F, Mosorin M, Rasinaho E, et al. Postoperative stroke after off-pump versus on-pump coronary artery bypass surgery. J Thorac Cardiovasc Surg, 2007, 133: 169.

[50] Kotoh KFK, Doi T, Nagura S, et al. Predictors of early postoperative cerebral infarction after isolated off-pump coronary artery bypass grafting. Ann Thorac Surg, 2007, 83: 1679.

[51] Sandersa J, Haweb E, Brull DJ. Higher IL-6 levels but not IL6 −174G＞Cor −572G＞C genotype are associated with post-operative complication following coronary artery bypass graft(CABG)surgery. Atherosclerosis, 2009, 204(1): 196-201.

[52] Charles W, Hogue MD, Rebecca F. Mechanisms of Cerebral Injury from Cardiac Surgery. Crit Care Clin, 2008, 24(1): 83-88.

[53] Dieleman J, Sau AM, Klijn C. Presence of coronary collaterals is associated with a decreased incidence of cognitive decline after coronary artery bypass surgery. European

Journal of Cardio-thoracic Surgery, 2009, 35: 48-53.

[54] Stroobant N, van Nooten G, De Bacquer D. Neuropsychological functioning 3-5 years after coronary artery bypass grafting: does the pump make a difference? European Journal of Cardio-thoracic Surgery, 2008, 34: 396-401.

[55] Nasreddine ZS, Phillips NA, Bedirian V. The Montreal Congitive Assessment, MoCA: a brief screening tool for mild cognitive impairement. J Am Geriat Soc, 2005, 53(4): 695-699.

[56] Smith T, Gildeh N, Holmes C. The Montreal Congitive Assessment: validity and utility in a memory clinic setting. Can J Psychiatry, 2007, 52(5): 329-332.

[57] Shiroky JS, Schipper HM, Bergman H. Can you have dementia with an MMSE score of 30?Am J Alzheimers Dis Other Demen, 2007, 22(5): 406-415.

[58] Johnsson P, Lundqvist C, Lindgren A, et al. Cerebral complications after cardiac surgery assessed by S-100 and NSE levels in blood. J Cardiothorac Vase Anesth, 1995, 9: 694-699.

[59] 钱怡宁, 张茁. 体外循环术者血清 S-100B 蛋白浓度及认知功能变化的研究. 北京医学, 2005, 27(2): 81-87.

[60] Massimo Bonacchi MD, Edvin Prifti MD, Massimo Maiani MD. Does Off-pump Coronary Revascularization Reduce the Release of the CerebralzMarkers, S-100β and NSE? Heart, Lung and Circulation, 2006, 15: 314-319.

[61] Herrmann M, Ebert AD, Galazky I, et al. Neurohavioral outcome prediction after cardiac surgery: role of neurobiochemical markers of damage to neuronal and glial brain tissue. Stroke, 2000, 31: 645-650.

[62] 郭咏梅, 李光来, 李东芳, 等. S100β 在缺血性病理改变的痴呆患者中的临床研究. 中国药物与临床, 2005, 5(9): 662-665.

[63] Roman GC. Vascular dementia may be the most common form of dementia in the elderly. Neurol Sci, 2002, 20(3): 7-10.

[64] Van Eldik LJ, Wainwright MS. The Janus face of glial-derived S100β: beneficial and detrimental functions in the brain. Restor Neurol Neurosic, 2003, 21: 97-108.

[65] Rasmussen LS, Christiansen M, Eliasen K, et al. Biochemical markers for brain damage after cardiac surgery-time profile and cor-relation with cognitive dysfunction. Acta Anaesthesiol Scand, 2002, 46(5): 547-551.

[66] 李宏建. 血管性痴呆和血管性认知障碍的治疗. 国际脑血管病杂志, 2007, 15(2): 101.

[67] 曲东锋. 加兰他敏治疗血管性痴呆. 国外医学-脑血管疾病分册, 2002, 10(3): 204.

[68] 张晓锋, 陈淅泠, 王欣东. 盐酸美金刚对血管性痴呆大鼠海马 CA1 区 BDNF 及 ER K 表达的影响. 中国实用神经疾病杂志, 2010, 2(13): 19-21.

[69] 曲东锋. 美金刚治疗轻到中度血管性痴呆的疗效和耐受性. 国外医学-脑血管疾病分册, 2002, 10(4): 263.

[70] 臧卫周, 徐军, 杨红旗, 等. 尼莫地平治疗轻度血管性认知障碍的疗效观察. 中国实用神经疾病杂志, 2009, 12(9): 29-31.

[71] 林勇, 朱婉儿, 周勇. 辛伐他汀改善血管性痴呆患者认知功能障碍的疗效观察. 新医学, 2010, 41(1): 25-27.

[72] 张桂云, 潘玉红. 阿托伐他汀治疗血管性痴呆患者认知功能的疗效观察. 中国实用医药, 2007, 2(8): 7-9.

[73] 翟金霞, 李作汉. 尼麦角林治疗血管性认知功能障碍的前瞻性、多中心临床研究. 中华老年医学杂志, 2003, 22(11): 666-668.

[74] Grigore AM, Grocott HP, Mathew JP, et al. The rewarming rate and increased peak temperature alterneurocognitive outcome after cardiac surgery. Anesth Analg, 2002, 94: 4-10.

第四章　冠状动脉旁路移植术后并发脑病

第一节　术后并发脑病的发病率

与 CABG 术后发生的脑卒中相比，CABG 术后发生脑病得到的关注较少。文献中将脑病描述为包括意识混乱、谵妄状态、癫痫发作、昏迷、持续的精神改变、好斗、烦躁等一系列症状。已报道的 CABG 术后脑病的发生率为 8.4%～32%。对于 CABG 术后脑病的诊断，一些研究采用结构量表的方法，还有一些研究采用临床诊断方法，运用临床诊断方法诊断的脑病发病率要低于结构量表法。不论应用何种诊断方法，术后发生脑病的患者预后较差。McKhann 等报道，CABG 术后卒中的发病率为 2.7%，而脑病的发病率为 6.9%，脑病发病率要高于卒中的发病率。与未发生神经系统并发症的患者相比，发生脑病的患者住院时间、术后病死率均明显增加。发生脑病的患者的术后病死率是未发生脑病患者的 5 倍。脑病作为 CABG 术后的严重并发症严重影响患者的生存质量，抵消了 CABG 手术本身带给患者的益处，应得到更充分的关注。下面将从 CABG 术后发生脑病的高危患者的预测、CABG 术后脑病发生的病理生理机制及脑病的预防等方面进行综述。

第二节　术后并发脑病的高危患者的预测

以往人们将 CABG 术后脑病的发生归咎于患者的年龄、麻醉、发热、感染、药物作用、术前认知水平等因素。研究发现，术后发生脑病的患者有很多特征，允许我们在术前估测出术后发生脑病的风险。很多学者设计了多种模型用于估测术后发生脑病的风险。McKhann 等提出，脑卒中病史、高血压、糖尿病、存在颈动脉杂音及年龄是预测 CABG 术后发生脑病的危险因素。根据图 4-1 所示的路线图，可以计算出 CABG 术后发生脑病的可能性。

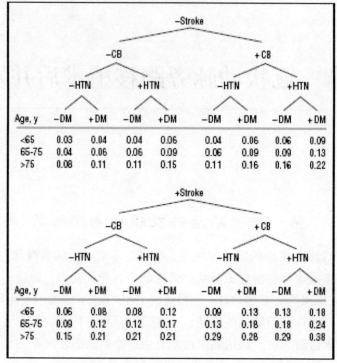

图 4-1　术后发生脑病的可能性

询问上述问题，按照路线图的指示可以计算出术后发生脑病的风险。

CB 代表颈动脉杂音，HTN 代表高血压，DM 代表糖尿病

此外，术后发生脑病的风险还与心肺转流术的时间密切相关。对于没有上述多重危险因素的患者，心肺转流术每增加 30min，术后发生脑病的风险就增加 50%；对于存在上述多重危险因素的患者，心肺转流术每增加 30min，术后发生脑病的风险增加 30%。

关于旁路移植手术时间与术后脑病发生的关系反映了更长的麻醉时间。尸检发现，旁路移植手术时间的延长增加了栓塞发生的风险。旁路移植手术每增加 1h，栓塞的风险就增加 90%，各种物质形成的"栓子雨"涌向大脑皮质和皮质下部位。

第三节　术后并发脑病的病理生理机制

1. 已存在的脑血管疾病　越来越多的证据显示，很多准备行心脏手术的

患者术前即存在脑血管疾病。日本的一项研究发现，对421例准备行CABG手术的患者术前行头MRI检查，有30%的患者存在小的脑梗死灶，20%的患者存在多发脑梗死，因此有50%的患者术前发现缺血性脑改变。此外，头MRI检查发现的脑血管疾病的水平与术后发生的脑卒中和认知改变相关。另一项研究发现，联合应用头MRI和MRA，术前97%的患者存在脑梗死，25%的患者存在颈内动脉疾病，87%的患者存在侧脑室旁高信号，41%的患者存在颈外动脉疾病。因此，术前还有必要评价颈动脉情况，神经心理检查的不良表现可能是已存在脑血管疾病的间接标志。

2. 微栓子　尽管在现代的心脏外科手术中大栓子已很少见，但栓塞仍然是一个重要问题。尸检发现心脏手术后的脑组织中毛细血管扩张，扩张的毛细血管中可见微栓子，微栓子的成分大部分为脂肪。冠状动脉旁路移植手术中使用的体外循环系统为栓塞的发生提供了便利，体外循环系统的内表面为微栓子的形成提供了场所，即使在充分肝素化的情况下仍不能完全避免。此外，当进行心肺转流时，肺循环这一静动脉系统的天然过滤器被去除。微栓子可能是气栓、脂肪或微血栓。主动脉的动脉粥样硬化碎片可能是脑微栓塞的最常见来源。经颅多普勒检查发现，在主动脉插管和钳夹主动脉时所记录到的微栓子信号最多。经食管超声检查提示升主动脉粥样硬化程度与新发的缺血性脑损害相关，因此，外科医生在术中改进了主动脉操作技术，由传统的双钳技术改为单钳技术，结果显示单钳技术可以减少术后发生卒中和脑病的风险。

3. 低灌注　虽然一致认为在心脏手术中持续低灌注可能使患者发生缺血性脑损伤，但是患者在术中能耐受的低灌注的水平和持续时间还不清楚。心肺转流术中理想的平均动脉压水平尚存在争议，因为缺乏具体的研究数据来证实低灌注是导致术后卒中和脑病的危险因素。Gold等研究比较了在心肺转流术中具有不同平均动脉压的两组患者，发现高平均动脉压组（平均动脉压为80～100mmHg）术后脑卒中和脑病的发生率低于低平均动脉压组（平均动脉压为50～60mmHg）。Caplan和Hennerici认为，脑血流量的减少使脑血管中的微栓子清除减少，使分水岭区易发生缺血性改变。这种假设将CABG术后发生的脑损害的两种机制结合起来，即在低灌注背景下发生的微栓塞与缺血性脑损害相关。

4. 心房颤动　心脏术后心房颤动的发生率高达30%，术后心房颤动的发生增加了感染的概率，与肾功能不全、脑卒中、脑病的发生密切相关。有研究证实，术后经影像学证实存在新发缺血性病灶的患者中，有75%合并心房颤动。术后有效控制或预防心房颤动的发生可减少脑卒中和脑病的发生。

第四节 体外循环下 CABG 与非体外循环下 CABG （OPCAB）的比较

随着 OPCAB 的出现，人们希望通过避免体外循环来减少术后神经系统并发症的发生。有研究表明脑损伤标记物血清 S-100B 蛋白水平在 OPCAB 术中要低于 CABG。但是一系列研究发现，OPCAB 与体外循环下 CABG 相比，术后神经系统并发症的发生率相似，然而对于高龄患者来说，OPCAB 具有优势。一项回顾性研究显示，OPCAB 与体外循环下冠状动脉手术相比，>70 岁的患者卒中的发生率明显降低。一项关于谵妄的前瞻性研究发现，在不同的心外科手术中谵妄发生的频率不同，常规体外循环的冠状动脉手术患者中谵妄的发生率为 8%，非体外循环的冠状动脉手术患者中为 2%。因此，OPCAB 被认为可以显著降低高龄患者旁路移植术后神经系统并发症。此外对于伴有升主动脉粥样硬化的患者，OPCAB 是首选术式。

第五节 心脏手术的脑保护问题

心脏手术的脑保护策略包括两方面：避免损害脑组织和预防继发的缺血性损害及促进恢复。关于前者的预防策略和建议，见表 4-1。

表 4-1 心脏手术的神经保护策略

时间	问题	建议
术前	应用"风险模型"筛选出高危患者；筛选出颈动脉狭窄患者；应用 MRI 筛选出已存在的脑血管疾病和缺血性脑损害；心房颤动	选择术式（OPCAB）；应用 PCI；使用颈动脉内膜剥脱术或支架术；调整手术方案，如血压管理；药物治疗预处理
术中	主动脉粥样硬化情况；系统性的低灌注；高热；高血糖；微栓子	应用经食管超声评价升主动脉和主动脉粥样硬化病变情况；修改手术方案：将主动脉操作最小化，使用主动脉单钳技术或不接触主动脉技术，改变套管的放置；心肺转流术中保持较高的血压；增加血细胞比容至 30%；应用 pH 监测管理；防止复温温度 >37℃；管理血糖防止发生高血糖；应用动脉管路滤器；避免心脏切开抽吸
术后	预防房颤的发生；脑缺血性损害的诊断和鉴别；脑灌注的不匹配	早期干预心律失常；应用 DWI/PWI-MRI；早期血压干预使梗死灶最小化

　　预防继发的缺血性脑损害和促进脑功能的恢复被证明很具有挑战性。动物实验研究发现，兴奋性氨基酸毒性作用可促进脑损伤；抑制兴奋性氨基酸的毒性作用可减少脑损伤；低温停搏诱发一氧化氮的产生；抑制一氧化氮合酶可以减少神经损伤。但目前还没有有效的神经保护剂可用于心脏手术中。

（刘日霞）

参 考 文 献

[1] Guy M, McKhann MD, Maura A, et al Encephalopathy and Stroke After Coronary Artery Bypass Grafting . Arch Neurol, 2002, 59: 1422-1428.

[2] Goto T, Baba T, Honma K, et al. Magnetic resonance imaging findings and postoperative neurologic dysfunction in elderly patients undergoing coronary artery bypass grafting. Ann Thorac Surg, 2001, 72: 137-142.

[3] Nakamura Y, Kawachi K, Imagawa H, et al. The prevalence and severity of cerebrovascular disease in patients undergoing cardiovascular surgery. Ann Thorac Cardiovasc Surg, 2004, 10: 81-84.

[4] Mullges W, Franke D, Reents W, et al. Brain microemboliccounts during extracorporeal circulation depend on aortic cannulaposition. Ultrasound Med Biol, 2001, 27: 933-936.

[5] Djaiani G, Fedorko L, Borger M, et al. Mild to moderate atheromatous disease of the thoracic aorta and new ischemic brain lesions after conventional coronary artery bypass graft surgery. Stroke, 2004, 35: 356-358.

[6] Mathew JP, Fontes ML, Tudor IC, et al. A multicenter risk index for atrial fibrillation after cardiac surgery. JAMA, 2004, 291: 1720-1729.

[7] Zimmer J, Pezzullo J, Choucair W, et al. Meta-analysis of antiarrhythmic therapy in the prevention of postoperative atrial fibrillation and the effect on hospitallength of stay, costs, cerebrovascular accidents, and mortality in patientsundergoing cardiac surgery. Am J Cardiol, 2003, 91: 1137-1140.

[8] Shroyer AL, Grover FL, Hattler B, et al.Veterans Affairs Randomized On/Off Bypass(ROOBY)Study Group. On-Pump versus Off-Pump Coronary-Artery Bypass Surgery. NEngl J Med, 2009, 361(19): 1827-1837.

[9] Yokoyama T, Baumgartner FJ, Gheissari A, et al. Off-pump versus on-pump coronary bypass in high-risk subgroups. Ann Thorac Surg, 2000, 70(5): 1546-1550.

[10] Bucerius J, Gummert JF, Borger MA, et al. Predictors of delirium after cardiac surgery delirium: effect of beating-heart(off-pump)surgery. J Thorac Cardiovasc Surg, 2004, 127: 57-64.

[11] McKhann GM, Grega MA, Borowicz LM Jr, et al. Stroke and encephalopathy after cardiac surgery: an update. Stroke, 2006, 37(2): 562-571.

第五章　冠状动脉旁路移植术后并发周围神经损害

在心脏外科手术及麻醉过程中，可引起膈、臂丛神经、隐神经、喉返神经和交感干等周围神经损伤。这些神经损伤大多数不需特殊治疗，但是有少数患者可因并发周围神经损伤而导致死亡。

第一节　膈神经损伤

（一）损伤原因

心脏手术中常用局部低温保护心肌，当温度降至17℃时即可引起膈神经损伤，主要是局部脱髓鞘和轴突变性。膈神经损伤中左膈神经损伤约占69.2%。另外，在心脏手术降温中，冰块降温比冷盐水更易引起膈神经损伤。冠状动脉旁路移植术中，血管阻断术可导致术后膈神经损伤。90%的患者胸廓内动脉阻断术侧与膈神经损伤侧一致。这可能是手术中直接损伤或由于胸廓内动脉的阻断而导致的神经缺血。最近研究认为，左胸廓内动脉完全阻断可影响左膈神经的血供，从而加重低温导致的膈神经损伤。如果阻滞时保留心膈动脉以及胸廓内动脉血管上方2～3cm长的一些小分支，则可降低对左膈神经血供的影响。

单侧膈神经损伤常用的诊断方法有胸部X线摄片、荧光检查、呼吸量测定法、超声、经皮膈神经刺激等。

1. 胸部X线摄片　膈神经损伤时胸片可见患侧膈肌比术前上抬约1个肋间隙。心脏手术后有30%～70%的患者膈肌上抬，直立位胸片膈肌不上抬并不能说明无膈肌损伤，另外深呼气时健侧膈肌上抬，患侧位置不变，正压通气时则可使患侧膈肌下降。

2. 荧光检查 膈神经损伤患者荧光检查可见膈肌的固定或反常运动。

3. 超声 可直接显示膈肌，膈神经损伤超声可见膈肌运动减弱、固定或不规则运动。

4. 呼吸量测定法 可评估呼吸肌的运动状况，从而评价膈神经功能。

5. 经皮膈神经刺激 膈神经损伤时神经传导试验潜伏期延长（>9~10ms，正常为6~8ms），该试验对颈5神经节前根损伤有确切诊断价值。利用针刺技术对膈肌行电生理监测可特异评估神经元的功能。如果出现纤维化则提示有神经元损伤。

心脏手术中双侧膈肌麻痹很少见，主要也是由于低温引起的。双侧膈神经损伤首要症状是患者无法摆脱机械通气，结果很难进行胸透和荧光检查。因此，利用胃管和食管导管测定膈肌上压力可作诊断。当双侧膈肌麻痹时食管和胃管内压均下降。而正常吸气会导致膈肌收缩，挤压腹腔内容物而升高腹内压（正常>20cmH$_2$O，1cmH$_2$O=0.098kPa）。膈神经监测也可用于颈部行经皮电刺激，并在第7肋间隙记录膈肌活动范围。利用本监测可改善外科手术技术，从而降低术后膈神经损伤的风险。总之，膈神经损伤诊断还没有统一标准，胸部X线摄片假阴性率较高，轻微膈神经损伤神经传导试验很难诊断，超声、荧光检查则稍敏感。

（二）预后

单侧膈肌损伤的常见症状是夜间端坐呼吸和呼吸困难，加上胸部引流导管和胸骨锯开后疼痛，呼吸肌的运动受到很大的限制，这将抑制患者咳嗽，从而增加肺不张和肺部感染的发生率。膈神经恢复的时间与损伤类型和膈神经再生长度有关。膈神经脱髓鞘恢复较快，但严重脱髓鞘时，雪旺细胞髓磷脂合成增加，此类患者也许在12周或更长的时间后才能恢复。冠状动脉旁路移植术患者膈神经损伤后平均恢复时间为3~6个月。伴有慢性阻塞性肺疾病的患者，预后比未患此病者差。双侧膈肌损伤患者偶尔由于呼吸衰竭而死亡。清醒时，由于呼吸肌及其他辅助呼吸肌对呼吸的支持可进行代偿，但患者睡眠时呼吸功能严重下降。双侧膈肌损伤可显著延长恢复时间。小儿膈神经损伤预后与成人有所不同。小儿心脏手术后单侧膈肌损伤发生率约为1.7%。小儿肋间肌无力，常需膈肌进行有效的辅助呼吸。小儿气道狭窄，在没有机械通气支持时常可导致肺膨胀不全；而且小儿纵隔很易移位，患侧膈肌上升可将纵隔推向对侧，从而进一步限制肺通气。与成人相比，小儿仰卧位时肺活量降得更多。

第二节　臂丛神经损伤

（一）损伤原因

1. 牵拉和第 1 肋骨骨折损伤　臂丛从椎间孔到腋筋膜两点较固定，因此易受牵拉性损伤；第 1 肋和锁骨间的空隙很小，第 1 肋的骨折和移位可直接损伤臂丛。脊神经后根神经节细胞体可对其周围轴突提供连续的营养供应，阻断这中间营养供应的任何损伤均可损害神经。1973 年 Upton 等利用"两端受损"的假说来解释神经内陷综合征。该假说认为，神经干上 2 个很小的损伤本身并不能严重损伤神经，但它们同时出现却可加重神经损伤。如果尺神经在肘部有某一微小的损伤，如臂丛根部同时有损伤时可严重损伤尺神经。胸骨牵引是臂丛损伤的主要因素之一。胸骨牵引可使第 1 肋上旋，锁骨后移，进而牵拉臂丛。如果头偏向对侧，则牵拉后果更严重。第 1 肋骨折碎片或血肿可直接压迫臂丛。当胸骨牵引器置于靠头侧可降低肋骨骨折的发生率，置于第 4 肋间隙可使发生率降至 0。胸廓内动脉阻断术在造影时，需加大和不对称地张开胸骨，这可加剧臂丛牵拉性损伤。因此，使用非对称胸骨牵引器时应非常小心。

2. 体位损伤　有关体位与臂丛损伤的关系研究结果不一。心脏手术患者外展上臂时臂丛损伤发生率为 14.5%，比平放手臂的 23.5%要低。Jellish 等对 80 例行胸骨牵引术患者上抬手臂（上臂外展＜90°，肘抬高置于搁手板上）和手臂平放两种体位的研究发现，术后臂丛损伤临床征象的发生率相似。小儿心脏手术中长时间使用搁手板臂丛损伤的发生率也升高。

3. 中心静脉置管损伤　颈内静脉与臂丛位置接近。中心静脉导管置入术可增加臂丛损伤的发生率，但这一结论仍还有争议，因为冠状动脉旁路移植术臂丛损伤多发生于左侧，而患者颈内静脉穿刺常在右侧。此外，许多行颈内静脉穿刺的非心脏手术患者的臂丛损伤发生率很低。

（二）诊断和预后

心脏手术中臂丛损伤主要是尺神经，其发生率为 1.9%～18.1%，而非心脏手术则为 0.04%。其症状为剧痛、麻痹、痛觉过敏和肌肉运动障碍。感觉和运动传导速度、体感诱发电位（somatosensory evoked potential，SSEP）和其他电理学指标测定是常用的诊断方法。神经损伤时，传导速度减慢。SSEP 也可用于术中监测，大幅度长时间 SSEP 变化预示术后周围神经损伤的发生率较高。电生理检查也可用于术中神经功能监测，但它非常敏感，不能可靠地预测术后神经症状。所有心脏手术后臂丛损伤预后良好，也有少数患者恢复延迟（达 1 年）。Ben-David 等认为，心脏手术患者臂丛损伤首先是感觉障碍，而非心脏手术患者则为无痛性运动障碍，并且心脏手术患者的臂丛损伤的恢复比非心脏手术要快。

第三节　隐神经损伤

隐静脉移植术可损伤隐神经，尤其是其缝匠支。隐神经损伤常出现隐神经三联征：腓肠肌中部及足部直至大踇趾感觉缺失、感觉过敏和疼痛。90%的隐神经三联征患者于术后立即出现症状，10%则是术后 14～18 个月才出现。目前有学者认为，大隐静脉移植术后，约 90%的患者术后 3d 有不同程度的下肢感觉缺失。72%的患者 20 个月后仍有症状。这主要是因为伤口缝合时张力太大而导致的神经受压。因此，在大隐静脉移植术后进行皮内缝合可降低隐神经损伤的发生率。隐静脉由下向上进行分离比由上向下更易引起隐神经胫骨前支和髌骨下支撕脱伤。

第四节　喉返神经损伤

1. **损伤原因**　心脏手术后声带损伤很少见，其发生率为 1.9%～7.8%。左喉返神经紧靠壁胸膜上部，在后部绕过主动脉弓。胸廓内动脉阻断术时，若胸膜腔开放同时有大量的冰水进入胸膜腔则可引起喉返神经损伤。气管插管术、中心静脉导管置入术、手术误伤等均可引起喉返神经损伤。气管插管位置错误、气管导管球囊过度充气可导致声带损伤，常伤及喉返神经前支。另外，经食管超声心动图监测也可损伤喉返神经。手术、心肺转流和麻醉引起神经损伤的时间更长。因此，当拔管后患者出现呼吸功能不全、声音嘶哑时应高度怀疑喉返神经损伤。声带损伤后会导致吞咽困难，从而引起误吸性肺炎。

2. **诊断与预后**　喉镜可用于喉返神经损伤的诊断。单侧喉返神经损伤一般需 8～12 个月才能恢复。大部分患者可不需治疗，但双侧损伤则需重新气管插管和气管造口术。治疗措施还有向声带内注射特氟隆从而增加张力，严重者则可行杓状软骨切开术。

第五节　交感干损伤

颈交感干靠近臂丛上干，并穿越第 1 肋，在心脏手术过程中也易受损伤。胸骨分离器可导致第 1 肋骨骨折从而损伤交感干。交感干损伤即出现霍纳综合征（Horner's syndrom），表现为患侧眼裂缩小、瞳孔缩小、眼结膜充血、鼻塞、面微红及无汗。短期内可自行消失。交感干损伤常是单侧，且与臂丛损伤于同一侧。

　　总之，周围神经损伤是心脏手术和麻醉的主要并发症之一，同时它又是患者要求索赔的主要原因之一。因此，还需进一步探索新的预防和治疗方法，以减少神经损伤及其对机体的影响。

（曲秋菊）

参 考 文 献

[1] Sarnowski W, Kulesza J, Ponizynski A, et al.Uniesienie przepony po operacjach kardiochirurgicznych.Pol Merkuriusz Lek, 2001, 10(55): 24-26.

[2] Cruz Martinez A, Armijo A, Fermoso A, et al.Phrenic nerve conduction study in demyelinating neuropathies and open-heart surgery.Clin neurophysiol, 2000, 111(5): 821-825.

[3] Chen ZY, Xu JG. Phrenic nerve conduction study in patients with traumatic brachial plexus palsy.Muscle Nerve, 2001, 24(10): 1388-1390.

[4] Suat C, Nilda T, Umit H, et al. Electrophysiological evaluation of phrenic nerve injury during cardiac surgery C a prospective controlled clinical study.BMC Surgery, 2004, 4(2): 1-5.

[5] Upton AR, McComas AJ. The double crush in nerve entrapment syndromes. Lancet, 1973, 2(7825): 359-362.

[6] Lin PY, Luo CY, Kan CD, et al. Brachial plexus injury following coronary artery bypass surgery: a case report. Kaohsiung J Med Sci, 2000, 16(12): 638-642.

[7] Shime N, Kato Y, Tanaka Y, et al . Bilateral transient radial nerve palsies in an infant after cardiac surgery. Can J Anaesth, 2001, 48(2): 200-203.

[8] Mountney J, Wilkinson GA. Saphenous neuralgia after coronary artery bypass grafting. Eur J Cardiothorac Surg, 1999, 16(4): 440-443.

[9] Kawahito S, Kitahata H, Kimura H, et al. Recurrent laryngeal nerve palsy after cardiovascular surgery: relationship to the placement of a transesophageal echocardiographic probe. Cardiothorac Vasc Anesth, 1999, 1(5): 528-531.

[10] Srirompotong S, Sea Seow P, Srirompotong S, et al. The cause and evaluation of unilateral vacal cord paralysis. Med Assoc Thai, 2001, 84(6): 855-858.

[11] Lu YH, Hsieh MW. Unilateral vocal cord paralysis following endotracheal intubation-a case report.Acta Anaesthesiol Sin, 1999, 37(4): 221-224.

第六章　冠状动脉旁路移植术后
并发焦虑抑郁

冠状动脉旁路移植术术后会出现神经、精神心理方面的损害，包括焦虑、抑郁、认知功能障碍等。多种量表可以发现术后神经心理障碍，如术后出现的注意力、短期和长期记忆力、视觉和语言保留、言语流畅、计算力及信息处理速度等障碍。根据不同的测量方法，术后的神经精神缺陷高达90%。这些障碍大多在术后3～6个月消失，但是个别患者的认知心理的障碍会在术后5年仍存在，术后损伤是永久的。

第一节　术后焦虑、抑郁的发病率及对术后恢复的影响

冠状动脉旁路移植术后的康复不仅取决于手术和医疗质量，越来越多的关注集中在术后出现的社会、精神心理因素，这些因素在很大程度上影响着术后的长期恢复。数项研究发现，社会心理因素对于罹患冠状动脉粥样硬化性心脏病及患病后病情的加重有着重要作用，这些因素中，特别是焦虑、抑郁及自我评价也影响着冠状动脉旁路移植术后患者的康复。随着医疗和手术方式的日益改进，现代先进的手术使术后病死率显著下降，因此，术后的生活质量受到越来越多的关注。尽管手术非常成功，但是术后患者自我感觉很差，经常反复住院，导致生活质量严重下降。

美国家庭医生协会荟萃分析了多项关于心肌梗死后抑郁的影响研究，并出版了《心肌梗死后抑郁临床实践指南实施办法的研究报告》(以下简称《研究报告》)，成为今后临床心肌梗死后抑郁患者治疗管理指南的重要依据。《研究报告》旨在收集、分析、评判各种不同的研究，为今后制定指南提供证据等级依

据。《研究报告》指出，冠心病心肌梗死患者的抑郁发病率根据测量工具和截点的不同而有所不同。如采用临床定式访谈（structured clinical interview for depression，SCID）评估的抑郁发病率为 17%～27%；采用贝克抑郁量表（beck depression inventory，BDI）测量的抑郁发病率为 10%～47%。一般而言，荟萃多项研究，在初次住院期间，每 5 个心肌梗死患者就有 1 个患有抑郁。冠心病、心肌梗死、搭桥患者患有抑郁在时间过程上有所不同，分为以下数种情况：心肌梗死事件之前；心肌梗死后一过性抑郁；术后复发性抑郁；偶发性抑郁（可自发缓解）。《指南》指出，心肌梗死后患者患有抑郁超过 1 个月者发病率为 36.7%～60%。《研究报告》荟萃分析了 11 个研究抑郁与心肌梗死后病死率相关性的文章，其中 8 个研究均发现抑郁与病死率具有显著相关性，并且在抑郁的严重程度和死亡可能性之间存在直接的相关性。《研究报告》分析了 6 个随机临床试验和 1 个前瞻性队列研究，综合评估了心身干预对心脏结果的影响，特别是抗抑郁药物的治疗效果。一项短期小样本研究发现，西酞普兰（citalopram）对于改善抑郁症状具有显著作用。从心脏角度而言，SSRIs 类抗抑郁药物在缓解抑郁症状是安全、有效的。与三环类抗抑郁药物相比，SSRIs 类药物对心脏传导系统和心率的影响均较小。

据报道，冠心病患者有 20%～45%被诊断为患有抑郁症，20%～55%焦虑评分显著增高，冠状动脉旁路移植术后的焦虑和抑郁的比例亦在 20%～55%，焦虑和（或）抑郁对于术后患者的长期恢复带来负性影响。术后抑郁使得 6 个月和 5 年 CABG 术后致残率升高。术前抑郁是术后 30d 病死率增加的独立、显著预测因子。抑郁患者术后 6 个月的功能恢复和生活健康状态更差。抑郁与术后病死率和致残率上升密切相关。CABG 患者的年龄与 10 年前相比明显增加，2004 年德国 CABG 手术患者中，超过 70 岁的人数占 42.8%，而 1994 年超过 70 岁人数仅占 24.9%。而抑郁对老年人的影响高于任何其他年龄段。

Andrea 等同时观察了焦虑和抑郁对于冠心病和冠状动脉旁路移植术后的长期影响，他们对 180 例手术患者进行了为期 4 年的追踪随访，对这些患者的焦虑、抑郁等因素进行了评估。研究发现，术前焦虑评分高的患者术后病死率和再住院率均高。虽然焦虑和抑郁与冠心病密切相关，但是在该项研究中，只有焦虑特质与病死率和心血管病致残率上升相关，是出院后心血管事件和 4 年病死率的独立预测因子，焦虑特质评分高的患者术后因心律失常、心力衰竭或心肌梗死的再住院率亦升高。因此，Andrea 等认为，对手术患者定期评估焦虑状态，有助于预测术后病死率和术后心血管疾病的致残率。

2003 年 Blumenthal 等在"Lancet"杂志发表文章指出，抑郁是冠状动脉旁路移植术后病死率增高的一项危险因子。他们追踪观察了 817 例 CABG 患者，在历时 12 年的随访中，平均随访 5.2 年时病死率为 15%；38%的患者符合抑郁诊断标准，26%为轻度抑郁，12%为中至重度抑郁，抑郁患者的病死率远远高于没有抑郁的患者。Connerney 等的一项前瞻性研究发现，20%的冠状动脉旁路移植术后患者患有重度抑郁，在随访的第 12 个月，抑郁患者和非抑郁患者相比，再次出现心脏事件（包括心绞痛、心力衰竭、心肌梗死、心搏骤停、支架置入术、再次冠状动脉旁路移植术、心源性死亡）的发生率分别为 27%和 10%，两者比较差异显著。因此，冠状动脉旁路移植术后抑郁患者伴随着心脏事件的高发。

Jens-Holger 等观察了冠状动脉旁路移植术前后患者的焦虑和抑郁状况，结果显示术前 25.8%的患者存在抑郁，术后降为 17.5%；术前 34.0%的患者表现为焦虑，术后为 24.7%。提示年龄与焦虑/抑郁存在负性关联，即年龄越轻，焦虑/抑郁程度越重；年龄越轻，术后焦虑/抑郁症状缓解的程度越大；年轻患者术前焦虑程度高于年老患者，术后年轻患者的症状迅速缓解，而年老患者几乎没有变化。根据上述观察结果，作者建议术前可以短期给予抗焦虑药物，同时建立良好的医患交流模式均有助于减轻术后的焦虑程度。另一方面，对于术后维持一个良好长期预后，抑郁治疗尤为重要，最佳的抑郁治疗方法是抗抑郁药物和心理治疗相结合。

冠状动脉旁路移植术后出现抑郁、焦虑是否存在性别差异，研究结论也不尽一致。Lindquist 观察了 405 例男性和 269 例女性 CABG 术后生物行为，结果显示 CABG 术后 6 周（平均 81d），男女患者的焦虑、抑郁症状均有缓解；6 个月后（平均 294d）男女患者的躯体、社会功能均明显改善，虽然在每一个时间观察点，男女患者的得分相似，但是女性得分均低于男性；1 年后，女性表现抑郁症状的评分高于男性。因此，作者认为男女患者在术后均有躯体、社会、情绪功能的改善，恢复时间相近，但是术后 1 年的女性健康相关的生活治疗得分低于男性。对一项女性 CABG 患者的研究亦发现，年龄越轻，术前并发症越多，既往有抑郁病史的女性，出现术后抑郁的风险越高。Mitchell 观察了冠状动脉旁路移植术后抑郁的性别差异，与男性相比，女性术前更容易表现出抑郁症状，但是术后女性抑郁迅速改善，男女抑郁的比例相近。

第二节　术后焦虑、抑郁的发病机制

有学者深入研究了抑郁影响 CABG 术后患者的分子机制，Lynn 发现抑郁患者体内的免疫系统功能低下，特别是自然杀伤细胞的活性数目均低于非抑郁患者，故抑郁患者的手术伤口外的感染包括肺炎、上呼吸道感染机会增加。

有学者分析了术后抑郁与 5-羟色胺相关基因（serotonin-transporter-linked promoter region，5-HTTLPR；monoamine oxidase a variable number of tandem repeat located upstream，MAOA-uVNTR）多态性之间的联系，发现 5-HTTLPR 的 L 等位基因比 S/S 更常出现于抑郁患者中，携带此基因型的患者术后更常出现负性心脏事件和抑郁症状。

Gregory 观察了 1319 例 CABG 术后患者，通过再次造影，发现抑郁患者在术后 4～5 年，移植血管发生动脉硬化、管腔狭窄的风险高。高剂量洛伐他汀（lovastatin）的使用，可积极降低血脂治疗，有助于减少这种风险。抑郁伴随着移植血管本身病变是抑郁患者术后不良结局的原因之一，他汀类药物（statin），特别是洛伐他汀能拮抗抑郁的病理改变，缓解动脉硬化，改善术后患者的预后。因此，术后抑郁患者的他汀类药物强化应用值得深入探究。作者认为，鉴于抑郁症状是移植物病变的重要风险因素，抑郁测量简单可行，因此，对抑郁的监测有助于对 CABG 术后移植物病变的风险分层，对于高风险的术后抑郁患者应给予高剂量的他汀类药物。虽然 SSRI 和其他抗抑郁药物能缓解抑郁情绪，但是就动脉硬化本身而言，强化降脂有助于减少抑郁伴随的血管病变风险。

第三节　常用的焦虑、抑郁评估量表

1. 2 问题问卷（2Q-questioniare）　该问卷简单、易行、实用，仅仅包含两个问题，即在过去的 1 个月，您曾否经常被以下事情烦扰：①几乎没有兴趣去做事（回答：是或否）。②感觉情绪低落、抑郁或者绝望（回答：是或否）。该问卷的敏感性为 86%，特异性为 75%。

2. 贝克抑郁量表（beck depression inventory，BDI）　该量表把抑郁分为 3 个维度：①消极态度或自杀，即悲观和无助等消极情感。②躯体症状，即表现为易疲劳、睡眠不好等。③操作困难，即感到工作比以前困难。量表适用于成年人，包括 21 个项目，每 1 个项目筛查 1 个抑郁表现，21 个类别分别是心情；悲观；失败感；不满；罪感；惩罚感；自厌；自责；自杀倾向；痛苦；易激动；社会退缩；犹豫不决；形象歪曲；活动受抑制；睡眠障碍；疲劳；食欲下降；体重减轻；有关躯体的健康观念；性欲减退。对每个类别的描述分为 4 级，按其所显示的症状严重程度排列，从无到极重，级别分为 0～3 分，BDI 总分 60 分。≤4 分为无抑郁，5～13 分为轻度；14～20 分为中度；≥21 分以上为重度，提示患者有明显临床抑郁表现。

3. 状态-特质焦虑量表（the spielberger state-trait anxiety inventory state and trait，STAI-S and STAI-T）　该量表由 Charles Spielberger 等编制，把焦虑分为

焦虑状态（state anxiety）和特质焦虑（trait anxiety）。前者（STAI-S）测量由应激事件引起的一过性焦虑情绪状态，如心脏手术引起的术前术后焦虑。STAI-T反映了相对持久的个人焦虑倾向和人格特质。第 1～20 项为状态焦虑量表（STAI-S），其中一半为描述负性情绪的条目，另一半为正性情绪条目。主要用于评定即刻的或最近某一特定时间或情景的恐惧、紧张、忧虑和神经质的体验或感受，可用来评价应激情况下的状态焦虑。第 21～40 题为特质焦虑量表（STAI-T），用于评定人们经常的情绪体验，其中有 11 项为描述负性情绪条目，9 项为正性情绪条目。STAI 每 1 项进行 1～4 级评分，由受试者根据自己的体验选择最合适的分值。

4. 医院焦虑抑郁量表（hospital anxiety and depression scale，HAD） 该量表由 Zigmond 和 Snaith 提出，为住院患者所设计，可供内科门诊筛查焦虑和抑郁的简易自评量表。包含 14 个项目、7 个测量焦虑、7 个测量抑郁，检查的症状为最近 7d 出现的改变。每 1 个项目有 4 个选项，按 0～3 分 4 级记分。各研究中所采用的 I 临界值不尽相同。按原作者的标准，焦虑与抑郁 2 个分量表的分值划分：0～7 分属无症状；8～10 分属症状可疑；11～21 分属肯定存在症状。1988 年 Barczak 用 8 分作为临界值，用 DSM-Ⅲ诊断作为金标准，发现其对抑郁和焦虑的灵敏度分别为 82% 和 70%，特异性各为 94% 和 68%。但 1994 年 Silverstone 发现，采用 8 分作为临界值，HAD 预测 DSM-Ⅲ-R 抑郁症的灵敏度尚能令人满意（在综合医院和精神科中分别为 100% 和 80%），但其特异性却只有 17% 或 29%。

5. 流调中心用抑郁量表（center for epidemiological studies-depression，CES-D） 该量表由 Radloff 通过对大量临床文献及已有量表做因子分析后提出，条目反映抑郁状态的 6 个侧面：抑郁心情、罪恶感和无价值感、无助与无望感、精神运动性迟滞、食欲丧失、睡眠障碍。CES-D 共有 20 个条目，代表抑郁症状的主要方面。特别为评价当前抑郁症状的频度而设计，着重于抑郁情感或心境。

6. 汉密尔顿抑郁量表（hamilton depression scale，HAMD） 该量表由 Hamilton 于 1960 年编制，是临床上评定抑郁状态时应用得最为普遍的量表。本量表有 17 项、21 项和 24 项等 3 种版本。HAMD 大部分项目采用 0～4 分的 5 级评分法。各级标准：0 分为无；1 分为轻度；2 分为中度；3 分为重度；4 分为极重度。少数项目采用 0～2 分的 3 级评分法，分级标准：0 分为无；1 分为轻～中度；2 分为重度。按照 Davis 的划界分：总分超过 35 分，可能为严重抑郁；超过 20 分，可能是轻或中度抑郁；如<8 分，患者无抑郁症状。一般的划界分，HAMD 的 17 项分别为 24 分、17 分和 7 分。HAMD 评定方法简便、

标准明确、便于掌握，可用于抑郁症、躁郁症、神经症等多种疾病的抑郁症状评定，尤其适用于抑郁症。然而本量表对于抑郁症与焦虑症，却不能较好地进行鉴别，因为两者的总分都有类似的增高。

7. 患者健康状况问卷-9（patient health questionnaire depression module, PHQ-9） PHQ-9 是哥伦比亚大学 Robert Spitzer 教授于 20 世纪 90 年代中期发展出的精神障碍初级保健评估（primary care evaluation of mental disorders, PRIME-MD），是一个简明、自我评定的工具。经反复实践与应用，现已被翻译成好几种语言，广泛应用于初级卫生保健研究与实践，作为抑郁症的一种筛查工具。PHQ-9 是基于美国精神障碍与统计手册第 4 版（DSM-Ⅳ）而制订的，问卷的 9 个条目是由 DSM-Ⅳ关于重症抑郁症症状学诊断标准的 9 个抑郁症状组成：①愉快感丧失；②心情低落；③睡眠障碍；④精力缺乏；⑤饮食障碍；⑥自我评价低；⑦集中注意力困难；⑧动作迟缓；⑨消极观念。评分采用 0～3 分 4 级评分法，总分 27 分，PHQ-9≥15 分为阳性。

8. 定步调连续加法任务测验（paced auditory serial addition task，PASAT）亦称步进式听觉累加实验，能准确评估围术期的神经心理障碍需要耗费相当的时间，并且需要有经验的专业心理测量专家。该评量结果还经常受到麻醉、术后疼痛或术后药物使用的影响。该检验方法简单易行，快速准确地完成测量，而又不引起患者检查疲劳，非专业心理测量师如心外科医生经过简单学习培训也能够完成检验。PASAT 能够评估注意力、关注力、信息处理速度和工作记忆力。PASAT 的操作方法：被测试者听一段录音，录音中每隔 3s 出现 1 个简单数字，要求被测试者迅速将后 1 个数字与前面的数字累加，测验得分为正确累加的数值。录音中出现的数字总共为 60，故总的测量时间仅仅持续 2min，不致引起被测试者的疲劳，被测试者也不可能对测验进行学习。

综上所述，冠状动脉旁路移植术的患者多为老年人，术后常出现认知、心理障碍，PASAT 作为一种简单可行的测量工具，能够在很短的时间内（2min）完成神经心理的评估，不致引起患者疲劳，具有较高的准确性、灵敏性和特异性。

第四节 诊断和鉴别诊断

住院早期心肌梗死患者大部分会表现出轻至中度的广泛性焦虑或神经症，较少见的是，焦虑仅仅是反映其他原发性疾病如抑郁、谵妄等。疼痛可能是焦虑的一个重要来源。心肌梗死患者还可能出现预期性焦虑和惊恐行为。

冠状动脉旁路移植术后很多患者中出现脑病（post-coronary artery bypass

grafting encephalopathy，CABGE），CABGE 和术后焦虑的临床表现有重叠，必须加以区分。脑病的出现是因为术后使用心-肺机（heart-lung machine），被称作"泵"，泵的作用在于氧化血液，输送血流至脑。由于泵的使用，一些患者可能出现脑病，表现与焦虑类似，鉴别脑病和焦虑尤为重要，如果是焦虑，苯二氮䓬类抗焦虑药物或抗抑郁的复合药物有效，但如果是 CABGE，使用上述药物则会加重病情。认知行为的评估（cognitive-behavioral assessment）有助于鉴别两者，涉及的量表包括焦虑障碍访谈提纲（the anxiety disorders interview schedule for DSM-Ⅳ，ADIS-Ⅳ）、焦虑障碍访谈修正版（anxiety disorder interview schedule revised，ADIS-R）、状态-特质焦虑问卷（state-trait anxiety inventory，STAI）和韦氏智力量表（wechsler intelligence scales），其中 ADIS-Ⅳ是一种结构性访谈，可以评估焦虑和情绪障碍，也可以判断共患疾病如抑郁症等，有助于临床医生对焦虑症和其他疾病作出鉴别诊断，ADIS-Ⅳ也可以评估症状的严重程度，也是治疗惊恐障碍常用的量表。状态-特质焦虑问卷有助于发现长期的焦虑人格。韦氏成人智力量表是一系列量表组合，评估智能的不同方面，有着良好的心理测量属性。Frank 报道了 CABG 术后 1 例，临床疑似脑病，表现为认知障碍，经过上述量表测量，最后判断为 CABG 继发广泛焦虑障碍，伴随强迫性人格特征。认知行为疗法既有助于鉴别诊断，也能有效地缓解症状，因为如果是焦虑障碍，通过认知改变和放松能够使得症状明显减轻，但如果是脑病则无效。

第五节　术后抑郁的治疗方法

（一）合并有心血管疾病的抗抑郁药物

　　精神科医生建议内科医生积极治疗抑郁有助于改善冠心病及 CABG 术后患者的长期预后。缓解抑郁的序列治疗选择研究（sequenced treatment alternative to relieve depression，STARD）是 1 项包含了 4041 例患者在内的大规模研究，评估了抗抑郁药物对有 3 种共患病和 1 种精神疾病的患者的疗效。研究发现，在使用选择性 5-羟色胺再摄取抑制剂（selective serotonin reuptake inhibitor，SSRI）单药治疗 8 周后缓解率接近 47%；对西酞普兰（citalopram）反应不佳的患者换用文拉发辛（venlafaxine）或安非他酮 SR（bupropion sustained release）、舍曲林（sertraline）的反应率为 25%；对 SSRI 单药治疗无反应的成人患者，同时合用了安非他酮 SR，有着良好的耐受率和缓解率。这项研究提示，抑郁的治疗相当复杂，在获得完全缓解之前需要密切监测，推荐内科医生在起始治疗时首先选用 SSRI 类抗抑郁药物，当对疗效不满意时，可以单药增加剂量至患者能耐受的最大剂量，如果最大剂量维持 2～4 周疗效仍不满意或患者不能耐受时，可以换用同一类别的另外一种药物或选用不同机制的其他类药物，如果疗效仍不显著，医生可以合用机制不同的两种药品（表 6-1）。

表 6-1 合并有心血管疾病的抗抑郁药物推荐表

化学名称	商品名称	起始剂量（mg/d）	治疗剂量（mg/d）
舍曲林（sertraline）	左洛复（zoloft）	25～50	50～200
帕罗西丁（paroxetine）	帕西诺（paxil）	10～20	10～40
氟罗西丁（fluoxetine）	百忧解（prozac）	10～20	10～40
氟伏沙明（fluvoxamine）	兰释（luvox）	25～50	50～200
西普酞兰（citalopram）	喜普妙（celexa）	10～20	20～40
米他扎平（mirtazapine）	瑞美隆（remeron）	7.5～15	15～45
文拉法辛（venlafaxine）	怡诺思（effexor）	37.5～75	75～375
安非他酮（bupropion）	盐酸安非他（wellbutrin）	150～450	50～150
度洛西丁（duloxetine）	欣百达（cymbalta）	15～30	30～60
艾司西普酞兰（escitalopram）	来士普（lexapro）	10	10～30

（二）一线推荐用药

鉴于 SSRI 类药物的安全性较高，故 SSRI 是 CAD 合并有抑郁症患者的首选药物。这一类的药物包括氟罗西丁（百忧解）、舍曲林（左乐复）、帕罗西丁、氟伏沙明（兰释）、西普酞兰（喜普妙）、艾司西普酞兰。SSRI 类药物偶有致心律失常、心房颤动、心房扑动、室上性心动过速的报道。研究发现，对于合并有重度抑郁障碍（major depression disorder, MDD）的冠心病患者，舍曲林（50～200mg）治疗 24 周后无心脏射血分数和心电图 OT 改变。因此，舍曲林对于冠心病患者是安全的。另一项研究发现，心肌梗死患者合并轻度抑郁使用氟罗西丁是安全有效的。Lesperance 等比较了冠心病患者抗抑郁药物治疗与心理治疗之间的缓解率，西普酞兰明显优于安慰剂，心理治疗没有优于临床药物治疗。

冠心病患者的心脏常用药物包括β受体阻滞药、钙离子拮抗药、地高辛、华法林等，SSRI 类药物与这些药物有着相互作用，如氟罗西丁和帕罗西丁可抑制细胞色素 450 系统，增加β受体阻滞药和Ⅰc 类抗心律失常类药物如恩卡尼、普罗帕酮、氟卡尼的浓度。SSRI 类药物有着较高的蛋白结合率，唯一能够与地高辛存在药物相互作用的 SSRI 类药物是帕罗西丁，可以令地高辛浓度曲线下面积增加 18%，另外，氟罗西丁和华法林合并用药时，能够增加华法林的药效。

因此，舍曲林和西普酞兰是冠心病合并抑郁症的 SSRI 类一线药物。

（三）CAD 合并抑郁的相对安全抗抑郁药物

文拉法辛具有较少的抗胆碱能效应，而且患者对文拉法辛的耐受性也很高，它对心脏传导系统没有显著影响，但在较高剂量使用时可升高血压。在密切监测血压的前提下，文拉法辛的使用是安全的。

米他扎平是突触前 α_2 受体拮抗药，除了在大剂量使用时出现直立性低血压之外，没有明显的心血管效应，CAD 患者服用较为安全。米他扎平可以引起镇静、体重增加。

安非他酮、度罗西丁在监测血压的情况下可以试用。

（四）CAD 患者慎用的抗抑郁药物

三环类抗抑郁药物因其具有心脏毒性，故限制了其在心脏病患者中的应用，这类药物同时具有抗胆碱、抗肾上腺素、抗组胺效应，可引起各种心律失常包括窦性心动过缓、室上性心动过速、室性心动过速，PR、QRS、QT 间期延长及一至三度房室传导阻滞，在过量使用时可致死。司来吉林（selegiline）是一种新的剂型，最近被 FDA 批准应用于重度抑郁障碍的治疗，司来吉林经皮给药系统（selegiline transdermal system，STS）具有稳定血浆药物浓度，增加脑中血药浓度，减少代谢物产生，能够选择性地抑制中枢系统的单胺氧化酶 A、B，对胃肠道和肝系统的单胺氧化酶系统作用微弱。

（五）CAD 患者禁用的抗抑郁药物

MAOI（MAO inhibitors）是最老的一类抗抑郁和焦虑药物，这类药物与其他药物有复杂的相互作用，可能导致致命性肾上腺素能危象或直立性低血压，这些不良反应在心血管病患者服用利尿剂或其他降压药时尤为突出，故而逐渐退出临床应用。

（六）行为干预

尽管对冠心病患者的行为治疗研究没有得到支持性数据，但是行为治疗能够显著减少心血管疾病的风险。Blumenthal 等前瞻性观察了心肌梗死后的运动锻炼对病死率和非致死性再梗死的影响，发现规律运动的患者与没有规律运动的患者相比，心脏事件的再发减少了近 50%，因此，对于抑郁和缺乏社会支持的 CAD 患者，锻炼运动对于减少病死率和梗死再发具有重要价值。

第六节　抗焦虑药物

治疗焦虑的药物包括镇静性安眠药、抗抑郁药物、β受体阻滞药、自主神经镇静药物等。

镇静性安眠药包括苯二氮䓬、巴比妥和安宁片（meprobamate）。苯二氮䓬要优于其他药物，适合治疗非器质性神经性焦虑状态，同时过度镇静、精神运动性障碍、药物毒性作用及与心脏治疗药物的相互作用都比较少。另外，苯二氮䓬的心脏毒性作用很少甚至几乎没有，有助于增加冠状动脉血流。苯二氮䓬对广泛性焦虑有效，是预期性焦虑和惊恐行为（phobic behavior）有效的联合应用药物，但是对惊恐发作（panic attacks）无效，对抑郁性疾病、非器质性精神疾病和谵妄状态不利。选择恰当的苯二氮䓬药物应基于其代谢和药物动力学的差别，见表6-2。地西泮、氯氮䓬和二甲氯氮䓬及其代谢产物半衰期长，可以睡前服用，药物负荷剂量后单剂量维持。静脉注射时可以很快达到药物高峰。肌内注射药物吸收很少，不予推荐。

表 6-2　治疗焦虑的药物推荐表

化学名	商品名	常规每天口服剂量（mg）
氯氮䓬（chlordiazepoxide）	利眠灵（librium）	15～100
地西泮（diazepam）	安定（valium）	6～40
二甲氯氮䓬（chlorazepate）	氯䓬酸钾（tranxene）	15～60
奥沙西泮（oxazepam）	舒宁（serax）	30～120
劳拉西泮（lorazepam）	氯羟安定（ativan）	1～4

奥沙西泮和劳拉西泮相类似，比地西泮或氯氮䓬达峰速度缓慢，但是没有累积效应，因而对于老年人或者肝脏损害的患者较为安全。

数项研究得出以下观点，尽管没有显著差异，但是安慰组患者与苯二氮䓬服用组患者相比死于再梗死或病死率更高；没有观察到苯二氮䓬有严重的不良反应，最常见的不良反应是过度镇静；服用苯二氮䓬还有显著的镇痛作用；心肌梗死数小时内静脉使用地西泮负荷剂量后能显著减少焦虑、减少止痛药物的使用而且没有观察到恶性心律失常；长期给予苯二氮䓬药物可能导致渐进性智力下降和人格改变，但这些变化是可逆的；突然停药可导致戒断效应；这些药物可能增强中枢抑制药物的毒性；静脉给予地西泮可能抑制呼吸。

自主神经镇静药物包括抗组胺药物、精神镇静药物、精神安定剂、三环类抗抑郁药。抗组胺药物如羟嗪、异丙嗪、苯海拉明偶尔用于广泛性焦虑，但是疗效并不肯定。这类药物的不良反应较少见，包括迟发型运动障碍。精神安定剂（吩噻嗪类、硫杂蒽类、丁酰苯类）小剂量的情况下可用于广泛性焦虑，精神安定剂没有抗胆碱能或低血压的不良反应，镇静作用快速、给药方式多样，故而可用于对苯二氮䓬无反应的严重焦虑状态或精神状态异常的患者。精神安定剂的不良反应包括体位性低血压、心电图改变、传导系统障碍及心律失常或者猝死，呱啶（硫利达嗪）、脂肪族类（氯丙嗪）和吩噻嗪类是不良反应最大的药物；哌嗪和氟哌啶醇是不良反应最小的药物。精神安定剂与心脏药物有着复杂的相互作用。

三环、四环抗抑郁药物和 MAOI 是以抑郁为原发疾病的非精神病性焦虑或显著的惊恐发作出现时选择药物。MAOI 禁用于心肌梗死后患者，因它与食物及多种药物存在复杂相互作用。

β受体阻滞药如普萘洛尔治疗广泛性焦虑有效。这类药物主要的适应证是特定环境下的焦虑状态，即患者在焦虑发作时有躯体性症状而不是认知方面的障碍。

（李晓晴）

参 考 文 献

[1] Blumenthal JA, Lett HS, Babyak MA, et al. NORG Investigators.Depression as a risk factor for mortality after coronary artery bypass surgery. Lancet, 2003, 362 (9384): 604-609.

[2] Connerney I, Shapiro PA, McLaughlin JS, et al. Relation between depression after coronary artery bypass surgery and 12-month outcome：a prospective study. Lancet, 2001, 358 (9295): 1766-1771.

[3] Lindquist R, Dupuis G, Terrin ML, et al. POST CABG Biobehavioral Study Investigators. Comparison of health-related quality-of-life outcomes of men and women after coronary artery bypass surgery through 1 year：findings from the POST CABG Biobehavioral Study. Am Heart J, 2003, 146 (6): 1038-1044.

[4] James A, Phili Ps-Bute B, Mathew JP, et al. Relationship of genetic variability and depressive symptoms to adverse events after coronary artery bypass graft surgery. Psychosom Med, 2008, 70 (9): 953-959.

第七章 术后神经系统并发症的影像学诊断

功能 MRI（function MRI，f-MRI）包括弥散加权磁共振成像（diffusion-weighted magnetic resonance imaging，DWI）和灌注加权磁共振成像（perfusion-weighted magnetic resonance imaging，PWI），是近年发展起来的新型磁共振成像技术，能够在缺血发生后早期甚至超早期精确地检测出病灶的部位、范围和体积，并且能够提供脑组织是否存活的证据，为神经科医生研究急性缺血性卒中早期的病理生理变化及药物疗效的判断提供了一种非创伤性的手段。

PWI 是反映组织的血管分布、血流灌注情况的无创性影像检查方法，应用造影剂团注、动脉血自旋标记等技术，定量或半定量分析毛细血管水平的血流灌注情况，评估局部的组织活力及功能，反映生理与病理情况下组织的血流动力学改变，早期发现病变并有助于鉴别诊断。在临床上目前应用最多的是急性或超急性脑缺血疾病的早期诊断，尤其是梗死区周围半暗带的研究，可以有效反映灌注不足、侧支循环、再灌注及过度灌注等情况。

DWI 是与灌注成像相对应的另一种无创伤性观察体内微循环过程的影像学检查方法，反映的是水分子的弥散运动或称布朗运动的状况，通过测量分子弥散能够得到某些组织的特性和功能参数。弥散成像主要反映的是细胞外水分子的运动情况，在病理状态下，局部组织中细胞外水分子的分布状态发生改变，弥散强度也发生改变。应用弥散加权成像可最大程度地反映水分子弥散程度的改变，有助于深入了解人体组织功能状态，主要用于血管性病变，如脑梗死、心肌梗死的早期诊断与发现，也有利于肿瘤的早期诊断、鉴别诊断及预后判断。

由于 PWI 在脑梗死发生的即刻就能发现梗死区的低灌注状态，DWI 在缺血30min就能显示确切的信号改变，所以PWI和DWI的联合应用，可从多方面提供超急性脑梗死的病理生理信息。

一般来讲，CT检查在缺血24h后才能显示脑实质的密度变化，常规MRI在缺血5～6h开始出现异常改变，而DWI在梗死30min就能显示缺血区的确切部位及大致范围。因此，在超急性脑梗死，病灶的确认DWI明显优于头颅CT及常规MRI。Parsons等报道了30例1.6～6h超急性脑梗死的DWI及PWI检查情况，结果显示所有患者DWI及PWI均能显示确切的梗死区病灶，其特异性及敏感性均为100%。Karonen等报道了46例急性卒中患者急性发作24h内、第2天和1周后的DWI及PWI检查情况，结果显示最初的低灌注面积与最终的梗死范围显著相关，最初的灌注-弥散不匹配与梗死的进展显著相关，因此，DWI及PWI不仅具有诊断急性期脑梗死的能力，而且还能预测1周内梗死的进展情况。

DWI在发现脑缺血早期征象上较CT和传统的MRI更为敏感，并在约95%的急性脑卒中患者症状出现后几小时内就可以显示出缺血区域。另一方面，PWI则是应用造影剂团注首过法产生信号强度的时间依次性改变，来反映脑组织血流改变。然而PWI不能提供脑血流完整的评估，但可以反映出较对侧相对应区域相对局灶性血流灌注不足的区域。虽然如此，所检测到的与局灶神经功能缺损相关联的灌注缺损区域，在某些病例是可逆的。因此，有些患者表现为弥散-灌注不匹配，表明存在可挽救的脑组织。所以PWI和DWI联合应用所提供的信息对治疗也有价值。

DWI及PWI核磁技术在CABG术后神经系统并发症研究中的应用特别引起许多学者的兴趣，因为脑缺血被认为是术后谵妄和持续性认知功能改变的病理生理学机制之一。在老年患者，MRI检查发现小的脑梗死灶是很常见的，但MRI检查结果与CABG后神经系统损害是否有关系呢？Goto等对此作了相关研究，结果显示CABG术后神经心理损害的发病率及卒中发病率在对照组即MRI显示正常或是脑白质缺血组（212例）、散在小梗死组（126例）和多发梗死组（83例）分别为7%、1.4%；13%、5.6%；20%、8.4%。在多发梗死组中，59%的患者无症状，25%的患者出现认知功能的下降。所得结论是MRI显示多发梗死显著增加，CABG术后神经系统损害包括认知功能障碍的危险性，因此，在老年患者常规术前MRI检查和认知功能检查能发现潜在的缺血性脑改变，并对临床治疗起到一定的指导作用。

此外，弥散异常几乎表现在所有术后脑卒中的患者，甚至出现在一些表现为术后谵妄患者。有一些研究者应用传统的MRI成像发现，在CABG术后无明显神经功能缺损的患者出现新发的局灶性脑组织异常，但是这种改变的病理生理学基础及其临床意义依然只是推测性的。目前，对手术后无神经系统症状或是发展为术后认知功能下降的患者是否存在局灶性 PWI 或 DWI 异常还不清楚。

　　近年来应用先进的功能 MRI（PWI、DWI）技术在冠状动脉旁路移植术前后监测患者脑组织功能和结构变化，不仅能够诊断新发的脑卒中，而且能够发现亚临床的脑功能改变，并且将动脉内溶栓治疗技术引进到心脏手术后合并急性缺血性脑卒中的治疗中。

（李　琴）

参 考 文 献

[1] 王建利，谢敬霞.MR 灌注及扩散成像在脑血流动力学与急性脑缺血病理生理研究中的应用. 中华放射学杂志, 1998, 32: 370-374.

[2] 钟士江，谢鹏，罗天友. 功能磁共振成像在超急性脑梗死中的应用. 中华老年心脑血管病杂志, 2003, 5: 65-67.

[3] Baird AE, Warach S. Magnetic resonance imaging of acute stroke. J Cereb Blood Flow Metab, 1998, 18: 593-609.

[4] Parsons MW, Qing R, Barker PA, et al . Perfusion magnetic resonance imaging maps in hyperacute stroke. Stroke, 2001, 32: 1581-1587.

[5] Karonen JO, Ostergaard L, Vainio P, et al. Diffusion and perfusion MR imaging in acute ischemic stroke: a comparison to SPECT. Comput Methods Programs Biomed, 2001, 66 (1): 125-128.

[6] Oppenheim C, Stanescu R, Dormont D, et al. False-negative diffusion-weighted MR findings in acute ischemic stroke. Am J Neuroradiol, 2000, 21: 1434-1440.

[7] Lutsep HL, Albers GW, DeCrespigny A, et al. Clinical utility of diffusion-weighted magnetic resonance imaging in the assessment of ischemic stroke. Ann Neurol, 1997, 41: 574-580.

[8] Wityk RJ, Beauchamp NJ. Diagnostic evaluation of stroke. Neurol Clin North Am, 2000, 19: 357-377.

[9] Fisher M, Prichard JW, Warach S. New magnetic resonance techniques for acute ischemic stroke. JAMA, 1995, 274: 908-911.

[10] Kidwell CS, Alger JR, Di Salle F, et al. Diffusion MRI in patients with transient ischemic attacks. Stroke, 1999, 30: 1174-1180.

[11] Sunshine JL, Tarr RW, Lanzieri ZF, et al. Hyperacute stroke: Ultrafast MR imaging to tri-

age patients prior to therapy. Radiology, 1999, 212: 325-332.

[12] Hillis AE, Wityk RJ, Tuffiash E, et al. Hypoperfusion of Wernicke's area predicts severity of semantic deficit in acute stroke. Ann Neurol, 2001, 50: 561-566.

[13] Selnes OA, Goldsborough MA, Borowicz LM, et al. Neurobehavioural sequelae of cardio-pulmonary bypass. Lancet, 1999, 353: 1601-1606.

[14] Albers GW. Expanding the window for thrombolytic therapy in acute stroke: the potential role of acute MRI for patient selection. Stroke, 1999, 30: 2230-2237.

[15] Goto T, Baba T, Honma K, et al. Magnetic resonance imaging findings and postoperative neurologic dysfunction in elderly patients undergoing coronary artery bypass grafting. Ann Thorac Surg, 2001, 72 (1): 137-142.

[16] Wityk RJ, Goldsborough MA, Hillis A, et al. Diffusion-and perfusion-weighted brain magnetic resonance imaging in patients with neurologic complications after cardiac surgery. Arch Neurol, 2001, 58: 571-576.

[17] Vanninen R, Aikia M, Kononen M, et al. Subclinical cerebral complications after coronary artery bypass grafting: prospective analysis with magnetic resonance imaging, quantitative electroencephalography, and neuropsychological assessment. Arch Neurol, 1998, 55: 618-627.

[18] Restrepo L, Wityk RJ, Grega MA, et al. Diffusion-and perfusion-Weighted Magnetic Resonance Imaging of the Brain Before and After Coronary Artery Bypass Grafting Surgery. Stroke, 2002, 33: 2909.

[19] 王素香, 王拥军, 朱明旺, 等. 灌注及弥散磁共振成像在急性缺血性脑卒中的应用. 中华神经科杂志, 2003, 36 (2): 129-132.

[20] Bendszus M, Reents W, Franke D, et al. Brain damage after coronary artery bypass grafting. Arch Neurol, 2002, 59: 1090-1095.

[21] 毕齐, 张茜. 灌注-弥散核磁共振在急性脑血管病中的应用. 现代神经病学进展. 北京: 科学技术出版社, 2000: 18.

[22] Moazami N, Nicholas NG, McCarthy PM, et al Safety and efficacy of intraarterial thrombolysis for perioperative stroke after cardiac operation. Ann Thorac Surg, 2001, 72 (6): 1933-1937.

第八章 术后神经系统并发症的预防

第一节 危险因素的评估与预防

约 75% 的脑卒中发生在 90% 存在低至中度水平危险因素的患者，提示多数脑卒中是可以预防的，加强术前检查和调整手术操作过程可降低术后脑卒中发生的危险性。

首先，确定患者手术前的危险因素包括年龄、糖尿病、高血压、慢性肾功能不全、外周血管疾病、卒中史、高度颈动脉狭窄等是很重要的。引起 CABG 后脑卒中的最重要的原因是脑栓塞，而导致脑栓塞的栓子主要来源于升主动脉、主动脉弓及颈动脉等大动脉粥样斑块脱落。因此，术前行升主动脉影像学检查及颈动脉疾病评测可以发现这类患者，并指导选择适合的外科手术。Gaspar 等报道，术前主动脉超声（epiaortic ultrasound，EAS）联合经食管超声（transesophageal echocardiography，TEE）检查升主动脉、主动脉弓动脉粥样硬化性改变，根据检查结果调整手术操作技术，能显著降低术后卒中的发病率、住院病死率和发病率，也比欧洲评分及 Parsonet 评分预测的要低。

Uehara T 等在一个前瞻性研究中对预期行 CABG 的患者行 MRA 检查评价了脑血管狭窄程度，确定了颅外血管及颅内血管狭窄性病变的患病率，并对这类患者术前危险因素进行鉴定，结果显示颅外段颈动脉狭窄超过 50% 者占 16.6%，颅内血管狭窄超过 50% 者占 21.2%。通过多元回归分析鉴定出颅外血管狭窄病变的危险因素包括外周血管疾病和基底节区腔隙性梗死，无显著差异的颅内血管狭窄病变的危险因素。提示 MRA 在鉴定这类患者的作用中是很有价值。推荐对此类患者术前行脑血管检查，尤其是合并有外周血管疾病和基底节区腔隙性梗死的患者。此外，Amory 等对 2575 例连续行 CABG 术的患者分析了术前使用 β 肾上腺素受体拮抗药对术后神经系统并发症的影响。其中 2296

例（89%）术前接受了药物治疗（药物组），279 例（11%）没有接受药物治疗（对照组）。结果显示药物组与对照组的神经系统并发症的发病率分别为 3.9% 和 8.2%；严重的神经系统并发症（脑卒中和昏迷）的发病率分别为 1.9% 和 4.3%。提示 β 肾上腺素受体拮抗剂对降低 CABG 术后神经系统并发症有一定意义，值得临床医师借鉴，但尚需前瞻性随机试验证实其在心脏手术中重要的潜在神经保护作用。

其次，手术操作过程中确定套管插入术的位置及危险性、避免反复钳夹主动脉、动脉粥样硬化严重的选择非接触性操作、减少心脏切开吸引术和纵隔脂肪的分离切割、可能的话选择 OPCAB 手术方法等操作技术的调整也能降低术后神经系统损害。

Sharony 等对照研究了 OPCAB 和 CABG 各 211 例合并有严重主动脉粥样硬化性疾病（severe atheromatous aortic disease，AAD）患者的术后发病率和病死率，结果显示 OPCAB 组和 CABG 组病死率分别为 3.8% 和 11.4%；没有并发症的患者 OPCAB 组和 CABG 组分别为 91.9% 和 78.7%。提示 OPCAB 可以降低合并有严重的主动脉硬化性疾病患者的术后病死和脑卒中发生的危险性，增加患者的中期生存率。Ricci 等报道 OPCAB 手术可降低老年人发生术后卒中危险性的 9%～10%。

随着接受心脏手术患者的年龄增长，手术前合并脑血管疾病、颈动脉疾病、主动脉粥样硬化性疾病的发病率也在增长。因此，对于这类高危亚人群，在手术过程中避免主动脉操作对于提高 CABG 手术的安全性显得尤为必要。Kim 等报道 OPCAB 完全避免主动脉操作可降低术前后卒中发病率。Lev Ran 等报道了 160 例连续行 OPCAB 术后的临床结果，发现 untouched 组比侧方钳夹组神经系统并发症发病率低（分别为 0% 和 5.3%）。Demaria 等前瞻性研究也确定了 OPCAB 可以降低 80 岁老年患者卒中的发病率。Us 等回顾性分析了单纯主动脉阻断组与部分主动脉阻断组的临床结果，发现尽管单纯主动脉阻断使阻断时间延长，但其神经系统并发症显著低于对照组。

Taggart 等观点认为，对于估计有或是已经确定有动脉粥样硬化的患者，减少卒中危险的唯一最重要方法是避免对主动脉的操作，而实现这一目的的最有效途径就是 OPCAB，并选择使用混合性动脉搭桥。动脉搭桥的使用有明显的增长趋势，并且大量证据显示使用双侧乳内动脉能提高患者的生存率。对于任何病例，为减少卒中危险，避免对主动脉操作并选择使用混合动脉搭桥比避免 CPB 更重要。

已知 CABG 术后并发脑卒中、认知功能下降与手术过程中脑微栓子形成有关，而 CPB 被认为是栓子的主要来源之一。但仅避免使用 CPB 不能完全最终改善认知功能。Scarborough 等报道与传统冠状动脉搭桥术使用人工缝合吻合术相比，OPCAB 联合使用非缝合近端吻合装置既安全又明显减少脑微血栓形成。

Brown 等报道超过 28% 的接收颈动脉内膜剥离术患者合并有严重的可重建冠状动脉疾病，而超过 22% 的接受 CABG 的患者合并有严重的颈动脉疾病，这类患者有很高的卒中和心肌梗死危险性。对于这类患者有 3 种手术方法选择：颈动脉内膜剥离术（carotid endarterectomy，CEA）后择期行 CABG、CABG 后择期行 CEA 或是两种术式同期进行，无论哪一种方法，均可降低术后卒中和心肌梗死的危险性。

冠状动脉疾病常常合并有脑血管疾病，CABG 联合颈动脉内膜剥离术可以降低卒中发生的危险性，但是这种方法仅仅是在合并有颅外血管病变时有效。Kihara 等报道分阶段行经皮腔内血管成形术和 CABG 术对伴有颅内脑血管疾病的患者有益，可减少 CPB 过程中卒中发生的危险性。

手术后房颤是引起术后脑卒中的重要原因之一。Lahtinen 等报道了 2 630 例连续行 CABG 手术的患者，术后 52 例（2.0%）并发脑卒中，其中有 19 例（36.5%）出现神经系统并发症之前发现合并有房颤，脑卒中在房颤后平均 21.3h 发生，因此，预防术后房颤及左心房血栓形成可显著降低术后发生卒中的危险性。

Sedrakyan 等通过对 3879 例连续行 CABG 手术的患者随机分组安慰剂对照研究，结果显示抑肽酶不仅可以减少手术中输液量，而且降低术后脑卒中的发病率（相对危险度为 0.53，95% 置信区间为 0.31～0.90），降低术后房颤的发病率（相对危险度为 0.90，95% 置信区间为 0.78～1.03）。

最后，将麻醉剂和镇静剂维持在最小剂量可以预防脑病的发生，但应排除感染性和代谢性原因。

（李 琴）

参 考 文 献

[1] Likosky DS, Leavitt BJ, Marrin CA, et al. Intra-and postoperative predictors of stroke after coronary artery bypass grafting. Ann Thorac Surg, 2003, 76 (2): 428-434.

[2] Gaspar M, Laufer G, Bonatti J, et al. Epiaortic ultrasound and intraoperative transesophageal ecocardiography for the thoracic aorta atherosclerosis assessment in patient undergoing CABG. Surgical technique modification to avoid cerebral stroke. Chirurgia, 2002, 97 (6): 529-535.

[3] Uehara T, Tabuchi M, Kozawa S, et al. MR angiographic evaluation of carotid and intracranial arteries in Japanese patients scheduled for coronary artery bypass grafting. Cerebrovasc Dis, 2001, 11 (4): 341-345.

[4] Amory DW, Grigore A, Amory JK, et al. Neuroprotection is associated with beta-adrenergic receptor antagonists during cardiac surgery: evidence from 2575 patients. J Cardiothorac Vasc Anesth, 2002, 16 (3): 270-277.

[5] Sharony R, Bizekis CS, Kanchuger M, et al. Off-pump coronary artery bypass grafting reduces mortality and stroke in patients with atheromatous aortas: a case control study. Circulation, 2003, 108 (1): 15-20.

[6] Ricci M, Karamanoukian HL, Abraham R, et al. Stroke in octogenarians undergoing coronary artery surgery with and without cardiopulmonary bypass. Ann Thorac Surg, 2000, 69: 1471-1475.

[7] Kim KB, Kang CH, Chang WI, et al. Off-pump coronary artery bypass with complete avoidance of aortic manipulation. Ann Thorac Surg, 2002, 74 (4): 1377-1382.

[8] Lev Ran O, Loberman D, Matsa M, et al. Reduced strokes in the elderly: the benefits of untouched aorta off-pump coronary surgery. Ann Thorac Surg, 2004, 77 (1): 102-107.

[9] Demaria RG, Carrier M, Fortier S, et al. Reduced mortality and strokes with off-pump coronary artery bypass grafting surgery in octogenarians. Circulation, 2002, 106 (12 Suppl 1): 5-10.

[10] Us MH, Süngün M, Cağli K, et al. Single clamp technique in elderly patients undergoing coronary artery surgery. Anadolu Kardiyol Derg, 2003, 3 (4): 291-295.

[11] Scarborough JE, White W, Derilus FE, et al. Combined use of off-pump techniques and a sutureless proximal aortic anastomotic device reduces cerebral microemboli generation during coronary artery bypass grafting. J Thorac Cardiovasc Surg, 2003, 126 (5): 1561-1567.

[12] Brown KR. Treatment of concomitant carotid and coronary artery disease. Decision-making regarding surgical options. J Cardiovasc Surg (Torino), 2003, 44 (3): 395-399.

[13] Kihara S, Shimakura T, Tanaka SA, et al. Staged coronary artery bypass grafting after percutaneous angioplasty for intracranial vascular stenosis. J Thorac Cardiovasc Surg, 2001, 122 (3): 608-610.

[14] Lahtinen J, Biancari F, Salmela E, et al. Postoperative atrial fibrillation is a major cause of stroke after on-pump coronary artery bypass surgery. Ann Thorac Surg, 2004, 77 (4): 1241-1244.

[15] Sedrakyan A, Treasure T, Elefteriades JA. Effect of aprotinin on clinical outcomes in coro-

nary artery bypass graft surgery: a systematic review and meta-analysis of randomized clinical trials. J Thorac Cardiovasc Surg, 2004, 128 (3): 442-448.

第二节　手术前神经系统功能的评估方法

一、全面神经系统检查及 NIHSS 评分

为预防心脏术后神经系统并发症，手术前必须对患者进行正规而全面的神经系统查体，并进行 NIHSS 评分（美国国立卫生院神经功能缺损评分），以评估患者术后发生神经系统并发症的危险性。理论上，患者术前神经系统查体应无阳性体征，NIHSS 评分 0 分，对于有阳性体征的患者，应确认是以往神经系统疾病的遗留体征，而不是新发体征，而且 NIHSS 评分应≤4 分，对于不符合此标准的患者应权衡利弊，慎重选择心脏手术。近期脑梗死患者行体外循环心脏手术的时机一直存在争论，一般认为应于脑梗死 3 个月后再行体外循环心脏手术，反复栓塞、心律失常和心功能不全等需尽早手术者除外。也有学者认为脑梗死 4~8 周进行心脏手术是安全的，但仍缺少临床大样本试验的证据。

神经系统查体强调全面、系统，主要包括意识状态、高级皮质功能、脑神经、运动系统、感觉系统、反射、脑膜刺激征及自主神经系统功能检查。

意识障碍可分为觉醒度下降和意识内容变化两方面，其中以觉醒度为主的意识障碍分为嗜睡、昏睡、昏迷 3 种情况。嗜睡是意识障碍的早期表现，患者表现为睡眠时间过度延长，但能被唤醒，且醒后可勉强配合检查及回答简单问题，停止刺激后患者往往又进入睡眠状态。而昏睡患者处于沉睡状态，正常的外界刺激不能使其觉醒，但经高声呼唤或其他较强烈刺激下仍可唤醒。而昏迷时患者意识完全丧失，各种强烈刺激均无法使其觉醒。以意识内容为主的意识障碍主要包括意识模糊和谵妄两种。

高级皮质功能可分为认知功能和非认知功能两大部分，其中认知功能检查较为重要，包括记忆力、计算力、定向力、失语、失用、失认、抽象思维和判断、视空间技能等方面。记忆力的检查要注意瞬时记忆、短时记忆和长时记忆的检查，而定向力可细分为时间定向力、地点定向力和人物定向力，失语患者要区分是运动性失语、感觉性失语、命名性失语、还是阅读、书写或复述功能的缺失，并注意与构音障碍相鉴别。

12 对脑神经的检查尤为重要，其中视神经主要检查视力、视野和眼底。动眼、滑车、展神经检查时除要注意眼球运动和瞳孔及其反射外，还要注意有无

眼外肌的麻痹，眼震或凝视的存在。而面瘫的患者要区分有无眼裂以上面部的瘫痪，如皱眉、皱额、闭眼动作障碍等。

运动系统的检查主要包括肌容积、肌张力、肌力、不自主运动、共济运动、姿势和步态等，可检测患者主动运动或对抗阻力的能力，并观察肌肉的运动幅度和运动持续时间，要注意左右上下肢应分别检查并记录。共济运动的检查目的是发现一侧小脑病变。检查时睁眼，若有视力障碍，应确保检查在无视野缺损中进行，进行双侧指鼻试验、跟膝径试验、轮替试验、闭目难立征试验。

感觉包括浅感觉、深感觉和复合感觉。其中浅感觉包括痛觉、触觉、温度觉的检查，深感觉包括运动觉、振动觉和位置觉，复合感觉包括定位觉、两点辨别觉、图形觉和实体觉。临床上最常用的是对针刺的感觉，或意识障碍或失语者对有害刺激的躲避，偏身感觉丧失者应精确检查，测试包括面部、上肢、下肢和躯干的多处部位。

反射包括浅反射、深反射、阵挛和病理反射等。检查时患者应保持安静和松弛状态，并注意反射的改变程度和两侧是否对称，后者尤为重要。深反射为肌腱和关节反射，主要检查肱二头肌反射、肱三头肌反射、桡骨膜反射、膝腱反射和踝反射。浅反射有角膜反射、腹壁反射、提睾反射、跖反射和肛门反射，临床上常用的是角膜反射、腹壁反射和跖反射。阵挛是腱反射高度亢进表现，见于锥体束损害，包括髌阵挛和踝阵挛。病理征的出现也提示锥体束损害，包括 Hoffmann 征、Babinski 征、Chaddock 征、Oppenheim 征和 Gordon 征等。

脑膜刺激征见于脑膜炎、脑炎、蛛网膜下腔出血、脑水肿和颅内压增高等，主要包括颈项强直、Kernig 征和 Brudzinski 征等。

自主神经系统由交感神经系统和副交感神经系统组成。要注意皮肤黏膜和毛发指甲的外观和营养状态，泌汗情况和瞳孔反射等一般情况。自主神经反射检查包括竖毛试验、皮肤划痕试验和眼心反射。另外，血压和脉搏的卧立位试验和发汗试验也是自主神经功能检查常用的方法之一。

附：美国国立卫生院神经功能缺损评分（NIHSS）

1A. 意识水平

即使不能全面评价（如气管插管、语言障碍、气管创伤及绷带包扎等），检查者也需选择 1 个反应。只在患者对有害刺激无反应时（不是反射）才记录3 分。

1.1 清醒，反应灵敏 0

1.2 嗜睡，轻微刺激能唤醒，可回答问题，执行指令 1

1.3 昏睡或反应迟钝：需反复刺激、强烈或疼痛刺激才有非刻板的反应 2

1.4　昏迷：仅有反射性活动或自发性反应或完全无反应、软瘫、无反射 3

得分

1B．意识水平提问：

提问月份、年龄，仅对初次回答评分，可书面回答。

1.1　两项均正确 0

1.2　1 项正确或非失语所致，如气管创伤等原因不能完成者 1

1.3　2 项均不正确或失语和昏迷者不能理解问题 2

得分

1C．意识水平指令

睁闭眼；非瘫痪侧握拳松开。若双手不能检查，用另一个指令（伸舌）。仅对最初的反应评分，有明确努力但未完成也给评分。若对指令无反应用动作示意，然后记录评分。对创伤、截肢或其他生理缺陷者，应给予一个适宜的指令。

1.1　两项均正确 0

1.2　一项正确 1

1.3　两项均不正确 2

得分

2．凝视

只测试水平眼球运动；对随意或反射性眼球运动记分；对眼球创伤、绷带包扎、盲人或有视觉或视野疾病的患者，由检查者选择一种反射性运动来测试；建立与眼球的联系，然后从一侧向另一侧运动，偶尔能发现凝视麻痹。

2.1　正常 0

2.2　部分凝视麻痹（单眼或双眼凝视异常，但无强迫凝视或完全凝视麻痹）；孤立的周围性眼肌麻痹 1

3.3　强迫凝视或完全凝视麻痹（不能被头眼反射克服）2

得分

3．视野

若能看到侧面的手指，记录正常，若单眼盲或眼球摘除，检查另一只眼。

3.1　无视野缺损 0

3.2　明确的非对称盲（包括象限盲）或部分偏盲或濒临死亡 1

3.3　完全偏盲 2

3.4　双侧偏盲（包括皮质盲）或任何原因的全盲 3

得分

4．面瘫

4.1　正常 0

4.2　轻微（微笑时鼻唇沟变平，不对称）1

4.3　部分（下面部完全或几乎完全瘫痪）2

4.4　完全（单或双侧瘫痪，上下面部缺乏运动）3

得分

5. 上肢运动

置肢体于合适的位置：坐位平举 90°，卧位上台 45°，掌心向下。要求坚持 10s；对失语的患者用语言或动作鼓励，不用有害刺激；评定者可以抬起患者的上肢到要求的位置，鼓励患者坚持；依次检查每个肢体。

5.1　无落下，置肢体于 90°（或 45°）坚持 10s 0

5.2　能抬起但不能坚持 10s，下落时不撞击床或其他支持物 1

5.3　试图抵抗重力，但不能维持坐位 90°或仰位 45° 2

5.4　不能抵抗重力，肢体快速下落 3

5.5　无运动 4

5.6　截肢或关节融合，解释 5a，左上肢 5b，右上肢 9

得分

6. 下肢运动

下肢卧位抬高 30°，坚持 5s；对失语的患者用语言或动作鼓励，不用有害刺激。评定者可以抬起患者下肢到要求的位置，鼓励患者坚持。

6.1　无下落，于要求位置坚持 5s 0

6.2　5s 未下落，不撞击床 1

6.3　5s 内下落到床上，可部分抵抗重力 2

6.4　立即下落到床上，不可抵抗重力 3

6.5　无运动 4

6.6　截肢或关节融合，解释 6a，左下肢 6b，右下肢 9

得分

7. 肢体共济失调

目的是发现一侧小脑病变；检查时睁眼，若有视力障碍，应确保检查在无视野缺损中进行；进行双侧指鼻试验、跟膝径试验；若患者不能理解或肢体瘫痪不记分；盲人用伸展的上肢摸鼻；若为截肢或关节融合，记录 9 分，并解释清楚。

7.1　无共济失调 0

7.2　一个肢体有 1

7.3　两个肢体有，共济失调在 2

7.4 截肢或关节融合，解释 左上肢 1＝有，2＝无 9

7.5 截肢或关节融合，解释 右上肢 1＝有，2＝无 9

7.6 截肢或关节融合，解释 左下肢 1＝有，2＝无 9

7.7 截肢或关节融合，解释 右下肢 1＝有，2＝无 9

得分

8. 感觉

检查对针刺的感觉和表情，或意识障碍及失语者对有害刺激的躲避；只对与脑卒中有关的感觉缺失评分；偏身感觉丧失者需精确检查，应测试身体多处部位，上肢（不包括手）、下肢、躯干、面部。

8.1 正常 0

8.2 轻～中度感觉障碍（患者感觉针刺不尖锐或迟钝，或针刺缺失但有触觉）1

8.3 重度～完全感觉缺失（面、上肢、下肢无触觉）或昏迷患者（1a＝3）2

得分

9. 语言

命名、阅读测试。若视觉缺损干扰测试，可让患者识别放在手上的物品，重复和发音。气管插管者手写回答。

9.1 正常 0

9.2 轻～中度失语，流利程度和理解能力部分下降，但表达无明显受限 1

9.3 严重失语，交流是通过患者破碎的语言 2

9.4 不能说话或完全失语；无语言或听力理解能力；昏迷患者（1a＝3）3

得分

10. 构音障碍

读或重复表上的单词，若患者有严重的失语，评估自发语言时发音的清晰度。若患者气管插管或其他物理障碍不能讲话，记9分，同时注明原因。不要告诉患者为什么做测试。

10.1 正常 0

10.2 轻～中度，至少有些发音不清，虽有困难但能被理解 1

10.3 言语不清，不能被理解，或失音 2

10.4 气管插管或其他物理障碍，解释 9

得分

11. 忽视

若患者严重视觉缺失影响双侧视觉的同时检查，皮肤刺激正常，则记分为正常；若患者失语，但确实表现为双侧的注意，记分正常；通过检验患者对左右侧同时发生的皮肤感觉和视觉刺激的识别能力来判断患者是否有忽视。

11.1　正常 0

11.2　视、触、听、空间觉或个人的忽视；或对一种感觉的双侧同时刺激忽视 1

11.3　严重的偏侧忽视或一种以上的偏侧忽视；不认识自己的手，只能对一侧空间定位 2

得分

总得分

二、神经影像学评估

（一）颈动脉超声和心脏手术

颈动脉超声是诊断、评估颈动脉壁病变的有效手段之一，在动脉粥样硬化的流行病学调查和对动脉粥样硬化预防、治疗的有效性评价中起着关键作用。

颈动脉超声不仅能清晰显示血管内中膜是否增厚，有无斑块形成，斑块形成的部位、大小，是否有血管狭窄及狭窄程度，有无闭塞等详细情况，并能进行准确的测量及定位，还能对检测动脉的血流动力学结果进行分析。特别是可检测早期颈动脉粥样硬化病变的存在，使患者得到及时预防和治疗。对中重度颈动脉狭窄和闭塞的及时确诊，可作为临床选用颈动脉内膜剥脱术治疗的有力依据。

颈动脉超声检查可为动脉粥样硬化的诊断提供一种无创、简便、重复性好的方法。但在检测结果分析中应提倡多参数分析，除相关血管段流速外，还得考虑搏动指数、频谱形态、血流方向和血流声等。颈动脉超声检查有助于确定缺血性脑血管病患者颈动脉粥样斑块的性质和稳定性，确定颈动脉粥样硬化及颈动脉狭窄的程度，尤其在显示动脉壁结构的变化上有优势，为动脉粥样硬化的早期预防和治疗提供客观的依据，积极治疗动脉粥样硬化及颈动脉狭窄对预防缺血性脑卒中有重要意义。

动脉粥样硬化是一种全身性疾病，其病变主要累及体循环的大、中动脉，如主动脉、冠状动脉、肾动脉，而颈动脉是连接心脑两个重要器官的主要动脉，是最易累及的动脉之一。颈动脉硬化的发生发展是多种因素互相作用的结果，如年龄、高血压、高脂血症、糖尿病、吸烟等。动脉粥样硬化两个重要过程是内皮损伤及内皮下巨噬细胞摄取低密度脂蛋白形成泡沫细胞，最终导致粥样硬化斑块。长期高血压使动脉处于高应力状态，内皮细胞受损，发生内皮功能障碍和结构异常。动脉内膜损伤后，动脉壁分泌的血管活性物质如一氧化氮、内皮素等失调，与动脉粥样硬化的发生发展有着密切的关系。正常动脉内皮具有抗动脉粥样硬化及抗血栓栓塞的功能，内皮功能障碍会直接引起动脉发生血管壁肥厚、粥样硬化斑块形成从而导致粥样硬化的发生。有研究发现，血管紧张素Ⅱ受体 1 型基因 A1166C 是原发性高血压患者动脉硬化的影响因素，尚需进一步证实。

在颈动脉病变中，颈动脉硬化斑块易发生在颈动脉分叉膨大处，其次为颈总动脉，这可能是分叉处血流缓慢，易产生湍流，致脂质易于沉积，成为斑块好发的部位。超声检查可根据斑块回声区及透声区的不同区分软斑块和硬斑块，软斑块含有较多脂质，不稳定易出血，易发生临床症状及脑血管意外。因此软斑块的检出对无症状的动脉粥样硬化、缺血性脑血管病的病因分析、早期预防和治疗具有重要意义。发生在颈动脉的粥样硬化病变，轻者可无症状，声像图上表现为内膜毛糙，颈动脉内膜中层厚度（intima-media thickness，IMT）增厚或散在的小斑块形成；如果 IMT 增厚明显或斑块较大引起血管腔明显狭窄者，可出现短暂性脑缺血发作，面积测量法是超声测量颈动脉狭窄特有的方法，准确性较高；而粥样硬化斑块（软斑块较常见）因血流冲击脱落以及溃疡型斑块出血、破裂则是脑梗死的危险因素。

除颈动脉听诊外，颈动脉粥样硬化的常用诊断方法包括超声检查、磁共振血管造影（MRA）、CT 血管造影（computed tomography angiography，CTA）和数字减影血管造影（digital subtraction angiography，DSA）。DSA 是判断血管狭窄程度的"金标准"，可准确计算测量血管狭窄程度，但无法对斑块性质进行评价，且不能提供血流动力学信息。颈动脉超声是一种无创、应用最广泛的颈动脉粥样硬化评价方法，除可判断颈动脉狭窄程度外，还可对 IMT、斑块内部成分、表面形态结构及血流动力学变化进行检查和评价，目前已成为诊断颈部动脉疾病和选择治疗方案的重要检查手段。

一项前瞻性研究探讨了 16184 例心脏手术患者术后脑卒中发生率及其危险因素，其中 1842 例接受了 OPCAB，术后脑卒中发病率为 1.9%。Racz 等对 on-pump（59044 例）与 OPCAB（9135 例）两种术式进行了对比研究，结果显示 OPCAB 组术后脑卒中发病率为 1.6%。

为了评估 CABG 患者颈动脉疾病发展成为脑卒中的病理机制，Naylor 等对心脏手术相关文献进行了复习并发现，1970－2000 年，CABG 术后脑卒中的发生率基本没有改变（2%），2/3 的脑卒中发生在手术后第 1 天内，而 23% 的患者因脑卒中死亡。经过评估的 CABG 患者中 91% 没有明显的颈动脉疾病，并且围术期发生脑卒中的风险 < 2%。狭窄程度在 50%～99% 的无症状性颈动脉狭窄

患者围术期脑卒中风险增高至 3%；两侧狭窄程度在 50%～99% 的患者中，风险增高至 5%；颈动脉闭塞的患者围术期脑卒中风险为 7%～11%。研究认为，颈动脉杂音、既往 TIA/脑卒中和严重颈动脉狭窄或闭塞是 CABG 患者发生脑卒中的危险因素。

CABG 手术的常规风险中就包括了脑卒中，所以美国心脏病学会/美国心脏学会（ACC/AHA）推荐，CABG 前对年龄＞65 岁、左主干冠状动脉狭窄、周围动脉疾病、有吸烟史、TIA 或卒中史或颈动脉杂音的无症状患者，推荐进行颈动脉超声筛查。其他无症状颈动脉杂音患者，仅仅对适宜颈动脉重建治疗的患者进行诊断性检查。

无症状的患者每年卒中危险度低于有症状的患者，颈动脉狭窄低于 60% 的无症状患者，每年卒中危险度低于 1%，狭窄程度＞60% 则为 2.4%。在无症状性颈动脉外科试验（asymptomatic carotid surgery trial，ACST）中，狭窄程度为 60%～99% 的患者中，卒中发生无明显变化。

有 CABG 适应证，无症状性颈动脉狭窄＞50% 的患者，卒中危险度为 17%～22%；＞80% 的患者，卒中危险度为 6%～12%；在 CABG 的围术期，颈动脉狭窄低于 50% 时，卒中危险度为 2%；当狭窄在 50%～80% 时，卒中危险度为 10%；当狭窄＞80% 时，卒中危险度可高达 19%。所以此类患者应进行常规颈动脉超声检查，对于颈动脉无症状的患者，除了拟行 CABG 外，尚没有指南支持常规筛查颈动脉狭窄。一过性黑矇或半球神经功能缺损患者应进行颅外颈动脉疾病筛查。

需行 CABG 的无颈动脉狭窄患者，围术期卒中风险是有 TIA 和卒中史患者的 3 倍，是无症状颈动脉狭窄＞75% 患者的 9 倍。拟行心脏外科手术的患者，如果有下列体征需接受术前双侧颈动脉检查，包括颈动脉杂音、年龄＞65 岁、周围动脉疾病、TIA 或卒中病史、吸烟、冠状动脉左主干疾病。严重的颈动脉狭窄患者可行颈动脉血管重建术。根据患者的症状、疾病的严重程度、血管重建的紧急程度安排血管重建术的时间和顺序，可应用 CABG 直接治疗（不预先处理颈动脉狭窄）。无症状性颈动脉狭窄合并严重的左主干疾病、顽固性急性冠状动脉综合征或其他急性 CABG 指征是可行的。相反，近期内有 TIA（＜2 周）或颈动脉狭窄＞50% 的患者，如果 CABG 可以安全的推迟几天应考虑急诊颈动脉内膜切除术（carotid endarterectomy surgery，CEA）。

如果需行 CABG 的患者同时颈动脉狭窄＞70%，那么同时行 CEA 和 CABG 的做法是否妥当？一些医学中心对这种患者常规同时进行 CEA 和 CABG。随着支架技术的发展，术前行颈动脉支架置入术成为另一种选择，但是颈动脉支架置入术的有效性还有待考证。美国 2003 年的一项关于颈动脉手术的综述中报道了 10 561 例行 CEA 的患者，其中 226 例同时行 CABG，这组病例中脑卒中和病死的发生率为 17.7%。

2005 年加拿大的一项研究在 9 年中纳入 131 762 例患者，其中 669 例同时行 CEA 和 CABG，住院病死率为 4.9%，术后脑卒中发生率为 8.5%，而单独行 CABG 的患者中住院病死率为 3.3%，术后脑卒中发生率为 1.8%。经过校正，病死率在两组之间无显著差异，但是 CEA 和 CABG 组的脑卒中发生率为 6.8%，而单纯 CABG 组脑卒中发生率为 1.8%。由此可以看出，CEA 和 CABG 术后脑卒中发生率更高。但是因为这个研究是回顾性研究，而且无法将两组之间颈动脉狭窄的情况做一个校正，而颈动脉狭窄本身又是一个脑卒中的危险因素，所以是否应同时行 CEA 和 CABG 还是一个未知数。

近期的大部分指南推荐，CEA 应在 CABG 之前或与其同时进行，适用于症状性颈动脉狭窄＞50%或无症状的颈动脉狭窄＞80%的患者。同时进行 CEA 与 CABG 手术的风险是否比分别进行 2 次外科手术的风险高还不清楚，风险包括病死率 4.7%、卒中 3.0%、MI 2.2%。如果手术分阶段进行，在 CABG 之前行颈动脉血管重建后并发症的发生率就会降低。对于可以延迟行 CABG 4～5 周的患者，CEA 高危者也可以行颈动脉支架成形术（carotid artery stent，CAS）。因为 CAS 患者要用氯吡格雷治疗 1 个月，最好是将 CABG 推迟 5 周。

非心脏手术前的术前评估，推荐对无症状颈动脉血管杂音、准备行非心脏手术的患者进行仔细的神经系统检查。在无症状或无阳性神经体征情况下卒中风险较低，因此，颈动脉血管重建术不需要在非心脏手术之前进行。相反，对于症状性颈动脉狭窄＞50%患者推荐在外科手术之前行颈动脉血管重建术。

（二）TCD 和心脏手术

经颅多普勒（transcranial doppler，TCD）是利用超声波的多普勒效应来研究颅内大血管中血流动力学的一门新技术。1982 年在挪威率先应用于临床，1988 年引进国内。由于其简便、快速、无创伤、无射线辐射、实用性强，在临床广泛应用。随着 TCD 仪器的电脑软件以及检测技术的不断改善，已经成为脑血管疾病诊断、监护、与科研的重要手段。多普勒效应是一种物理效应，即相对运动的物体对波的频率有影响，我们利用的超声波探头是静止的，它发射的超声波至脑血管，遇到流动着的红细胞后，反射回接收器，受多普勒效应的影响，反射回的超声波频率，可以计算出血流的速度。通过血流速度、脉冲指数及高频信号和频谱图波形，来反映脑血管的血流情况。它对检测颅内动脉重度狭窄或闭塞引起的缺血性脑血管病，蛛网膜下腔出血所致的脑血管痉挛，动静脉畸形，脑动脉硬化，脑供血不足及动脉瘤、颈动脉-海绵窦瘘等，有较高的诊断价值，起到了头颅 CT、磁共振所起不到的作用，因此，TCD 已成为检查脑

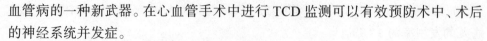

血管病的一种新武器。在心血管手术中进行 TCD 监测可以有效预防术中、术后的神经系统并发症。

在心血管术中需要进行的监测步骤如下：

1. 监测血管的确立　对于 CPB 的患者，根据病情需要实施单侧或双侧大脑中动脉（cerebral middle artery，MCA）的血流监测。若进行双侧半球血流监测，应采用双通道监护探头，首先寻找一侧 MCA，深度置于 50～55mm，获得满意的血流信号后固定好探头的位置，在于同样的深度探测另一侧 MCA 血流信号，这时动作不要过大，避免头架移动影响已固定好的探头。双侧 MCA 血流频谱均满意显示后，调整好血流量显示的标尺，将频谱颜色改变为蓝色，利于微栓子信号的识别，并用外接的耳机对血流声频进行监听。采用实时记录声频以及频谱的方式，记录全部手术过程中的血流变化，便于术后回放分析。

2. 麻醉前后脑血流的变化　在对患者实施麻醉前应完成上述全部工作，并存储麻醉前 MCA 血流指数作为基础水平检测，然后是测麻醉 5min 的血流参数，作为基础水平血流的比较，不同的麻醉药物对于脑血流的影响不同，如硫喷妥钠、地西泮、丙泊酚可使脑血流降低，平均 MCA 血流速度下降 20%左右；氯胺酮类麻醉剂可使脑血管阻力下降，动脉血压增加，MCA 流速增高。因此，在麻醉开始直至手术结束时，均要注意麻醉药物对血流的影响。通常在麻醉开始阶段脑血流最为不稳定，需要 5min 左右 MCA 血流才能基本稳定。一旦麻醉实施成功后患者血流动力学一般不会有大的变化，此时 TCD 监测主要是观察麻醉前后脑血流的变化及麻醉后直至 CPB 前血流的稳定性。

3. 动静脉插管时 TCD 的检测　CPB 的过程是通过在主动脉和右心房内分别置入动静脉插管，将动脉血引流出心脏，经过静脉插管将人工心肺循环机的血液引流回右心房。在这个阶段，由于主动脉插管的操作，很容易引起动脉壁上硬化斑块的脱落，进入颅内形成微栓子。同时插管过程中也可产生气泡栓子，故应注意微栓子的产生。如果频繁出现高调尖锐连续性气泡栓子信号，往往说明动脉插管的固定不良，术者得到信息后会重新对动脉插管进行检查，经重新固定后气泡信号消失。通常 MCA 的流速随着体温的降低而降低，直至术后患者体温逐渐恢复，MCA 的流速逐渐恢复至术前水平。

4. CPB 和脑血流变化　当动静脉插管完成后就是 CPB 的开始，开始行 TCD 检查应注意 MCA 流速的动态变化。在 CPB 最初几分钟内 MCA 流速降低，随即开始出现 MCA 的相对升高。可能是由于 CPB 最初循环压力相对较低，随着主动脉远端夹闭，进入颅内的血流量明显增加。MCA 从最初的波动性血流变为无搏动性均匀的带状血流频谱，并且在血流频谱内部间断性出现高强信号——微栓子。微栓子信号以 CPB 最初几秒钟内及主动脉再开放的瞬间最多见，其原因是由于 CPB 循环通路中产生空气气泡。其特征为瞬间内连续多发的高强声频信号，随着循环时间的延长逐渐减少并消失。在主动脉再开放时，血管腔内的微小血栓、动脉硬化脱落的斑块均可造成微栓子信号的增加。在以后的 CPB 过程中可反复间断性出现微栓子信号。在这个阶段，TCD 监测要注意 MCA 血流随体温、动脉血压、CO_2 浓度、麻醉药物的变化而出现的改变，术中微栓子的数量等情况。

5. CPB 停止、部分或全部主动脉开放时脑血流的变化　此阶段是脑血流量随 CPB 的停止逐渐恢复至术前水平的关键阶段，TCD 对 MCA 流速的变化监测是判断术后可能出现脑缺血性或过度充血性脑损伤的客观依据。一旦出现 MCA 流速的异常升高，伴舒张期流速的相对增加，往往预示有颅内自动调节功能异常，从而导致过度充血的可能，需要适当降低循环血压，控制脑灌注压，防止这种过度充血引起的脑出血性病变的发生。

上述几个关键点是术中脑血流监测的重要环节。通过 TCD 的检测能够减少心脏术后的神经功能缺损，减少脑血管病并发症。通过 TCD 监测，可获得 CABG 手术全过程的脑血流微栓子发生情况的动态趋势。

有报道，既往有心室颤动病史的 73 岁老年男性 1 例，每次心室颤动发作 2～24s，在 CABG 术中使用 TCD 连续监测颅内血流动力学情况，结果显示心室颤动时，患者颅内血流立即降低，甚至没有血液供应，随之而来的是一个高灌注状态。但是该例患者经过详细的神经系统和头 MRI 检查，未发现神经系统功能缺损的证据。

2006 年一项纳入 20 例行二尖瓣手术患者的小样本研究中，研究者使用 TCD 术中自动记录栓子的脱落情况，结果显示 TCD 能够监测到术中微栓子的脱落情况。TCD 不仅能够监测术中栓子的脱落情况，Sreeram 等回顾了 268 例患者的数据，研究了 CABG 术中 TCD 检测和肾功能之间的相关性，以及所有患者在麻醉后检测右侧大脑中动脉系统的血流情况。结果显示术中大脑中动脉系统栓子数量与术后患者的肾功能不全相关。因此有必要加强心脏手术中患者的 TCD 检测情况。

颈动脉彩超与 TCD 检测技术联合应用于临床可以及时准确地观察缺血性脑血管产生的颅内、外血流动力学变化，可以提高颅内、外脑血管疾病的检出率和诊断正确率，为临床选择不同的治疗方法和获得有效的治疗效果提供可靠的客观的影像学和动力学依据。

（三）DSA 和心脏手术

1. DSA 原理　为了研究血管系统的状态，通常在血管内注入对比剂，然后进行 X 线照相，得到血管造影图像。但图像中的血管影像会与其他各种组织结构的影像重叠，不利于医生阅读。为此，数字减影血管造影（DSA）应运而生，它是 20 世纪 80 年代继 CT 产生之后的又一项新的医学成像技术，是计算机与传统 X 线血管造影相结合的产物。DSA 作为一种专门显示血管的技术包含了两部分内涵：一是数字化；二是减影。首先，将模拟信号转换为数字信号，以提供给计算机处理。其次，在造影前和造影后对同一部位各照一张相，然后将两张图像相应部分的灰度相减。理论上，如果两帧图像的拍摄条件完全相同，则处理后的图像只剩下造影的血管，其余组织结构的影像将被全部消除。

随着介入放射学的发展，DSA 技术构成介入放射学的重要组成部分，是血管性造影和血管性介入治疗不可缺少的工具。DSA 技术随着人们对它认识的不断深化，造影方法的不断改进，应用领域的不断扩大，机器性能的不断改善，功能的不断增加，特别是与介入放射学的结合，它的优势愈来愈明显。这种技术不仅为疾病诊断服务，而且为疾病治疗提供了先进的手段，是一种微创的手术，与内科、外科并列为第三大治疗学科，使介入放射学成为临床治疗学科。由于其他影像设备的改进和发展，在血管成像方面与 DSA 具有互补性，在某些部位还有一定的竞争力，如 CT 血管成像（CTA）、MR 血管成像（MRA）及其重建，可显示全身的血管。CTA 和 MRA 较 DSA 检查来说基本无创伤，但是 CTA 与 MRA 有一个层面重建成像的问题，DSA 在血管成像方面实属金标准。

随着 DSA 设备性能的改进、介入放射学的发展，DSA 的动脉法，特别是选择性和超选择性 DSA 动脉的开展，已广泛地应用于全身各部位的血管造影，以及全身各部位经血管性的介入治疗，完全替代了传统的各部位血管造影。DSA 与传统的血管造影相比：①图像密度分辨率高，可显示出密度差值为 1%的影像。②DSA 的血管路径图功能，能作为插管的向导，减少术中透视次数和检查时间。③图像系列的摄制、储存、处理和传递都采用数字形式，便于图像的各种处理、光盘储存、图像远程传输与会诊。④能消除造影血管以外的结构，图像清晰且分辨率高。⑤能做动态研究，如确定心脏功能参数（射血分数、体积变化等），研究对比剂在血管内的流动情况，从而确定器官的相对流量、灌注时间和血管限流等。⑥具有多种后处理功能，对图像进行各种处理、测量和计算，有效地增强诊断信息。⑦造影图像能长期存盘、反复观察，且无信息损失。⑧DSA 对微量碘信息敏感性高，造影剂用量少、浓度低，而图像质量高。⑨心脏冠状动脉 DSA 成像速度快、时间分辨率高、单位时间内可获得较多的画面。

2. DSA 和心脏手术　理论上讲，心脏手术之前进行全面的脑血管评估能够在很大程度上降低心脏手术的风险，但是因 DSA 手术本身的风险性和其较高的经济费用，而使心脏术前进行 DSA 评估变得较为不太现实。

CABG 手术是一个临床常规操作，但是常常会发生神经系统并发症。以前的研究都将焦点放在颈动脉狭窄上，如 McKhann 研究提示，CABG 手术相关神经系统并发症的危险因素包括高血压、颈动脉狭窄、脑卒中、糖尿病病史及年龄≥65 岁。术中脑组织缺血的原因有很多，如低血压引起的低灌注，术中栓子的脱落，而最常见的原因是这两个的组合。脑卒中是心脏术后重要的并发症，而颈动脉狭窄是 CABG 术后脑卒中发生最重要的危险因素。世界范围内来讲，最常见的颅内动脉粥样硬化是缺血性脑卒中的主要原因。因为血管疾病可被看做是全身性疾病，如果冠状动脉粥样硬化，血管情况到达需要 CABG 手术的程度，不难联想到患者的颅内血管情况也不会太好。研究发现颅内动脉狭窄也可能是 CABG 术后脑卒中发生率的一个因素。Alkan 等 2009 年将关注的焦点放在颅内动脉的狭窄情况上。

Alkan 等的回顾性研究中纳入了 183 例行 DSA 检查的患者，这些患者的颅外段动脉狭窄≥50%，并且拟性 CABG 手术。他们将研究的焦点放在颅外、颅内动脉狭窄程度及部位与术后神经系统并发症的关系上。他们在研究中将颅外血管的狭窄程度分为：正常；<50%；50%～69%；70%～89%；90%～99%及闭塞。颅内血管的狭窄程度分为：正常；≤25%；25%～49%；≥50%及闭塞，并记录常规危险因素。结果显示：颅外动脉狭窄<70%的患者为 42 例，≥70%的患者为 141 例。就危险因素来说，其中 135 例患者为高血压，91 例患者同时患糖尿病，84 例患者有高血脂，81 例患者吸烟。两组比较未发现颅内动脉狭窄与哪个危险因素相关，也未发现颅内动脉狭窄与颅外动脉狭窄之间有相关性。尽管研究没有能够得出颅内血管狭窄和术后脑卒中发生率之间的相关性，但是研究中仍发现对于拟行 CABG 的患者来说，如果颈外血管狭窄>50%，那么这部分患者中有 27.8%的患者同时有颈内动脉狭窄。因此临床上不应将 CABG 患者术前 MRA、DSA 评估的重点放颈部血管上，而同时不应放弃及轻视颅内血管的评估。

CABG 为冠心病患者提供了一个较好的治疗方法，但是拟行 CABG 的患者常常会经历低温、血压波动、体温降低和脉搏正常波动的消失，继而可能会发生术后脑卒中。有报道提示，术后并发症脑卒中发病率为 0.4%～5.7%，其中10%～28%的患者可能会发生谵妄，33%～83%的患者会发生持续性认知功能和行为异常。众所周知，颈外动脉狭窄会增加术后脑卒中发生率，为了降低术后脑卒中发生率，许多机构提出对拟行 CABG 的患者术前常规进行颈动脉的评估，对于明显狭窄的患者进行颈动脉支架置入术提前干预。

临床上需行心脏手术的患者中，发现两侧颈内动脉同时闭塞的患者并不多见，但仍有报道。对患者来说，颈动脉狭窄的同时需行心脏旁路移植术，积极的干预是否更合适仍存在争议。甚至我们也可以看到很多心脏术后神经系统并发症的患者并没有颈动脉的问题。

2010 年 Rafet Gunay 报道了 2 例男性患者，年龄分别为 59 岁和 62 岁。心脏手术前的超声检查均发现双侧颈内动脉闭塞，并且通过 DSA 证实。但是临床未发现神经系统功能缺损，头 CT 检查未发现异常。多普勒超声检查发现左右两侧椎动脉血流速达到 160ml/min 以上。脑血管造影显示颈内动脉完全闭塞，但是椎动脉未见明显狭窄。患者在心肺转流术下行两支血管旁路移植手术，术中使用中等温度（28℃），但是患者术中、术后未见明显神经功能缺损，也没有认知功能损害。出院后 6 个月的随访中也未见异常。

2007 年颈动脉支架成形术指南指出，利用影像学检查评估脑的解剖和病理（如占位性病灶、陈旧或新鲜梗死、出血、萎缩或其他混杂的疾病）、颈动脉（如解剖结构、狭窄、斑块形态、伴随的损害、血管炎、夹层）是十分重要的，可以用来指导治疗。在无症状的患者中，除非患者拟行 CABG 手术，没有指南建议常规检查颈动脉狭窄。在 CABG 术前，推荐对年龄＞65 岁、左冠状动脉主干动脉狭窄、周围动脉疾病、有吸烟史、TIA 或卒中史、有颈动脉血管杂音的无症状性的患者进行颈动脉双功能超声筛查。在其他无症状颈动脉杂音的患者中，颈动脉疾病的诊断检查仅用于拟行血管重建治疗的患者。但是没有明确提出 CABG 患者是否需行 DSA 检查，上文中提到的只是两个特殊的病例，目前尚无稍大样本的临床研究来证明。如果抛开卫生经济学的观点，从理论上讲，对于 CABG 术前发现颈动脉狭窄的患者，应行 DSA 检查，以确定患者颈动脉狭窄的程度及颅内整个血管的情况，以便加强术中管理，从而使更多患者受益。

之前的研究发现，大动脉如主动脉弓和颈动脉粥样硬化是 CABG 术后发生脑卒中的重要预测指标，但是临床对于颅内动脉状况与 CABG 之间的关系却不是十分明确。2008 年一项关于颅内外段闭塞或狭窄血管行治疗性措施是否可以降低术后脑卒中发生率的研究发现，纳入的 485 例患者，对照组 247 例患者采用标准 CABG 术，干预组 238 例进行颈部和头部 MRA 血管检查，在干预组 MRA 探测到 40 例颅内外血管性闭塞性疾病患者，其中 7 例使用预防性治疗。选择 37 例主动脉弓有轻到中度狭窄的患者，使用不接触主动脉弓的冠状动脉旁路移植手术，术后脑卒中发生率为 0.4%，而对照组为 2.8%。值得注意的是，严格干预和控制程序是预防患者发生脑卒中风险降低的最强有效手段。也许这个研究不能说明什么，仅仅 485 例患者太少，但是至少研究说明了一个问题，也许不是哪个血管评估手段或治疗方法能够完全预防术后脑卒中的发生，但是明确而严谨的科学态度肯定是最值得推崇的。无论是哪种评估血管的方法，心脏手术前对患者进行充分的评估是非常有必要的，这样可以很大程度上降低患者的并发症。

（王力峰）

参 考 文 献

[1] Naylor AR, Mehta Z, Rothwell PM, et al. Carotid artery disease and stroke during coronary artery bypass: a critical review of the literature. Eur J Vasc Endovasc Surg, 2002, 23: 283-294.

[2] Eagle KA, Guyton RA, Davidoff R, et al. Acc/aha 2004 guideline update for coronary artery bypass graft surgery: summary article: a report of the american college of cardiology/american heart association task force on practice guidelines (committee to update the 1999 guidelines for coronary artery bypass graft surgery). Circulation, 2004, 110: 1168-1176.

[3] Halliday A, Mansfield A, Marro J, et al. Prevention of disabling and fatal strokes by successful carotid endarterectomy in patients without recent neurological symptoms: randomised controlled trial. Lancet, 2004, 363: 1491-1502.

[4] Hill MD, Shrive FM, Kennedy J, et al. Simultaneous carotid endarterectomy and coronary artery bypass surgery in canada. Neurology, 2005, 64: 1435-1437.

[5] Ricotta JJ, Char DJ, Cuadra SA, et al. Modeling stroke risk after coronary artery bypass and combined coronary artery bypass and carotid endarterectomy. Stroke, 2003, 34: 1212-1217.

[6] Brown KR, Kresowik TF, Chin MH, et al. Multistate population-based outcomes of combined carotid endarterectomy and coronary artery bypass. J Vasc Surg, 2003, 37: 32-39.

[7] Lund C, Lundblad R, Fosse E, et al. Ventricular fibrillation during off-pump coronary artery bypass grafting: transcranial doppler and clinical findings. Cerebrovasc Dis, 2001, 12: 139-141.

[8] Maselli D, Pizio R, Musumeci F. Multifrequency transcranial doppler for intraoperative automatic detection and characterisation of cerebral microemboli during port-access mitral valve surgery. Interact Cardiovasc Thorac Surg, 2006, 5: 32-35.

[9] Sreeram GM, Grocott HP, White WD, et al. Transcranial doppler emboli count predicts rise in creatinine after coronary artery bypass graft surgery. J Cardiothorac Vasc Anesth, 2004, 18: 548-551.

[10] McKhann GM, Goldsborough MA, Borowicz LJ, et al. Predictors of stroke risk in coronary artery bypass patients. Ann Thorac Surg, 1997, 63: 516-521.

[11] Restrepo L, Wityk RJ, Grega MA, et al. Diffusion and perfusion-weighted magnetic reso-

nance imaging of the brain before and after coronary artery bypass grafting surgery. Stroke, 2002, 33: 2909-2915.

[12] Arenillas JF, Candell-Riera J, Romero-Farina G, et al. Silent myocardial ischemia in patients with symptomatic intracranial atherosclerosis: associated factors. Stroke, 2005, 36: 1201-1206.

[13] Yoon BW, Bae HJ, Kang DW, et al. Intracranial cerebral artery disease as a risk factor for central nervous system complications of coronary artery bypass graft surgery. Stroke, 2001, 32: 94-99.

[14] Alkan O, Kizilkilic O, Yildirim T, et al. Intracranial cerebral artery stenosis with associated coronary artery and extracranial carotid artery stenosis in turkish patients. Eur J Radiol, 2009, 71: 450-455.

[15] Restrepo L, Wityk RJ, Grega MA, et al. Diffusion-and perfusion-weighted magnetic resonance imaging of the brain before and after coronary artery bypass grafting surgery. Stroke, 2002, 33: 2909-2915.

[16] Nakamura M, Okamoto F, Nakanishi K, et al. Does intensive management of cerebral hemodynamics and atheromatous aorta reduce stroke after coronary artery surgery? Ann Thorac Surg, 2008, 85: 513-519.

三、焦虑和抑郁状态评估

冠状动脉旁路移植术（coronary artery bypass grafting，CABG）是治疗冠状动脉狭窄有效的方法之一，但多因素分析发现，患者的情感异常是影响患者术后疗效的重要因素。冠状动脉旁路移植术后的康复不仅取决于手术和医疗质量，越来越多的关注集中在社会、精神心理因素，这些因素在很大程度上影响术后的长期恢复。数项研究发现，社会心理因素对于罹患冠状动脉粥样硬化性心脏病及患病后病情的加重有着重要作用，这些因素中，特别是焦虑、抑郁及自我评价也影响着冠状动脉旁路移植术后患者的康复。关注抑郁、焦虑等情绪因素在 CABG 患者发生及术后随访研究有助于了解抑郁焦虑的发生和变化情况，可以为临床提供有针对性的干预措施，以及缓解患者的负性情绪，减少由此引发的相关并发症，提高患者生存质量。

（一）术前焦虑、抑郁的发病率及对术后恢复的影响

美国《心肌梗死后抑郁临床实践指南实施办法的研究报告》（以下简称《研究报告》）指出，冠心病心肌梗死患者的抑郁发病率根据测量工具和截点的不同而有所不同。例如，采用 SCID 评估的抑郁发病率为 17%～27%；采用 BDI 测

量的抑郁发病率为 10%～47%。一般而言，在初次住院期间，每 5 个心肌梗死患者就有 1 个患有抑郁。冠心病、心肌梗死搭桥患者患有抑郁在时间过程上有所不同，分为心肌梗死事件之前、心肌梗死后一过性抑郁、术后复发性抑郁、偶发性抑郁（可自发缓解）。《指南》认为，心肌梗死后患者患有抑郁超过 1 个月的发病率为 36.7%～60%。

我国李爱萍、胡大一等对 CABG 患者术前、术后抑郁发生和变化情况进行观察，采用 Beck 抑郁问卷（BDI）测评，结果显示术前抑郁的发生率为 49.2%，其中中至重度抑郁为 24.6%；术后降为 26.7%。他们认为，行 CABG 术患者在术前有不同程度的抑郁存在；术后抑郁状态随时间延长有明显改善；术前抑郁可能预测患者术后抑郁的发生情况。

我国王忠杰等前瞻性对比研究了 69 例行 CABG 术患者，采用 ZUNG 氏抑郁自评量表和焦虑自评量表分别在术前 1 周内、术后出院前 1d、术后 1 年对患者进行抑郁、焦虑状态评分，同时随访术后 1 年的心血管事件的发生率，结果显示术前 34.8% 存在抑郁焦虑状态，出院前 47.8% 存在抑郁焦虑状态，术后 1 年随访 14.5% 存在抑郁焦虑状态，8.7% 的患者在术后 1 年发生心血管事件。术前存在抑郁焦虑的患者与不存在抑郁焦虑的患者相比，术后住院时间延长；容易出现伤口并发症，出院前和术后 12 个月随访时不良情绪的发生率较高。随访时存在抑郁焦虑的患者与不存在抑郁焦虑的患者相比，术前和术后发生心律失常更多见，术中移植血管桥数较多，术后住院时间较长，术前存在抑郁焦虑状态比例较高，发生心血管事件较多。因此，他们认为，CABG 术前不良情绪会导致术后恢复减慢，而术前不良情绪、病情重、术后随访发生心血管事件可能与术后 1 年的抑郁焦虑状态有关，需要引起重视。

（二）常用的焦虑、抑郁评估量表

1. Zung 抑郁自评量表　由美国杜克大学医学院的 Zung WWK 于 1965 年所编制的抑郁自评量表（self-rating depression scale，SDS）改编而成。含有 20 个项目，分为 4 级评分的自评量表。其特点是使用简便，并能相当直观地反映抑郁患者的主观感受。主要适用于具有抑郁症状的成年人，包括门诊及住院患者。只是对严重迟缓症状的抑郁评定有困难，同时 SDS 对于文化程度较低或智力水平稍差的人使用效果不佳。此量表极为简单，由 20 道题组成，是自己根据自己 1 周内的感觉来回答。20 个题目之中，分别反映出抑郁心情（8 项目）、身体症状（8 项目）、精神运动行为（2 项目）及心理（2 项目）方面的症状体验，因为是自我评价，不要别人参加评价，也不用别人提醒。如果是文盲，可以由别人给念题目，不由别人代答，由自己判定轻重程度。SDS 总粗分的正常上限为 41 分，分值越低状态越好。标准分为总粗分乘以 1.25 后所得的整数部分。

我国以 SDS 标准分≥50 为有抑郁症状。

2. Zung 焦虑自评量表系统　根据 Zung 于 1971 年编制的 "焦虑自评量表（self-sating anxiety scale，SAS）改编而成。含有 20 个项目，分为 4 级评分的自评量表，用于评出焦虑患者的主观感受。项目定义和评分标准采用 4 级评分，主要评定项目为所定义的症状出现的频度。其评分标准："1" 表示没有或很少时间有；"2" 表示小部分时间有；"3" 是相当多时间有；"4" 是绝大部分或全部时间都有。SAS 主要适用于具有焦虑症状的成年人。主要统计指标是把 20 个项目中各项分数相加，即得到粗分，然后用粗分乘以 1.25 后，去整数部分，就得标准分。如标准分＞45 分，提示有焦虑问题。

3. 贝克抑郁量表（Beck Depression Inventory BDI）　该量表把抑郁分为 3 个维度。①消极态度或自杀，即悲观和无助等消极情感；②躯体症状，即表现为易疲劳、睡眠不好等；③操作困难，即感到工作比以前困难。量表适用于成年人。包括 21 个项目，每一个项目筛查一个抑郁表现，21 个类别分别是：心情；悲观；失败感；不满；罪感；惩罚感；自厌；自责；自杀倾向；痛苦；易激动；社会退缩；犹豫不决；形象歪曲；活动受抑制；睡眠障碍；疲劳；食欲下降；体重减轻；有关躯体的健康观念；性欲减退。对每个类别的描述分为 4 级，按其所显示的症状严重程度排列，从无到极重，级别分为 0～3 分，BDI 总分 60 分。≤4 分为无抑郁；5～13 分为轻度；14～20 分为中度；≥21 分以上为重度，提示患者有显著临床抑郁表现。

4. 状态-特质焦虑量表（the spielberger state-trait anxiety inventory state and trait，STAI-S and STAI-T）　该量表由 Charles Spielberger 等编制，把焦虑分为焦虑状态（state anxiety）和特质焦虑（trait anxiety）。前者（STAI-S）测量由应激事件引起的一过性焦虑情绪状态，如心脏手术引起的术前和术后焦虑。STAI-T 反映了相对持久的个人焦虑倾向和人格特质。第 1～20 项为状态焦虑量表（STAI-S），其中一半为描述负性情绪的条目，另一半为正性情绪条目。主要用于评定即刻的或最近某一特定时间或情景的恐惧、紧张、忧虑和神经质的体验或感受，可用来评价应激情况下的状态焦虑。第 21～40 题为特质焦虑量表（STAI-T），用于评定人们经常的情绪体验，其中有 11 项为描述负性情绪条目，9 项为正性情绪条目。STAI 每一项进行 1～4 级评分，由受试者根据自己的体验选择最合适的分值。

5. 医院焦虑抑郁量表（hospital anxiety and depression scale）　该量表由 Zigmond 和 Snaith 提出，为住院患者所设计，可供内科门诊筛查焦虑和抑郁的简易自评量表。包含 14 个项目，7 个测量焦虑，7 个测量抑郁，检查的症状为最近 7d 出现的改变。每一个项目有 4 个选项，按 0～3 分 4 级记分。各研究中所采用的Ⅰ临界值不尽相同。按原作者的标准，焦虑与抑郁两个分量表的分值划分为：0～7分属无症状；8～10分属症状可疑；11～21分属肯定存在症状。1988年Barczak用8分作为临界值，用DSM-Ⅲ诊断作为金标准，发现其对抑郁和焦虑的灵敏度分别为82%和70%，特异性各为94%和68%。但1994年Silverstone发现，采用8分作为临界值，HAD预测DSM-Ⅲ-R抑郁症的灵敏度尚能令人满意（在综合医院和精神科中分别为100%和80%），但其特异性却只有17%或29%。

6. 流调中心用抑郁量表（center for epidemiological studies-depression，CES-D）　CES-D是Radloff通过对大量临床文献及已有量表做因子分析后提出来的，条目反映了抑郁状态的6个侧面，即抑郁心情、罪恶感和无价值感、无助与无望感、精神运动性迟滞、食欲丧失、睡眠障碍。CES-D共有20个条目，代表了抑郁症状的主要方面。特别为评价当前抑郁症状的频度而设计，着重于抑郁情感或心境。

7. 汉密尔顿抑郁量表（hamilton depression scale，HAMD）　HAMD由Hamilton于1960年编制，是临床上评定抑郁状态时应用得最为普遍的量表。本量表有17项、21项和24项等3种版本。HAMD大部分项目采用0～4分5级评分法。各级的标准为：0为无；1为轻度；2为中度；3为重度；4为极重度。少数项目采用0～2分3级评分法，其分级的标准为：0为无；1为轻～中度；2为重度。按照Davis的划界分，总分超过35分，可能为严重抑郁；超过20分，可能是轻或中等度的抑郁；如小于8分，患者就没有抑郁症状。一般的划界分，HAMD17项分别为24分、17分和7分。HAMD评定方法简便，标准明确，便于掌握，可用于抑郁症、躁郁症、神经症等多种疾病的抑郁症状之评定，尤其适用于抑郁症。然而本量表对于抑郁症与焦虑症，却不能较好地进行鉴别，因为两者的总分都有类似的增高。

8. 患者健康状况问卷-9（patient health questionnaire depression module，PHQ-9）　PHQ-9是哥伦比亚大学Robert Spitzer教授于20世纪90年代中期发展出的精神障碍初级保健评估（primary care evaluation of mental disorders，PRIME-MD），是一个简明、自我评定的工具，经反复实践与应用，现已被翻译成好几种语言，广泛应用于初级卫生保健研究与实践，作为抑郁症的一种筛查工具。PHQ-9是基于美国精神障碍与统计手册第4版（DSM-Ⅳ）而制订的，问卷的9个条目是DSM-Ⅳ关于重症抑郁症症状学诊断标准的9个抑郁症状组成：①愉快感丧失；②心情低落；③睡眠障碍；④精力缺乏；⑤饮食障碍；⑥自我评价低；⑦集中注意力困难；⑧动作迟缓；⑨消极观念。评分采用0～3分4级评分法，总分为27分，PHQ-9≥15分为阳性。

四、认知功能评估

心脏手术后认知功能障碍（POCD）的发病率在术后 1 周 POCD 为 4%～47%，可降低心脏手术的质量，影响患者术后的生活质量。术前准确评估患者的认知水平，尽早识别和干预认知功能障碍，可能延缓甚至阻止术后认知功能障碍的发生，具有重要的临床和社会意义。

（一）术前认知功能障碍的评估步骤及流程（图 8-1）

（1）首先确认有无认知功能障碍。

（2）区分是轻度认知功能障碍（MCI），还是血管性认知功能障碍（VCI）。

（3）确认有无痴呆。

（4）如有痴呆，区分是哪种类型。

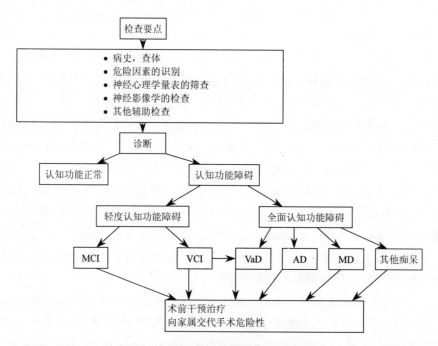

图 8-1　术前认知功能障碍的评估流程图

（二）认知功能和认知功能障碍的概念

认知是人类心理活动的一种，是指个体认识和理解事物的心理过程。包括对自己与环境的确定、感知、注意、学习和记忆、思维和语言等。认知功能由多个认知域组成，包括记忆、计算、时空间定向、结构能力、执行能力、语言理解和表达及应用等方面。如果其中某一个认知域发生障碍，就称为该认知域的障碍，如记忆障碍、计算障碍、定向障碍等。如果多个认知域发生障碍，则称为认知功能障碍。

轻度认知障碍（MCI）是指一般认知功能正常，日常生活能力正常，不够痴呆诊断标准并除外任何能导致脑功能紊乱的躯体和精神疾病。MCI包括3个亚型：单纯的遗忘型（a-MCI）、单一的非记忆认知损害（sd-MCI）和轻微的多方面认知损害（md-MCI）。

"痴呆是因脑部疾病而引起的一种综合征，通常为慢性、进行性的，多种较高级的皮质功能均受损害，意识仍然存在。"上述描述是WHO的ICD-10中有关痴呆的一部分定义。从中我们可以看出痴呆具有3个基本特征：①痴呆是获得性的认知功能的全面减退，是在原有水平上的降低；②多为进行性和不可逆的病程（超过6个月）；③诊断必须在没有意识障碍的情况下做出。痴呆的损害包括多个认知域，最重要和最基本的是记忆，但并非所有的痴呆在早期就损害记忆，如血管性痴呆早期主要损害执行功能。除了记忆以外，痴呆还损害其他认知功能，如时空间障碍、语言理解和表达障碍、执行功能障碍等。此外，痴呆还影响患者的职业、社会和日常生活能力，有时还伴有精神行为异常。因此，痴呆是比轻度认知障碍远为广泛和严重的临床情况。

目前痴呆有多种病因，但最主要的是两大类原因：一类是变性性痴呆，包括阿尔茨海默病（AD）、额颞叶痴呆、路易体痴呆（LBD）等；另一类是血管性痴呆（VaD），包括多发梗死性痴呆（MID）、脑淀粉样血管病、动脉硬化性白质脑病（binswanger）等。另外，还有一类是指AD和VaD合并存在的痴呆，通称为混合性痴呆（mixture dementia，MD）。

鉴于血管性痴呆概念的不足，Hachinski和Bowlerl于1993年提出血管性认知障碍（VCI）这个更广泛的概念，并被广为接受。而VCI提出也是缘于对血管性痴呆的早期防治的迫切需要。VCI是指由脑血管病危险因素（如高血压、糖尿病、高脂血症等）明显（脑梗死和脑出血等）或不明显（白质疏松和慢性脑缺血等）脑血管病引起的从轻度认知障碍到痴呆的一大类综合征。目前认为VCI包括3种情况：非痴呆血管性认知障碍（VCIND）、血管性痴呆和伴有血管危险因素的阿尔茨海默病。这个概念包括的范围更加广泛，涵盖了血管性认知损害从轻到重的整个发病过程，尤其是VCIND的提出，提示人们把重点放在VCI早期诊治上来，使患者在发展为血管性痴呆之前就得到干预治疗，因为随时间推移和病情发展，多数VCIND将发展为血管性痴呆。

（三）认知功能障碍的危险因素

1. 可干预的危险因素

（1）高血压：一项群体前瞻性研究发现，高收缩压是血管性痴呆的独立危险因素。收缩压降低7mmHg且舒张压降低3.2mmHg持续3.9年以上，能使痴呆的发生率减少 50%。Kivifelto 等通过 21 年的前瞻性研究发现，中年（50 岁）高血压病患者和老年（70 岁左右）易患 AD 和 MCI，血压越高，危险性越大。认知功能检查发现，中年高血压病患者延迟回忆能力明显不如对照组。其原因可能是高血压导致动脉硬化和微血管病变，使脑灌流不足，导致脑萎缩，也可导致血管自主调节功能丧失而引起白质病变。总之，高血压通过影响脑代谢和破坏脑结构而损害认知功能。

（2）糖尿病：可通过多种协同机制促进微血管病变，导致大脑皮质血流降低而使认知功能减退。糖尿病是心、脑血管病独立的危险因素，也是 VCI 明确的危险因素，与糖尿病的大血管、微血管的并发症有关。糖尿病与代谢和血流动力学障碍有关，引起大小动脉病变，导致脑血流量下降和血管反应下降，这些病理改变可能引起缺血和缺氧。Hassing 等通过对 702 例 80 岁以上老年患者的研究发现，2 型糖尿病患者患血管性痴呆的可能性是非糖尿病患者的 3 倍。不同类型糖尿病的认知损害可能有所不同，1 型糖尿病患者易有精神运动反应速度减慢和心理适应能力降低；而 2 型糖尿病患者则有学习、记忆、心理适应性和精神运动反应速度的损害。

（3）高脂血症：高胆固醇血症（总胆固醇≥6.5 mmol/L）与 AD 和 MCI 明显相关，胆固醇水平越高，病情越重。高脂血症可加速动脉硬化进展，亦可以直接影响与认知功能有关的神经元变性，从而导致认知功能降低。

（4）心脏病：包括心肌梗死、心房颤动、充血性心力衰竭，这些心脏病均为脑卒中的高危因素，可间接影响认知功能。心脏病患者心排血量减少导致脑组织低灌注可能是脑损伤和认知功能障碍的机制之一。

（5）吸烟与饮酒：研究发现，吸烟、大量饮酒都会增加卒中的危险，并与卒中后的认知功能障碍相关。Donnan 等则认为，吸烟史达 40 年以上者发生血管性痴呆大约是不吸烟者的 3.5 倍，大量长期饮酒也易发生血管性痴呆。

（6）激素和维生素水平：研究发现，过多的多饱和脂肪酸摄入和多种维生素（如抗氧化剂，维生素 C、维生素 E，胡萝卜素和 B 族维生素）相对摄入不足，都是血管性痴呆的高危因素。近年来临床随机对照发现，服用雌激素可改善部分患者注意力和词语记忆力。叶酸和维生素 B_{12} 都是同型高半胱氨酸（Hcy）合成蛋氨酸的辅酶，二者缺乏可引起有神经血管毒性作用的 Hcy 升高。同型半胱氨酸升高是脑血管病的一项独立危险因素，与卒中发病相关。一项前瞻性研究发现，高同型半胱氨酸血症是痴呆及阿尔茨海默病独立的、强有力的危险因素。Kim 等还发现高同型半胱氨酸血症和 VCI 亦相关。

2. 不可干预的危险因素

（1）年龄和性别：研究表明，与年龄有关的认知功能损害主要反映在记忆力、学习能力、语言表达能力、视觉空间能力、心理反应速度等。血管性痴呆的发病率随年龄增长而成倍增加，在 55 岁以上的人群中，年龄每增加 10 岁，痴呆患病率则增加 1 倍。在性别方面男性比女性的发病率高，这可能与男性缺血性脑血管发病率高于女性有关。

（2）文化程度：这是影响认知功能很重要的因素。文化程度低或文盲血管性痴呆的发病率高，可能与其脑神经突触较少有关。

（3）遗传基因：载脂蛋白 Eε4（ApoEε4）基因通过促进β类淀粉蛋白（Aβ）的沉积和 tau 蛋白的异常磷酸化，增加携带者患 AD 的危险性，使发病年龄提前，是 AD 的危险因素。同样，ApoE ε 4 也是 MCI 的危险因素，使携带者患 MCI 的风险增加 2～3 倍。Folin 等发现，ApoE ε 4 可增高血浆总胆固醇和低密度脂蛋白水平，从而加速动脉粥样硬化的形成，提高 VCI 患病危险。谷胱甘肽 -S-转移酶 1（GSTO1）基因增加血管性痴呆的危险性，并发现此基因型的痴呆患者脑脊液胆固醇水平降低。亚甲基四氢叶酸还原酶（MTHFR）基因 T 等位基因阳性患者发生血管性痴呆的危险性增加。血管紧张素转换酶（ACE）基因 D 等位基因能增加 74 岁以上老年人痴呆的发病率。

（4）心理社会因素：分居、离婚、丧偶对老年人的认知功能下降有促进作用，提示老年情感不足可加速衰老。老年人视听缺陷可造成与外界接触减少，继而信息量下降，大脑的积极活动减少，造成废用性衰退。

（四）认知功能障碍的诊断

1. 痴呆的诊断标准　根据美国精神医学会的精神障碍诊断统计手册第 4 版（DSM-Ⅳ）规定的 AD 型痴呆的诊断标准为：

（1）发生多方面认知缺陷，表现为：记忆缺损，如学习新信息的能力缺损或不能回忆以前所学到的信息；至少下列认知障碍之一：失语、失用、失认、执行管理功能的障碍，即计划、组织、安排次序、抽象。

（2）符合以上①②的认知缺陷导致社交或职业功能的缺陷，并可发现功能明显不如以前。

（3）病程的特点是逐渐起病，继续减退。

（4）符合上述①②的认知缺陷，并非由于下列原因：其他能导致记忆与认知进行性缺陷的中枢神经系统情况，如心血管疾病、帕金森病、亨廷顿病、硬膜下血肿、正常压力下脑积水、脑瘤等；已知能导致痴呆的系统性疾病，如甲状腺功能减退、维生素 B 或叶酸缺乏、烟酸缺乏、低血钙、神经梅毒、HIV 感染等。

（5）这些缺陷并非由于谵妄所致。

（6）此障碍并非由于其他精神障碍所致，如重度抑郁、精神分裂症。

2. 轻度认知障碍（MCI）的诊断标准　指有明显的主观与客观的记忆障碍，或轻度其他认知功能障碍，不影响日常生活，无痴呆，处于正常衰老与轻度痴呆之间的一种临床状态。修改后的 MCI 诊断标准为：

（1）记忆障碍，至少由以下 1 项确定：患者本人有记忆主诉；患者家属或其他知情者（包括同事、朋友、医师）认为其有记忆障碍。

（2）具备下列 4 项：日常生活正常；总体认知水平正常（和对照组评分相差在 0.5s 以内）；记忆测查异常（和对照组评分相差在 1.5s 以下）；不够痴呆诊断标准。

（3）研究小组成员仔细检查患者后，结合临床、神经心理和辅助检查，一致同意诊断。

3. 血管性认知障碍（VCI）的诊断标准　目前多采用 Rockwood 等提出的相对可操作的诊断标准。

（1）患者有获得性认知障碍，根据病史推断比以前的认知功能下降，并得到认知检查证实。

（2）临床特点提示为血管源性病因，并至少满足以下 8 项中的 2 项：急性起病；阶梯式恶化；波动性病程；有自动恢复期；起病或加重与卒中或低灌注有关，如心律失常、术中低血压；局灶性神经系统症状；局灶性神经系统体征；认知检查正常，但个别项目受损。

（3）影像学检查提示为血管因素：1 处或多处皮质或皮质下卒中或出血；腔隙性梗死；白质缺血性改变。

（4）VCI 可单独出现，也可与其他痴呆形式并存。

（5）VCI 可符合或不符合（基于 AD 的）痴呆诊断标准；混合型痴呆的典型表现是既有 AD 表现，又有临床和（或）影像学缺血病灶。

（6）VCI 可呈现以下影像模式的 1 种或几种组合：多发性皮质性卒中；多发性皮质下卒中；单个关键部位卒中；脑室周围白质改变；未见病灶。

患者如符合以上条件而未达到痴呆，则诊断为非痴呆血管性认知障碍（VCIND）；如符合以上条件及痴呆诊断标准，则诊断为血管性痴呆（VaD）；如果病程提示痴呆（AD）且有局灶性症状和体征，或影像学检查提示脑缺血，则诊断为混合型痴呆（MD）；如 AD 患者仅有血管性危险因素，则不能诊断为混合型痴呆。

4. VCI 和 MCI 的鉴别　VCI 和 MCI 的鉴别非常困难，因为它们之间有很多共性的东西。首先它们都有认知障碍，但是 VCI 为血管源性的从轻度认知障碍到痴呆的一大类综合征，而 MCI 主要指由变性引起的不到痴呆程度的轻度认知障碍。两者的鉴别点主要在于以下几点。

（1）症状，MCI 多为记忆力下降，轻度 VCI 多为认知，如注意力、执行功能的障碍。

（2）病程，MCI 波动性少而 VCI 波动性大。

（3）病因，MCI 为变性引起，而 VCI 为血管源性疾病。

（4）概念，一般认为 MCI 可能为 AD 前的过渡状态，而 VCI 为血管源性的各种认知障碍一直到痴呆。

（5）治疗效果，MCI 目前尚不知，轻度 VCI 治疗效果相对较好。

（五）神经心理学量表的测查

目前为止认知功能障碍的诊断尚无具体的生物学实验室检查方法，其诊断还需借助各种神经心理学量表。近 10 余年来，有关认知功能障碍的筛查、诊断和鉴别诊断的各种神经心理学简易量表因其结构简单、检查及评分方便、易于规范化及数量化、花费时间少等优点，在认知功能障碍的研究和临床工作中愈来愈得到广泛应用。

神经心理学量表的种类繁多，常用的量表总的可分为两类：单项认知测验量表和成套认知测验量表。单项量表主要是针对某一种功能进行测查，较局限，操作简便，易被患者接受。成套量表包括多项测验，全面检测患者脑功能损害的程度和范围及多方面的心理功能，对认知功能评价全面，但操作时间较长，患者需有一定的随从性。

神经心理学量表按照测验的内容可分为认知功能检查量表、日常生活功能检查量表和精神行为症状检查量表等。认知功能检查量表按照用途又可以分为以下几类：筛查测验量表、诊断测验量表、鉴别诊断量表。

1. 总体认知功能评价筛查量表

（1）简易智能精神状态检查量表（mini mental status examination，MMSE）：是由 Folstein 等设计的痴呆筛查量表，是国际上最具影响力的认知缺损筛查工具。包括定向、记忆、计算、语言、视空间、运用及注意等方面的测试，共 11 个项目，总分 30 分，测试时间不应超过 30min。MCI 的界定值根据地域和受教育程度的不同，有 26 和 27 截断点之分。MMSE 对痴呆诊断的敏感性可高达 1.0，特异性 0.98，重测信度 0.80~0.99，施测者之间信度 0.95~1.00。但其作为 MCI 的筛查工具，并不具有特异性，如 Strain 报道，MMSE 识别 MCI 的敏感性仅为 0.52，且易受受试者教育程度的干扰。

运用 MMSE 评估中需注意的问题：①MMSE 以总分为分析指标，不能把单项分值视为相应的认知功能表现。②但评价分数受到年龄和教育的影响，文化程度较高的老年人可能有假阴性，文化程度低的可能出现假阳性。③被试者应在宽松、舒适的环境下进行，避免给被试者施加压力而影响结果。④受语言的影响大，带有方言者可能会出现假阴性或假阳性。⑤语言测查的项目较多，主要对测查左侧大脑半球病变所致的认知功能障碍较敏感，而对额叶及右半球病变所致的认知功能障碍不敏感。

（2）长谷川痴呆量表（HDS）：由 Hasegawa 于 1974 年编制，1911 年修订。它包含时间和地点定向、命名、心算、即刻和短时听觉词语记忆，与 MMSE 相似，但是无复述、理解指令、结构模仿 3 项，增加了倒背数字、类聚流畅性、实物回忆 3 项，满分 30 分。在类聚流畅性测验，从语义类别中列举例子比从词形、语音类别中列举例子更困难。由于汉语的音、形、义分离，同音字较多，方言繁杂，文盲和低教育老人较难完成听觉词语记忆，HDS 中文修订版采用视觉实物记忆更易为国内受试者接受、更少受教育程度影响，但是缺点是不能做记忆策略和机制分析。它的优点是适合于东方人使用，敏感性和特异性比较高，但是 MMSE 的上述缺点 HDS 也同样存在。

（3）常识-记忆力-注意力测验（IMCT）：又称 Blessed 痴呆量表，由 Blessed 等于 1986 年编制，是一种常用的筛查认知功能缺损的短小工具。主要检查近记忆、远记忆和注意力，这些能力常在痴呆早期即受累，测验敏感性较好。经改良的中文版共 25 项，涉及常识、定向、记忆、注意。其中 10 项与 MMSE 完全一样。社区老年人群对 IMCT 各题的正确应答率为 22.0%～99.4%，量表内部一致性良好。IMCT 与 MMSE、长谷川痴呆量表的平行效度良好。按错误数计分法的分界值，文盲组为 17/18 分，小学组 13/14 分，中学以上组 8/9 分。按正确数计分法的分界值，文盲组为 12/13 分，小学组 14/15 分，中学以上组 16/17 分。痴呆筛查诊断的敏感度为 83.0%，特异度为 75.0%。

（4）7min 筛查：该量表是在众多认知功能检查项目中筛选出 4 个敏感的测验组成一个简短量表，包括提示回忆试验、定向力测验、语言流畅性测验、画钟测验。它的平均检查时间为 7min42s，由此得名 7min 测验。它的优点包括敏感性和特异性高，分别达到 92% 和 96%；重测信度好，时间重测信度 0.91，评定员重测信度 0.92；不受年龄、性别、教育水平影响；对极轻、轻度、中度的患者有很高的敏感性和特异性。它需要较少的培训和临床经验，占用时间短，是简洁、有效的早期痴呆筛查工具。

（5）认知能力筛查量表（CASI）：CASI 是由美国加州大学李眉教授编制，包括定向、注意、心算、远时记忆、新近记忆、结构模仿、语言、类聚流畅性和概念判断等 9 个因子，共 20 题，检查时间 15～20min。CASI 总分 100 分，得分可换算为 MMSE，HDS 的分数。有中、英、日、西班牙等不同语言版本，可用于不同文化背景的比较。结果显示，该测验在评定员之间的 Kappa 一致性为 0.86，信度系数 Cronbach α=0.90。测验总分与简易智能速检量表的相关系数为 0.87，与痴呆简易筛查量表的相关系数为 0.89。作者将时间定向、类聚流畅性、即刻与短时听觉词语记忆组成 CASI 简式，其敏感性和特异性高于 MMSE 和 HDS。CASI 具有良好的信度与效度，通用性强，值得在临床及流行病学调查中推广应用。

（6）老年人认知功能下降知情者问卷（IQCODE）：IQCODE 是由澳大利亚学者 Jorm 编制的痴呆问卷，通过询问了解患者情况的知情者来完成，评价患者认知功能比 10 年以前下降的程度。它原来有 26 个问题，后来作者选取 16 个阳性率高的问题制作了一个简短版本。每一问题分 5 级评分，最后计算总平均分，若有未回答的问题，则这一问题不参加计分。它采用简短问答的形式，没有操作性的内容，所以适合于电话筛查和信函筛查。国内用于电话筛查结果显示 IQCODE 面访和电话访问评分的相关系数为 0.91。以 3.40/3.43 分界值，IQCODE 面访的敏感性和特异性分别为 89.2% 和 82.5%；电话访问的敏感性和特异性分别为 88.9% 和 83.6%。它具有以下优点：①检查认知功能下降的幅度，而不是检查当时的认知功能状态。②受文化背景、教育程度影响小。③可用于电话筛查，简便易行，不需要特殊培训。④通过询问知情者来完成，对患者自尊伤害小。

（7）蒙特利尔认知评估（MoCA）量表：由加拿大 Nasreddine 等根据临床经验并参考 MMSE 的认知项目和评分而制定，2004 年 11 月确定最终版本。是一个用来对认知功能异常进行快速筛查的评定工具。包括了注意与集中、执行功能、记忆、语言、视结构技能、抽象思维、计算和定向力等 8 个认知领域的 11 个检查项目。完成 MoCA 检查大约需要 10min。本量表总分 30 分，量表设计者的英文原版应用结果显示，MoCA 评分痴呆为 11.4～21.0，MCI 为 19.0～25.2，二者之间有一定的重叠，如果受教育年限≤12 年则加 1 分，最高分为 30 分。≥26 分属于正常，MoCA 的敏感性较高，覆盖重要的认知领域，测试时间短，适合临床运用，英文原版应用结果提示信度和效度好于 MMSE，目前国内的常模及信效度分析尚在进一步进行中。MoCA 目前多用于轻度认知障碍的筛查。但 MoCA 量表同样也会受到教育程度的影响，文化背景的差异、检查者使用 MoCA 的技巧和经验，检查的环境及被试的情绪及精神状态等均会对 MoCA 的分值产生影响。另外，MoCA 只能作为 MCI 和 AD 诊断的筛查工具，对痴呆的病因诊断方面作用有限，MoCA 用于痴呆疗效的评定尚有待于进一步评价。

（8）严重障碍量表（SIB）：该量表是针对已无法完成标准神经心理学量表的认知障碍患者而设计的，它弥补了其他认知功能检查量表所不能兼顾的认知障碍群体，采用一系列的低水平作业来检查这些患者的行为和认知缺陷。该量表以严重痴呆患者为主要测试对象，测试内容相当简短。该量表在中国使用权已由丹麦灵北药业公司购买。

（9）简短认知能力测试（SKT）：是测查记忆和注意认知损害的评估工具，包括9个不同的子测试，主要测试记忆、注意、相关认知功能、执行速度等方面。每个测试限制在60s，整个试验不超过10～15min，评分简单易学。Flaks等用SKT在巴西人群中筛查MCI，证实其有高度的内部一致性，总体得分和MMSE、画钟测验（CDT）显著相关，也受受试者教育程度的偏倚影响。已有葡萄牙语、德语、英语等版本。

（10）尝试联合量表筛查MCI：2004年以后，国外专家对MCI的筛查研究逐步深入，向联合筛查发展，主要是MMSE和其他认知测试的联合筛查，然后综合分析结果，此联合使用对MCI测查的敏感性特异性明显上升。但测试相对增多，评分要综合考虑。

MMSE和画钟测验（CDT）联合筛查：Ravaglia等证实MMSE和CDT（Sunderland评分）联合使用，对多方面认知领域损害的MCI有较高的敏感性（0.75）和特异性（0.69），而MMSE和CDT单独使用时对MCI特异性可达0.80，但敏感性低于0.50，故主张联合使用，然而将MMSE和CDT联合作为MCI常规筛查还需进一步验证。

认知能力筛查试验（CCSE）和MMSE结合组成CMC（两者缩写）筛查。Xu等发现MMSE、CCSE、CMC对MCI的测查敏感性分别为0.61、0.74、0.83，最低特异性0.80，在保持特异性不变时，CMC比MMSE和CCSE单独使用，敏感性要高。CMC是客观实用的MCI筛查工具，缺点是比单一工具相对冗长和烦琐，而且评分分成两个量表。

两步筛查法：第一步通过邮寄问卷筛出记忆下降的老年人，接着电话访谈和10个单词学习测试评估其记忆和认知状态，缩小筛查范围；第二步面对面地用MMSE和语言学习听力测试（AVLT）进行评估，可准确筛查一般老年人群中的MCI。缺点是工作相对烦琐，测试时段较长。

简短问卷筛查测试：Li等报道了采取简短记忆问题（IRMP）和日常生活活动量表中的4个条目（IADL）的组合方法筛查MCI，IRMP指简短询问有无记忆下降问题；IADL的内容包括使用电话、自我用药、处理自己的钱财、使用公共车辆能力。二者联合使用对MCI的鉴别，工作曲线下面积（AUC）由分别的0.795和0.796上升到0.872，敏感性和特异性提高到0.865和0.795，达到较理想的筛查水平，建议作为MCI的筛查工具使用。

对于认知功能的筛查量表还有很多，不胜枚举，这类筛查量表共同的特点是简易、耗时短、检测者易掌握、易被患者接受，常用于初步的筛查，而非最后诊断。但其测验项目少，代表性差；评分易受年龄、文化教育水平、躯体疾病和感觉障碍等因素影响，假阳性率较高；难以鉴别各种不同类型的痴呆。它们各自有自己的特点，实际应用中可以根据不同的需要来选择。

2. 总体认知功能评价诊断量表

（1）韦氏成人智力量表（WAIS）：该量表是目前国际心理学界公认的比较好的智力测验工具。在我国由湖南医科大学龚耀先教授主持修订，称为"修订韦氏成人智力量表"（WAIS-RC）。WAIS-RC 包括 11 个分测验，分文字和非文字两部分。文字部分称为言语测验，包括知识、领悟、算术、相似性、数字广度及词汇 6 个分测验；非文字部分称为操作测验，包括数字符号、图画、填充、摆木块图、图片排列、图形拼凑 5 个分测验。整套量表操作时间较长，此量表适宜在科研工作中使用，其中部分分测验，如摆积木、数字广度等，可以在临床单独使用。

（2）Luria-Nebraska 成套测验（LNB）：由苏联心理学家鲁利亚（A.R.Luria）制订，是经过大量脑损伤患者定位、定性诊断的临床实践中总结而成的一套神经心理检测技术。我国由徐云和龚耀先于 1986 年进行了一次修订，已制定了一套地方性常模。成人版测验由以下 11 个分量表共 269 个项目组成。

（3）剑桥老年人精神疾病检查法（CAMDEX）：CAMDEX 由英国 Roth 等于 1986 年编制，其目的是提供一个标准化的诊断工具。将临床诊断过程中的所有资料表格化、量表化，包括现病史、查体等 8 个部分，剑桥认知功能检查（CAMCOG）是其中的认知功能检查部分。CAMCOG 包括 MMSE 所有题目，并对测验的能力和测验的详细程度有所增加，它测定的功能有定向、言语、记忆、运用、注意、抽象和感知能力。CAMCOG 对早期痴呆患者的认知损害比较敏感，不易产生天花板效应。此量表信度和效度均较高，可以将轻度认知功能障碍与正常人区别开来，其包含的认知领域更为广泛；但其在一定程度上仍受年龄、教育文化程度的影响，其侧重点仍是 AD 及皮质功能等。目前很多研究者已将其应用于脑卒中后认知功能障碍的筛查及早期诊断，证明 CAMCOG 较 MMSE 敏感性和特异性均高，着重于局部认知功能障碍的评价，用于评价血管性痴呆是可行的。

（4）阿尔茨海默病联合登记研究量表（CERAD）：CERAD 在 20 世纪 80年代后期制定了一套标准化的 AD 诊断用神经心理测验方法，用于开展合作研究，包括华盛顿大学医学院、麻省总医院在内的 16 个医疗中心参加。它建立了一整套临床与神经心理的标准化评价方法，同时还包括神经病理学、神经影像学等检查的方法与评判标准，其中的神经心理测验部分包括言语流畅性测验、命名测验、词表记忆与再认、结构测验、Shipley Hartford 单词表、词语配对联想学习测验、Nelson 成人阅读测验、连线测验 A 与 B、手指敲击测验、画钟测验。它类似于 CAMDEX，有自己的常模资料。目前有越来越多的研究采用了这组评定工具，被翻译成德文、葡萄牙文、韩文等语言版本。

（5）痴呆问卷（DQ）：DQ 由 Silverman 等在 1986 年编制，最初用来面访采集病史。Kawas 等在 1994 年改编用于电话筛查痴呆。DQ 包括两大部分：一部分用来筛查痴呆；另一部分用以区分痴呆类型。它要求临床医生来进行评定，时间为 20～40min。Kawas 等报道了敏感性和特异性分别为 100% 和 90%，重测信度 0.83。作为诊断工具 DQ 能相对特异地识别 AD，这是一般的神经心理检查难以做到的。它的不足之处是要求由有经验的临床医师来评定。

（6）扩充的痴呆量表（ESD）：ESD 是由 Hersch 于 1979 年在 Mattis 痴呆量表的基础上修改、扩充而成，目的是用于鉴别痴呆与非痴呆、评定病情严重程度和病程进展。测验内容包括学习、注意、记忆、定向计算、抽象思维、语言能力和空间结构等方面，每个方面含有多个题目，可以计算 8 个分测验分数。全套测验 23 个题目，总分为 250 分。国内修订版的界限值按照文盲至大学，分别为 154、192、208、217 分。ESD 分半信度系数达 0.9，内部一致性系数 0.69～0.78，患者的正确划分率 97%。ESD 对轻度痴呆较其他量表敏感性要高，与临床诊断的符合程度达 85.4%。测验成绩能反映痴呆病情发展变化，但是在老年性痴呆和血管性痴呆等不同病因组之间无显著差异。它可作为全面评价智能状况的工具，而对病因鉴别的帮助不大。

（7）阿尔茨海默病评定量表-认知分量表（ADAS-cog）：由 Rosen 等在 1984 年修订，用于评估阿尔茨海默病的认知功能，目前作为药效评估工具已得到广泛使用，也是美国 FDA 推荐的 AD 疗法评价的金标准，同时对 VD 也有效。它评价了记忆力、定向力、语言、构造性和行为，即可辅助诊断，又可评价疾病的进展。认知行为量表包括定向、语言、结构、观念的运用、词语即刻回忆与词语再认，共 11 题，费时 15～30 min，满分 70 分。对 AD 患者，检测者之间的信度为 0.99，间隔 1 个月再测相关性 0.92。

ADAS-cog 覆盖了 NINCDS-ADRDA 和美国 DSM-IV 有关痴呆诊断标准要求检测的主要认知领域，此量表现在是用于轻中度痴呆治疗药物的疗效评估的最常用量表，通常将改善 4 分作为治疗显效的判定标准，其可靠性和检测效力经过多中心临床研究的证明，是目前应用最广泛的抗痴呆药物临床试验的疗效评价工具。

运用 ADAS-cog 评估中需注意的问题：不适合极轻度和极重度的患者；没有检测执行功能障碍的项目，与 MMSE 一样，对额叶功能障碍者不够敏感，不能用于鉴别诊断；部分项目需要受试者有一定的阅读书写能力，故研究中健康老人与 AD 患者均需要选择教育程度在小学以上文化者。

其他的痴呆诊断量表，包括瑞文标准推理测验、Halstead-Reitan 神经心理学成套测验，多用于科研目的，临床应用较少。这些诊断量表的内容广度增加，效度比筛查量表提高。

3. 日常生活能力（ADL）评估量表 ADL 是评定躯体功能状况的常用指标，在老年医学中应用尤其广泛。痴呆的 ADL 评定有实际意义与可行性。首先，大脑功能障碍造成生活能力下降是痴呆诊断标准之一；其次，痴呆的进展多以生活能力的逐步下降为特征，而生活能力的恢复与改善可以作为治疗与干预手段的效果观察指标；最后，极重度的痴呆患者任何认知测验均不能完成时，ADL 可以反映病变的严重程度。ADL 可分为基本生活能力（basic ADL，ADL）和操作性能力（instrumental ADL，IADL）两组不同功能 ADL 的评定简单易行，无需受测者的配合，可由亲属、照料者等知情人提供信息，特别适用于被检者因躯体健康的原因难于配合测验的情况。

4. 精神行为评定量表 评定认知功能障碍患者精神与行为症状的量表较多，这类评定量表为观察患者的精神行为症状的变化和评价其治疗效果提供了比较客观的依据，特别是在临床药理学的研究中已被广泛采用。在这些量表中，阿尔茨海默病行为病理评定量表（BEHAVE-AD）、Cohen-Mansfield 激越问卷（CMAI）、加利福尼亚痴呆行为问卷（CDBQ）、Sandoz 老年临床评定量表（SCAG）和神经精神症状问卷（NPI），NPI 的信度和效度比较好，临床应用较多，在此简要介绍。

神经精神科问卷（NPI）是一个较新的用于脑功能异常患者精神心理学评定的工具，可用于评定痴呆患者出现的广泛行为问题。NPI 由 12 个行为领域构成，即妄想、幻觉、激越/攻击、抑郁/心境恶劣、焦虑、情感高涨/欣快、情感淡漠/漠不关心、脱抑制、易激惹、异常的运动行为、睡眠/夜间行为、食欲和进食障碍。NPI 评分的依据主要是与患者在一起生活的知情照料者的回答。如果没有知情观察者则这个工具不能用，或者必须修改。与照料者访谈时患者最好不在场，以便可以公开讨论患者在场时难以描述的行为。该量表具体使用方法由北京大学第六附属医院提供。

5. 痴呆程度分级量表

（1）全面衰退量表（GDS）：是由 Reisberg 等创立发展起来的一组分期方法，GDS 是 3 个量表中最基本的量表，也最为常用。从正常（无认知下降）到非常严重的认知下降分为 7 期，内容涉及记忆（即刻记忆、近期记忆和远期记忆）（1～7 期）、操作性日常生活能力（IADL）（3、4 期）、人格和情绪化（3、6 期）、日常生活能力（ADL）（5～7 期）、定向力（4～6 期）。该量表通过对患者和护理者进行访谈，进行评分分期，为非客观量表。

（2）临床痴呆评定量表（CDR）：该量表是医生通过与患者和其家属交谈中获得信息，加以提炼，完成对患者认知受损程度的评估，继而快速评定患者病情的严重程度。评定的领域包括记忆、定向力、判断与解决问题的能力、工作与社会交往能力、家庭生活与个人业余爱好、独立生活自理能力。以上6项功能的每一个方面从无损害到重度损害分5级，但每项功能的得分不叠加，而是根据总的评分标准将6项能力的评定综合成一个总分，其结果以0、0.5、1、2、3分表示，分别判定为正常、可疑、轻、中、重度损害等5级。

6. 鉴别诊断量表　因为认知功能障碍鉴别诊断需要综合参考患者所有的临床资料，单纯凭神经心理检查鉴别认知功能障碍，其能力有限。所以目前鉴别诊断量表非常少，主要用于鉴别 AD 和 VD。这类量表是以长期大量的临床观察为基础，根据不同病因痴呆的临床特点编制而成。

（1）Hachinski 缺血评分量表（HIS）：由 Hachinski 于 1976 年编制，由 13 个项目组成，满分 18 分，总分≥7 分为 VaD，总分≤4 分为 AD，二者之间为混合型。以后 Rosen 等对量表的计分法进行了修改，满分为 13 分，≥4 分属于 VaD。

（2）阿尔茨海默型痴呆临床特征调查表（IDCF-DAT）：IDCF-DAT 由 Cummings 于 1986 年设计，目的是为了区分 AD 和其他原因导致的痴呆。他认为典型的 AD 有明显的遗忘、失语、认知、视空间和人格障碍，晚期才出现运动障碍，以这一理论为基础编制了 IDCF-DAT。该调查表含有 10 个项目，5 个测定智力，5 个测定运动功能，每项评定为 0、1、2 分。评分越高说明越具有典型 AD 的特征，评分越低与 AD 偏离越大。以 14 分为分界值，可以识别 100% 的 AD 患者和 94%的非 AD 患者。此表适于已确定有中度痴呆，但原因尚不明确者作鉴别诊断用，对不典型的 AD 和混合性痴呆有局限性。

（3）抑郁自评量表（SDS）：该量表为患者自评量表，可衡量抑郁症状的轻重程度和变化，也可作为观察者使用的量表。评估患者的抑郁程度，目的在于区分抑郁症造成的假性认知功能障碍。

上述量表对于确定痴呆的病因方面作用有限，以后应深入研究不同类型痴呆各自的神经心理学特点，以便设计出更为有效的鉴别诊断量表。

7. 单项认知功能的评定

（1）执行功能：言语流畅性（VF）的测量工具包括词汇流畅性测验和语义流畅性测验。词汇流畅性测验在临床及科研工作中均常用，测试时要求被试者在 1min 内尽可能多地说出动物名称，如牛、马、羊……以正确说出动物名称的个数计分。继续要求被试者分别在 1min 内列举水果和蔬菜名称。3 次得分之和为本测验总分。阳性划分线按不同教育程度分别为：文盲组≤15 分；小学组≤20 分，中学或以上组≤25 分。语义流畅性测验又称作归类流畅性测验，被试者要把特定的词归属到同一语义类别中（如动物和食物）。对一个目标进行语义扩充主要依赖于对事物的记忆。因此，在语义流畅性测验中表现出来的差异可能反映的只是语义记忆问题而不是执行功能紊乱。词汇流畅性测验则主要用于评估执行功能紊乱。

连线测验（trail making test A and B）检查注意和运动速度，因简便易行，故广泛应用。它包括 2 种类型：A 型，一张纸上印有 25 个小圆圈，并标上数字 1～25，要求被试者尽快按数字顺序用直线连接 25 个圆圈。B 型，一张纸上印有 25 个圆圈，其中 13 个标上 1～13 数字，另外 12 个标上 A～L 诸字母，要求被试者顺序连接诸数字和字母，即 1-A-2-B-3-C……12-L-13 等，以完成时间评分。一般认为，A 型主要反映右大脑半球的功能，是反映较为原始的知觉运动速率，而 B 型反映左半球的功能，除了包含知觉运动率外，还包含有概念和注意转换的效应。本测验对弥漫性和一侧性脑损害较敏感，对额叶功能障碍的筛选也有价值。

（2）视空间能力：Rey 复杂图形测验是最常用的评估视觉空间结构能力和视觉记忆能力的测验，是 Rey1941 年设计，后由 Osterrieth 详尽阐述，将其标准化。此外，Rey 复杂图形测验记分系统可用来定量评估变形和位置错误及组织水平。

摆积木为韦氏成人智力量表中的一个分测验，测验视空间的分析和综合能力，对于老年痴呆的诊断有相当好的参考价值，在痴呆的筛查和诊断中经常单独使用。具体操作方法、评分标准参考韦氏成人智力量表手册。痴呆的临界划分线：文盲组<10 分；小学组<15 分，中学或以上组<20 分。

画钟测验（CDT）是用于注意力集中和结构性失用的神经心理学检查，方法是让受试者画一钟表，写上 12 个数字，指针指向 11 时 10 分。检测理解能力、计划性、视觉记忆、图形的重建能力、视空间功能、动作的执行功能、数字知识、抽象思维、注意力等。评分方法简单，Yamamoto 证实常用的 3 种评分法 Sunderl、Rouleau、Cahn 中，Cahn's 法在截断点为 7 时，对 MCI 有最高的检出率，敏感性 0.74，特异性 0.75，得分与 MMSE 的相关性为 0.8 以上，耗时短（1～5min），受受试者文化程度、种族语言、社会经济状况等因素的影响小，因此，适宜在不同种族人群中应用，但在低受教育程度者或上肢有残障者中单独作为痴呆筛查的工具时，其准确性较低。

（3）语言功能：选择 Boston 命名测验（BNT）15 项版作为检测命名障碍的方法。BNT 由 Kaplan、Good-glass 和 Weintraub 编制，1983 年发表时包括 60 幅线条图，后来被简化为 30 项和 15 项两个版本。研究发现，被简化的 30 项和

15 项两个版本具有较好的可靠性和有效性，可代替 60 项版本用作筛查工具。两者之间具有很高的相关性，其相关系数为 0.97。

（4）学习记忆能力：霍普金斯语言学习修正试验（HVLTR）作为评价字词学习成绩的首选，加州口语学习测验可作为替代，也可应用韦氏成人智力量表（WAIS）数字符号分项目中成对符号和数字的线索回忆。

提示回忆测试（ECR）包括自由回忆和提示回忆，提供给受试者 4 张卡片，每张 4 个黑白图，共 16 项。学习后先自由回忆，然后给予提示后回忆，最后根据受试者回忆的卡片数记分。Saka 等证实其是评价土耳其老年患者记忆损害的有价值的筛查工具，对 MCI 的识别，ROC 曲线下面积 0.625（ROC 曲线由不同诊断截界值的真阳性率和假阳性率构成的曲线，曲线下面积大小反映诊断价值的大小，其范围为 0.5～1）。耗时短，不受受教育程度的影响。

神经心理量表是测查认知功能障碍的得力工具，它除了简便、易行、省时、易于推广等优点外，还有规范化和数量化两个最大优点。这些决定了量表在认知功能障碍诊断中的重要应用前景。认知功能检查会受到年龄、教育、性别的影响，躯体状况不佳、情绪障碍、意识不清、受试者不配合等都可影响认知检查结果，在分析结果时要综合考虑。认知评定只能作为痴呆临床诊断的辅助工具，必须结合日常活动能力量表、非认知行为量表、总体严重度量表等神经心理学评定工具综合判断。要以临床检查为核心，参照脑影像学、电生理学、生化学检查结果，判断量表检查结果的意义，最后确诊依赖于临床资料的综合分析随访和病理检查。

（六）影像学诊断

1. 结构性磁共振成像　结构性磁共振成像技术可以清晰地显示脑萎缩及脑室扩大等大体结构的变化。目前已有研究证明海马结构的实际大小与活体神经影像学相关，在活体通过神经影像学测定是否存在海马结构的萎缩可反映出实际组织学损伤及神经元丢失状况。

研究者发现，常染色体显性遗传的 AD 患者在临床出现认知功能障碍前，颞叶内侧结构萎缩的速率就与对照组存在差异。Erten-Lyons 等发现，监测 MCI 患者颞角体积的改变有助于鉴别稳定型 MCI 和向痴呆进展型的 MCI，研究显示海马结构越小，AD 转化率越高。Saka 等通过颞叶萎缩的钩间距（IUD）的测量分析得出 IUD 值在 28.3mm 时，其鉴别 MCI 和 AD 的有效率达 92.5%，且与 MMSE 量表的评价结果呈显著相关。朱以诚等对 45 例轻、中度 VaD 患者进行脑 MRI 或 CT 检查发现，小血管病变所致痴呆占 69%，大血管病变所致痴呆占 31%，其中以大脑后动脉分布区血管病变最多（6 例）。大血管分布区病变者的图形认知分数明显低于小血管病变者。病灶体积影响 VaD 患者认知功能的重要因素，但能够导致痴呆的最小梗死体积也不清楚。有研究显示，＞20ml 即肯定会有意义，＞100ml 导致痴呆。但是即使在明确的 VaD 患者中也有相当多的患者没有梗死灶。

2. 功能性磁共振成像

（1）磁共振波谱（MRS）：目前最常用的是 H-MRS，可以定量测量脑内不同部位的 N-乙酰天门冬氨酸（NAA）、肌酸（Cr）、肌醇（MI）和含胆碱化合物（Cho）等含量，其中用于 MCI 评价的主要是 NAA、Cr、MI。大多数研究发现，MCI 患者的大脑半球脑组织存在广泛的 NAA 含量减少。MI 含量增加，进展型 MCI 与稳定型 MCI 之间的 NAA/Cr 比率可存在明显差异。Kantarci 等对比研究了海马体积测量、单体素 H-MRS 及弥散加权成像（DWI）诊断 AD、遗忘型 MCI 和正常老年人的准确性，他认为后扣带回的 NAA/Cr 是鉴别 AD 和 MCI 最敏感的方法，将三者结合能够进一步提高诊断的敏感性。Modrego 等提出，左侧枕叶皮质的 NAA/Cr 比值≤1.6 时预测 MCI 发展为 AD 的敏感性为 100，特异性为 75。

（2）灌注加权成像（PWI）：PWI 通过测量脑组织的相对脑血流量（rCBF）、相对脑血流容积（rCBV）和平均通过时间（rMTT）等参数来观察脑微循环灌注量。根据成像原理分为顺磁性对比剂（如 Gd-DTPA）增强 MR 和动脉自旋标记技术成像。目前，广泛采用的是 Gd-DTPA 增强 MR 成像，PWI 在 MCI 领域的应用还较少。PWI 可作为评价 MCI 的一种方法，双侧颞顶叶 rCBV 降低对 MCI 患者的敏感性为 90。Johnson 等研究表明，采用动脉自旋标记 PWI，发现 MCI 患者的右侧顶叶下部血流灌注减低，这与单光子发射计算机断层成像术（SPECT）和正电子发射断层成像术（PET）脑血流显像的结果相似。

（3）弥散加权成像（DWI）和扩散张量成像（DTI）：DWI 是一种通过检测水分子扩散速率的快慢来提供组织结构信息的功能性影像技术，通常应用表观扩散系数（ADC）来表示组织弥散运动的变化。MCI 患者髓鞘脱失和轴突 Wallerian 变性可引起细胞膜破坏，使得水分子的扩散力增高，出现相应区域的 ADC 增高。但 DWI 在 MCI 诊断中的价值目前仍存在争议。Kantarci 等研究表明，AD 组与对照组相比，海马、颞顶叶、枕叶、扣带回后部的 ADC 增高；而 MCI 组的 ADC 增高仅见于海马，因此，MCI 可能是 AD 发展过程中的一个阶段，但单纯依据 ADC 区分 MCI 与正常人的应用价值有限。而 Bozzao 等发现，包括海马在内的颞叶内侧及整个大脑不同部分的 ADC 在 AD、MCI 及正常对照组中并无显著差异。DTI 是利用组织中水分子扩散运动存在的各向异性来探测微观结构的成像方法，是 DWI 的更高级应用，近年来开始运用于 MCI 的诊断。扣带回后部白质纤维束被认为是与记忆相关的重要的神经基质，Fellgiebel 等采用伪彩编码的扩散张量技术揭示了 MCI 患者该区域白质束的各向异性值（FA）及其扩散率较正常组间存在显著差异。Zhang 等也得出了类似的结论，并且 AD 患者胼胝体压部的 FA 值明显降低，而在 MCI 患者正常。但 DTI 也有一定的局限性，比如扩散梯度的存在可能会引起涡流，导致纤维束方向不可靠。

（4）磁化传递成像（MTI）：MTI 是基于组织中自由氢质子与静止氢质子（如细胞壁大分子内的氢质子）之间相互作用的成像技术，常用脑组织磁化传递率（MTR）来反映脑组织结构完整性的变化。MCI 患者 MTR 改变可能是由于 Wallerian 变性及神经元丢失所致。在尚未出现双侧颞叶明显体积改变的 MCI 就可出现海马等内侧颞叶结构的 MTR 下降，而且 MCI 的 MTR 改变仅发生在灰质中，AD 患者白质内的 MTR 也出现下降，因此可将 MTR 下降的部位用于 MCI 的早期诊断，并了解 MCI 向 AD 发展的情况。

（5）功能性磁共振成像（fMRI）：目前 fMRI 即血氧水平依赖成像技术（BOLD-fMRI）以磁对比剂或去氧血红蛋白的磁敏感效应为基础，可检测受试者接受视觉、听觉、触觉等刺激后的脑灌注变化，从而可用于皮质活动的功能定位。与正常对照者相比，MCI、AD 患者在完成记忆任务时内侧颞叶激活下降，而完成感觉任务时三者间无显著差异。提示虽然 fMRI 不能区分 AD 和 MCI，但是能灵敏地检测出 MCI 期的患者。根据 fMRI 的不同激活状态还可敏感地预测 MCI 患者的病情进展。Goekoop 等研究发现，fMRI 能显示经乙酰胆碱酯酶抑制剂治疗前后及不同用药方式、用药剂量下 MCI 患者的脑皮质激活区的改变。fMRI 还可与认知功能检查同时进行，同时评价神经心理功能和脑血流，使用前景诱人，但仍有许多实际操作问题需要解决。

3. 脑血流灌注检查

（1）正电子发射体层摄影（PET）：顶叶是葡萄糖（BA29/30）FDG 代谢减低在认知功能改变方面较为敏感的部位，其次为颞叶，再次为额叶。PET 技术能够检测局部脑组织的代谢水平。健康老人可出现顶叶 FDG 代谢的减低，但程度较轻，代谢减低的程度与认知功能缺陷的严重程度、年龄及受教育的程度有关。早期 AD 最典型的改变是双侧顶颞叶交界处皮质及扣带回代谢降低，且与 AD 早期的神经病理改变程度相关。MCI 患者的 FDG 代谢水平介于正常老人与 AD 患者之间。MCI 进展为 AD 的过程中伴随顶叶及后扣带回皮质区代谢的持续性减低，额前回腹外侧 FDG 代谢的明显减低是 MCI 进展为 AD 的特异性改变。

Chetelat 等指出 FDG-PET 能够显示 MCI 患者扣带回后部以及邻近扣顶部脑组织的低代谢和低灌注状态，并可以作为提示 MCI 向 AD 转变的预测信号。PET 已发现血流或代谢的改变模式与认知损害的模式相关。在 MCI 患者中，血流或代谢减低的相关指标，特别是出现两半球不对称性，对 apoE4 基因携带者更有意义，可预测这类患者有出现痴呆的可能。

（2）单光子发射体层摄影（SPECT）：SPECT 可发现 AD 和 MCI 患者的边缘叶灌注降低，SPECT 诊断早期 AD 的敏感性和特异性较 PET 稍低，但用于血管性痴呆的鉴别诊断明显优于 PET。

Hirao 等通过 SPECT 对 76 例遗忘型 MCI 患者 3 年随访发现，52 例转变为 AD，转变组相对稳定组的顶深部、角回以及楔前叶的局部血流量减低，对 MCI 患者进展预测方面有一定帮助。Stafen 等发现，有相当一部分 MCI 患者的 MMSE 量表评分在正常范围，而其 SPECT 图像已经明确显示其右侧大脑半球的皮质血流量较正常对照组减低。

（3）磁共振灌注成像：对轻度认知障碍患者的研究相对较少，近期 Johnson 等采用动脉自旋标记法（ASL）对一组 AD、MCI 及正常认知的老年人的局部脑灌注进行比较研究发现，在 AD 和 MCI 患者的右侧顶深部脑组织血流量较正常组明显减低。

综上所述，神经影像学作为诊断 MCI、AD、VCI、VaD 的辅助手段，它在对 MCI 向 AD 转化的预测、早期干预治疗效果的评价等方面的价值已逐渐被认识，随着神经影像学技术的发展和普及，相信其会在认知功能障碍的临床诊断和治疗监测中发挥更大的作用。

（七）其他辅助检查

常规检查血常规、肝肾功能、甲状腺功能、叶酸及维生素 B_{12} 水平。检查脑脊液中的 tau 蛋白和 β 淀粉样肽等有助于诊断，还可进行脑电图、认知诱发电位等电生理检查。

（陈明盈）

参 考 文 献

[1] Petersen RC, Smith GE, Waring SC, et al. Mild cognitive impairment Clinical characterization and outcome Arch Neurol, 1999, 56 (3): 303-308.

[2] Rockwood K.Vascular cognitive impairment and vascular dementia.Neurol Sci, 2002, 203: 23-27.

[3] Forette F, Seux ML, Staessen JA, et al. The prevention of dementia with antihypertensive treatment: new evidence from the Systolic Hypertension in Europe (Syst-Eur)study.Arch Intern Med, 2002, 162 (18): 2046-2052.

[4] 周爱红, 王荫华. 阿尔茨海默病的血管性危险因素. 中华老年心脑血管病杂志, 2005, 7 (1): 65-66.

[5] 尹晓燕, 徐新献. 血管性认知障碍的概念及危险因素. 中国实用神经疾病杂志, 2010, 6 (13): 86-88.

[6] Hassing LB, Johansson B, Nilsson SE, et al.Diabetes mellitus is arisk factor for vascular dementia, but not for Alzheimer's disease: A population-based study of the oldest old. Int Psychogeriatr, 2002, 14 (3): 239-248.

[7] Brands AM, Biessels GJ, de Haan EH, et al.The effects of type 1 diabetes on cognitive performance: a meta-analysis.Diabetes Care, 2005, 28 (3): 726-735.

[8] Seshadri S, Beiser A, Selhub J, et al.Plasma homocysteien as a risk factor for dementia and Alzheimer's disease.New Engl J Med, 2002, 346: 476-483.

[9] Kim J, Park MH, Kim E, et al.Plasma homocysteine is associated with the risk of mild cognitive impairment in an elderly Korean population.Nutr, 2007, 137 (9): 2093-2097.

[10] 吴燕, 王景, 王鲁宁. 高龄老人认知功能的初步研究. 中国老年医学杂志, 2006, 26(9): 1157-1158.

[11] 盛树立. 老年性痴呆及相关疾病. 北京: 科学技术文献出版社, 2006: 15-16.

[12] Folin M, Baiguera S, Conconi MT, et al.Apolipoprotein E as vascular risk factor in Neurodegenerative dementa.Int J Mol Med, 2004, 14: 609.

[13] Richard F, Fromentin David L, Ricolfi F, et al.The angiotensin I converting enzyme gene as a susceptibility factor for dementia.Neurology, 2001, 56: 1593.

[14] 张燕筠. 老年人轻度认知功能损害的概念及危险因素. 职业与健康, 2008, 24 (2): 172-173.

[15] 贾建平. 重视血管性认知障碍的早期诊断和干预. 中华神经科杂志, 2005, 38 (1): 4261.

[16] 闵宝权, 贾建平. 认知功能检查量表在老年期痴呆诊断中的应用. 中国临床康复, 2004, 8 (10): 1938-1940.

[17] Nasreddine ZS, Phillips NA, Bedirian V, et al.The Montreal Cognitive Assessment, MoCA: a brief screening tool for mild cognitive impairment.J Am Geriatr Soc, 2005, 53: 695-699.

[18] 张立秀, 刘雪琴. 老年轻度认知障碍的筛查评估工具研究进展. 中国心理卫生杂志, 2008, 22 (2): 129-132.

[19] 王炜, 王鲁宁. 血管性痴呆的常用认知功能评价量表. 中国卒中杂志, 2007, 2 (6): 501-507.

[20] 程怀东, 汪凯. 国内神经心理学量表的运用现状及注意的问题. 安徽医学, 2009, 30 (2): 143-144.

[21] 丁蓓, 凌华威, 陈克敏. 轻度认知功能障碍的神经影像学研究进展. 国外医学-临床放

射学分册, 2007, 30 (2): 77-80.

[22] Fellgiebel A, Muller MJ, Wille P, et al. Color-codeddiffusion-tensor-imaging of posterior cingulated fiber tractsin mild cognitive impairment. Neurology, 2005, 26 (8): 1193-1198.

[23] ZhangY, Schuff N, Jahng GH, et al. Diffusion tensor imaging of cingulum fibers in mild cognitive impairment and Alzheimerdisease. Neurology, 2007, 68 (1): 13-19.

[24] Kabani NJ, Sled JG, Shuper A, et al. Regional magnetization transfer ratio changes in mild cognitive impairm ent. Magnetic Resonance in Medicine, 2002, 47 (1): 143-148.

[25] 唐翠松. 轻度认知障碍的神经影像学研究现状及进展. 中国医学影像技术, 2008, 24 (7): 1134-1136.

第三节　术前神经系统功能评估方案

（1）心脏手术前必须对准备手术的患者进行正规和全面的神经系统查体，神经系统应无阳性体征，NIHSS 评分 0 分。

（2）如果有神经系统阳性体征，需要确认是以往神经系统疾病的遗留体征而不是新发体征，而且 NIHSS 评分应≤4 分；大于此标准患者应酌情和慎重进行手术。

（3）手术前神经影像学评估包括常规 MRI 和功能 MRI，应术前应排除新发脑卒中。因为新发脑卒中在手术后极可能病情加重，所以如果手术前发现有新发脑卒中的证据，不论是缺血性卒中还是出血性卒中均属于手术禁忌证。

（4）如果在心脏手术前发生新发脑卒中必须取消心脏手术，转入神经科治疗；再次手术至少要等到脑卒中发生 1～3 个月后，根据脑卒中恢复情况和患者一般情况谨慎决定再次手术的时机。

（5）手术前影像学检查提示新近发生的中枢神经系统感染性疾病、肿瘤和颅脑外伤等均应视为手术禁忌证。

（6）手术前轻度焦虑和抑郁可以进行常规手术；对于中至重度患者应在手术前进行相应的治疗，待病情好转后进行手术。

（7）心脏手术前原有的焦虑和抑郁在手术后有可能加重，应该引起医生重视并告知患者及家属。

（8）手术前轻度认知功能障碍（MCI）手术后有可能加重病情，甚至加速向痴呆转化，需引起手术医生注意和术前告知患者及家属。

（9）对于血管因素引起的 MCI 可在术前给予相应的治疗，但 MCI 发展好多转为慢性过程，可结合心脏手术的迫切程度酌情决定手术时机。

（10）手术前血管方面检查，包括有磁共振（MRI）、功能磁共振（f-MRI）、磁共振血管成像（MRA）、数字剪影血管成像（DSA）、CT血管成像（CTA）、经颅多普勒超声（TCD）、颈部血管B超等，检查结果动脉硬化累及的部位越多术后发生缺血性卒中的危险性越大，因此，术前对各个部位血管情况的评估至关重要。

第四节　术中神经系统监测方法

心脏手术最大的威胁并非来自心脏或是主动脉本身，而是源自于中枢神经系统。由于手术操作过程复杂，涉及体外循环等问题时，加大了术后各种并发症的风险，而这其中神经系统并发症一直是心脏外科医生无法避免的重大问题。脑血管病是心脏手术术后常见的神经系统并发症，而在这其中，脑栓塞发生率最高。回顾性研究表明，心脏术后脑卒中的发病率为1%～5%。单纯冠状动脉搭桥术（CABG）术后脑梗死的发病率为0.8%～6.0%。一旦发生，会增加患者病死率，或是使得生活质量下降，给社会和家庭造成了很大的经济负担。

术后神经系统并发症可能与手术过程中短暂的脑缺血、转流期间微栓子的形成、脑低灌注以及非搏动性脑血流所至的自身调节障碍有关。对于临床来说，早期发现和预防这些因素所造成的神经系统损伤是非常必要的。而神经系统监测技术可以帮助术者在病变可逆的阶段发现病变，提醒术者立即实施相应对策，最大程度地降低风险，从而改善手术预后，提高患者的生活质量。本章对脑电图（EEG）、近红外线分光检测计（NIRS）、经颅多普勒超声（TCD）等主要神经系统仪器监测方法的原理、应用、优点、缺点及脑损伤生化指标等方面作简要介绍。

一、脑电图（EEG）

（一）原理

人体组织细胞总在自发地不断产生着很微弱的生物电活动。利用在头皮上安装电极描记细胞的自发生物电活动，并应用现代电子放大技术，通过脑电图机放大后记录下来得到有一定波形、波幅、频率、相位的图形、曲线，即为脑电图。现在的脑电图机多为16导联的记录单位，可同时记录头皮上很多区域脑电位，并且通过新的数字图形转换技术，将模拟波形显示在计算机屏幕上，资料永久存储于计算机硬盘上。当脑组织发生病理或功能改变时，这种曲线也会发生相应的改变，从而为临床诊断治疗大脑及神经系统疾病，如畸形、中枢神经系统感染、颅内肿瘤、脑血管疾病、脑损伤及癫痫等提供依据。脑电图检查除能发现脑器质性病变外，主要反映脑神经细胞的电生理功能。临床脑电图室记录的脑电图是对清醒、放松、合作的患者，所有电的干扰活动都被降低到最小活动，而在手术室中，麻醉前记录的是患者处于清醒、焦虑、睁眼状态的脑电图，有肌肉紧张的肌电干扰和眼球运动的干扰，在实施全麻诱导后，脑电图迅速改变，由快波转为慢波，并维持特定的麻醉状态下的"正常脑电图"。

（二）应用

脑电图主要来源于皮质神经元的活动，它不是个别神经元活动，而是皮质浅表数百万神经元树突的突出后电位或树突电位的总和。从头皮记录的脑电波受到脑组织与电极之间的软组织、硬膜和脑脊液影响。因此。头皮的脑电图代表的是一片邻近的脑皮质电位，而非一个点的电位。

人类脑电波根据频率及波幅不同，可分为 α 波（波率为 8～13Hz，波幅为 10～50μV）、β 波（波率为 14～30Hz，波幅为 5～20μV）、θ 波（波率为 4～7Hz，波幅为 20～40μV）和 δ 波（波率为 0.5～3Hz，波幅为 100μV）4 种波形（图8-2）。正常成年人通常只有 α 波和 β 波，而 θ 波和 δ 波多为病理性波形。

大脑血流灌注和氧供的改变会导致脑电图的改变。正常平均的脑血流量（CBF）是 50ml/100（g·min）。当 CBF 降低到 22ml/100（g·min）的中度低灌注时，通常可以耐受，不会引起神经系统功能不良。当低于 22ml/100（g·min）的灌注流量时，就会出现功能性的影响，可以在脑电图上观察到幅度降低等改变。当脑血流量低至 7～15ml/100（g·min）时，仅能观察到平直的脑电图表现。

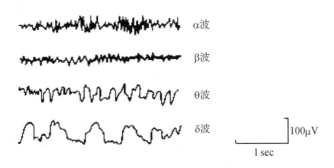

图 8-2　人类脑电波

脑电图的改变可以用于判断脑灌注程度。当 CBF 逐渐下降时，会出现脑电图波幅下降，α 波和 β 波出现频率减少及 θ 波和 δ 波出现频率增多，并且在中等低灌注程度时，会出现 δ 波。当 CBF 下降程度严重时，α 波和 β 波消失代之出现以 δ 波为主的脑电图波形。此外，还有学者认为，严重的低灌注程度的脑电图表现为所有波形的波幅至少下降 75%伴或不伴有波率＜1Hz 的 δ 波增加 1倍以上。在术中应用脑电图实时监测，间接反映脑灌注血流，并对缺血区域进行定位，提醒外科医生改变脑灌注方法，尽量避免神经系统并发症的发生。

（三）优点及不足

脑电图的应用已有很长的历史，已经积累了很多的临床经验。各个领域中，包括神经科、心脏科中枢神经系统监测等的临床应用也有较多的研究。脑电图对脑氧供和灌注不足都敏感，可以识别脑局部生理环境紊乱并能够实施连续监测和定位。但是脑电图监测也有其一定的局限性，需要经过培训的神经电生理专业人员，增加了监测的复杂性和费用；脑电图也容易受麻醉、血压和低温的影响，从而不一定准确反应脑氧供和脑灌注的情况；波形可以受伪象和电噪声的干扰；对皮质下结构的活动不敏感等。

二、近红外线分光检测计（NIRS）

（一）原理

神经元能量的产生来自于线粒体内的氧化磷酸化过程，其产生的能量占维持神经元所需自由能量的95%以上。神经元几乎完全依靠葡萄糖和氧气作为能量产生底物，因此，氧气在整个氧化磷酸化过程中扮演了重要的角色，测量实际脑血氧含量是显示脑细胞代谢功能状态的最好指标。

近红外光（650～1100nm）对人体组织有良好的穿透性，并可穿过颅骨组织进入大脑并返回接收器。人体的各种成分包括皮肤、颅骨、血红蛋白及细胞色素对入射光均有不同程度的吸收和散射，使透射光出现衰减。由于颅骨、皮肤组织的几何条件相对固定，颅内衰减主要与几种性质稳定的光吸收分子（色基）有关，如氧合血红蛋白（HbO_2）、还原血红蛋白（HbD）和氧化的细胞色素氧化酶（Cytox），这几种色基特殊的吸收模式及在脑内相对大的含量（小分子范围）正是适合近红外光谱仪检测的色基。这3种色基对不同波长近红外线的吸收率各不相同，氧合血红蛋白和还原血红蛋白最大吸收峰值分别在758nm及929nm，而Cytox有一个广阔的吸收峰谱，最大峰值位于830nm。通过发射不同波长的近红外线并对衰减前后光强度进行比较，经Beer-Lamber定律可以推算出上述3种色基在颅内的含量。HbO_2及HbD的测定相对简单，Cytox的计算则需要多个波长的综合计算，参与计算的波长越多Cytox值越准确。通过分析传入脑内的光和从脑内返回的光的强度间的关系，并且经动脉注入红外光示踪剂，可定量测定局部脑组织的血流量。

（二）应用

根据氧合血红蛋白和还原血红蛋白对多个波长吸收的结果，可计算出它们的相对浓度。进一步计算出血氧饱和度［饱和度% ＝ $100 \times HbO_2/（HbD + HbO_2）$］。这样得到的血红蛋白饱和度代表了采样区脑内氧合血红蛋白与总血红蛋白之比。因为这样的血红蛋白测定不单指动脉或静脉，而是局部组织的总血红蛋白，它的饱和度实质是局部大脑血红蛋白氧饱和度（rSO_2）。由于脑血容量中大多数（70%～80%）是静脉成分，所以主要测得大脑静脉氧饱和度（SvO_2）。rSO_2对缺氧的敏感性高于EEG，脑氧供相对很小的变化对大脑光谱信号的测定都有很大影响。在脑电图出现变化之前，rSO_2已明显降低，因为rSO_2是脑组织氧含量的直接测量值，而EEG是缺氧的继发改变。

　　临床应用上，NIRS还是需与脑电图（EEG）、诱发电位（EP）及经颅多普勒血管超声（TCD）配合使用，以提高检测质量。实际手术监测表明，rSO_2指数绝对值月基线值比，下降12%～15%，与EEG的变化（波幅变小、节律变慢）和TCD血流流速降低（＞60%）有相关关系。由于rSO_2指数个体差异很大，因此，用rSO_2指数变化的百分比，结合绝对值数字变化作为判定是否有脑缺血的依据更为准确。一般在全麻状态下，rSO_2指数与基线指数相比，绝对值数字下降10%～15%和（或）rSO_2指数下降百分比＞20%，则提示大脑缺血、缺氧。

（三）优点及不足

　　由于脑血容量中大多数（70%～80%）是静脉，故不受低温引起的动脉血管收缩的影响，也不受无搏动血流、低血压甚至循环停止的影响，并且NIRS直接反映的是大脑氧和代谢情况，对缺血缺氧更为敏感。然而由于传感器只是放置于额窦之上，所以数值仅代表局部变化，无法监测全脑代谢和氧和情况，而且NIRS不是测定脑血流而是测定局部脑组织血氧饱和度。因此，对于脑组织缺血、缺氧程度的判定只能是一个参考数值，必须综合考虑其他监测方法的结果做出判定。此外，它还受到许多因素的影响，如患者血压脉搏情况、麻醉吸氧百分比及各种药物、输液输血（特别是红细胞）成分。

三、经颅多普勒超声（TCD）

　　经颅多普勒超声（TCD）是利用超声多普勒效应对颅底血管动脉环上的各个主要动脉实施血流动力学及各血流生理参数无创性检查的方法。它作为一种敏感的、可靠的、非侵入性的方法，可以及时了解颅底血管动脉环上的血液灌注情况，所以借由TCD建立心脏手术中脑部血流和栓子的监测非常必要，这样可以把手术并发症降到最低限度。脑血流动态监测及栓子监测，以便及时干预，改善预后。

（一）脑血流监测

　　1. 脑血流监测原理　应用多普勒效应（doppler effect）即声波、光波的频率与观察者和波源相对运动之间的关系，来观察红细胞在血管内运动造成的频率变化。当观察者（超声探头）与波源（血管内流动的红细胞）相对靠近时，声波被压缩，频率增加，反之，当两者远离时，频率降低。借由频率的变化形成的脑血管超声波，经计算机的快速傅立叶变换 FFT（fast Fourier Transform）转为光谱波形。

2. **脑血流监测应用** TCD 可动态监测脑血流速度在体外循环过程中的变化，对了解脑灌注改变有重要价值。TCD 经颞窗探测到的大脑中动脉峰值血流速度为（84.80±13.83）cm/s。脑血流频谱在体外循环转流期间明显改变，原有形状消失，呈锯齿状，这与体外循环时采用的非搏动性泵有关。大脑中动脉流速随平均动脉压变化，说明此时脑血流自动调节功能受到损害，因此，在体外循环时保持一定的平均动脉压对维持恒定的脑灌注起重要作用。

3. **脑血流监测的优点及不足** 体外循环手术中多种因素直接影响到血氧供给与患者脑代谢需求之间的平衡。既往这些条件的控制遵循经验，缺乏来自患者大脑的反馈信息，无法适应个体化需要，难免会导致脑氧合受损。经颅多普勒是一个有效的无创伤性的脑血流监测方法，其易于操作，具有可重复性。还可以提供对血流动力学的实时动态监测。TCD 监测大脑主动脉血流用于心脏手术已有多年，但一些研究结果表明，一部分患者颞窗探测难度大，低灌注时多普勒信号显示不理想，而且经颅多普勒超声的失败率为 2.7%～5%。其原因为老年人（尤其是老年妇女）颅骨增厚、动脉纤曲、动脉移位等，目前经颅多普勒超声的应用还存在着另外的问题，如受操作者技术的影响，目前尚缺乏对正常和异常频谱形态统一判定标准和命名，尚未建立各参数统一的正常值。经颅多普勒（TCD）能直接检测到生理状态下大脑主要血管的血流，但在逆行性选择性脑灌注过程中，由于血流速度低，TCD 信号差，常常难以确定无血流信号是由于技术原因还是真正的无血流。

（二）术中栓子的监测

1. **术中栓子的监测原理** TCD 发出的超声波波长为 770μm，而血液中红细胞的直径为 7～8 μm，经颅多普勒发出的超声波就远大于红细胞的直径，由于超声波的物理特性，这种波长的超声波作用于红细胞会发生散射现象，接收回波大大低于入射强度，而血液中的微小栓子直径一般＞770 μm，超声波作用这些小栓子时会产生发射现象，接收到的回波信号明显大于红细胞的反射信号，还有栓子和血液之间的声阻抗差值较大，所以栓子的超声发射强度也远大于红细胞，因此，当血液中有微栓子存在时，TCD 的视屏或音频就会出现短暂性高强度信号，这种信号和栓子的性质、大小、数量有关，栓子越大，信号越强，栓子越多，信号越密集。这些是基于在循环中监测微栓子的理论基础。

2. **术中栓子的监测应用** 1986 年，在对接受颈动脉内膜切除术患者大脑中动脉的 TCD 监测中首次报道了暂时高强信号，并认为它是代表血液中栓子的信号。气体的栓子、动脉粥样硬化的斑块从血管壁上脱落，由于负压吸引和蛋白质的变性而产生的脂肪栓子，体外循环过程中血小板和红细胞的凝聚都可以产生微栓子。目前通过经颅多普勒监测到的还是以气体栓子居多。

早在 1965 年人们在一次开心手术中应用多普勒超声技术检测到气泡栓子。1990 年 Spencer 等首先报道在一次血管外科手术中利用经颅多普勒（TCD）在大脑中动脉处监测到固体微栓子信号（microembolic signal，MES）主动脉手术要在体外循环下进行，体外循环本身会带来诸如气体、脂肪等气栓或固体微栓子，如果通过 TCD 监测到了这些微栓子信号，可以通过干预措施减少这些栓子进入脑循环，这样就可以把脑栓塞发生的概率降低到最小限度。

目前的研究证明，在选择行脑灌注过程中微栓子出现的概率很低，大部分微栓子来源于松开主动脉侧壁钳之后，而与停循环和选择性脑灌注没有直接关系，目前也没有学者报道选择性脑灌注过程中出现脑部微栓子，在选择性脑灌注的过程中脑部栓子发生的概率只占手术中观察到微栓子的 0.6%。

3. 术中栓子监测的优点及不足　众所周知，一旦微栓子进入脑循环，就可能引起脑部认知的损害，这已经在冠状动脉旁路移植手术中得到证实，应用 TCD 对脑循环中微栓子进行监测，能直接观察到脑循环中栓子的数量的性质，其应用迄今为止尚处于起步阶段，监测仪器、检测方法、判断标准和临床意义尚需要进一步探索，提高和规范。

四、生化指标

心脏手术，特别是应用体外循环的手术，在早期发现脑损伤及预测其严重程度，预后方面一直缺乏有效的方法和指标，但是随着医学的发展和研究的深入，越来越多的研究表明某些生化指标是可以用来预测脑损伤严重程度及指导预后的。目前，预测生化指标众多，研究比较多的生化指标是 S-100β蛋白（S-100β protein）、神经元特异性烯醇化酶（neuron specific enolase，NSE）、髓鞘质碱性蛋白（myelin base protein，MBP）。

S-100β蛋白为一种酸性钙偶联蛋白，主要由神经胶质细胞合成和分泌，主要存在于神经胶质细胞和雪旺细胞之中。正常情况下，由于其不能透过血脑屏障，因而不能在外周血检测到，但是当膜的完整性及血脑屏障受到破坏而通透性增高时，血中浓度会大量升高。有研究发现，约有 70%的转机患者在体外循环术后出现早期敏感认知功能障碍与体外循环术后 S-100β蛋白增高水平密切相关。Farsak 等通过围术期监测 S-100β 蛋白水平和术前术后进行神经精神学评分，发现 S-100β蛋白浓度与神经精神学评分有着良好的相关性，S-100β蛋白可作为早期评价亚临床脑损伤的有效指标。

NSE 为具有烯醇化活性、参与糖酵解的一组酶，脑内 NSE 最高，脊髓及周围神经节次之。研究证实，在脑外伤、脑出血、脑梗死等中，血清和（或）脑脊液 NSE 显著升高，且与脑损伤范围或疾病严重程度密切相关，提示监测脑脊液或血清 NSE 水平可作为反映脑损伤的敏感、特异性指标，但是 NSE 受特异性溶血的影响。

MBP 由少突胶质细胞合成和分泌，除神级组织外，其余组织含量极低，当脑损害或脱髓鞘疾病时可释放入脑脊液和血中，作为特异性的神经标记物，越来越受到研究的重视。血清和脑组织中 MBP 含量变化是反映有无脑实质性损害，特别是有无髓鞘脱失的生化诊断指标，其含量高低一定程度上反映了脑损伤的时间、范围及严重程度，对预测病情的严重程度及指导预后有重要意义。我国李拴德、杨荣椿等的研究结果也有类似结论。

目前，还有一些其他的指标，如胶原纤维酸性蛋白（GFAP）、兴奋性氨基酸（excitatory amino acid，简称 EAA），尚处在研究阶段。这些指标可以早期预测脑损伤，估计预后，指导治疗，降低神经系统并发症的发生。

综上所述，手术中应用包括仪器及生化指标的神经系统检测可以作为应对手术并发症的一项对策，虽然有效的术中大脑监测机制还未建立，但是从大量的文章和前人经验可以看出，神经监测对于减少手术并发症是有意义的。相信随着技术和研究的发展，这些神经监测的方法对于预防手术神经系统并发症的作用，会在冠状动脉搭桥手术、主动脉夹层手术，乃至整个心脏外科手术中占有不可替代的位置。

（阳　晟　任长伟　许尚栋）

参 考 文 献

[1] Estrera Al, Garami Z, Miller CC 3rd, et al. Determination of cerebral blood flow dynamics during retrograde cerebral perfusion using power M-Mode transcranial Doppler. Ann Thorac Surg, 2003, 76: 704-710.

[2] Estrera Al, Garami Z, Miller CC 3rd, et al. Cerebral monitoring with transcranial Doppler ultrasonography improves neurologic outcome during repairs of acute type A aortic dissection. Thorac Cardiovasc Surg, 2005, 129: 277-285.

[3] 毕齐, 张苗, 贺建华, 等. 心脏术后早期脑血管病并发症的临床研究. 中华医学杂志, 1999, 79 (6): 439-440.

[4] 毕齐, 张苗, 贺建华, 等. 心脏手术后神经系统并发症研究-附10173例病例分析. 中华胸心血管外科杂志, 1999, 15 (2): 90-92.

[5] Arrowsmith JE, Grocott HP, Reves JG, et al. Central nervous system complications of cardiac surgery . Br J Anaesth, 2000, 84 (3): 378-393.

[6] John R, Choudhri AF, Weinberg AD, et al. Multicenter review of preoperative risk factors for stroke after coronary artery bypass grafting. Ann ThoracSurg, 2000, 69: 30-35.

[7] 陈敏, 李朝伟. 脑电图机工作原理及干扰的排除. 中国医学装备, 2005, 2 (7): 53-54.

[8] Guarracino F. Cerebral monitoring during cardiovascular surgery. Current Opinion in Anaesthesiology, 2008, 21 (1): 50-54.

[9] 袁媛, 龙村. 近红外光谱仪(NIRS)在心血管外科中的应用. 国外医学-生物医学工程分册, 2002, 25 (1): 46-49.

[10] 杨珈玲, 郭清. 经颅多普勒超声经眼窗、颞窗检测大脑中动脉、前动脉血流速度的比较. 广西医学, 2009, 31: 529-530.

[11] Russell D. Cerebral microemboli and cognitive impairment. Neurol Sci, 2002: 203-204, 211-214.

[12] Abu-Omar Y, Balacumaraswami L, Pigott DW, et al. Solid and gaseous cerebral microembolization during off-pump, on-pump, and open cardiac surgery procedures. J Thorac Cardiovasc Surg, 2004, 127: 1759-1765.

[13] Kamiya H, Klima U, Hagl C, et al.Cerebral Microembolization During Antegrade Selective Cerebral Perfusion. Ann Thorac Surg, 2006, 81: 519-521.

[14] Ali MS, Harmer M, Vaughan R. Serum S100 protein as a marker of cerebral damage during cardiac surgery. Br J Anaesthesia, 2000, 85 (2): 287-298.

[15] Farsak B, Gunaydin S, Yorgancioglu C, et al. Elevated Levels of S-100beta correlate with neurocognitive outcome after cardiac surgery. J Cardiovasc Surg (Torino), 2003, 44 (1): 31-35.

[16] Korfias S, Papadimitfiou A, Stranjalis G, et al . Serum bio-chemical markers of brain injury. Mini Rev Med Chem, 2009, 9 (2): 227-234.

[17] Rajdev S, Hara K, Kokubo Y, et al. Mice overexpressing ratheat-shock protein 70 are protected against cerebral infarction. Ann Neuro, 2000, 47 (6): 782-791.

[18] 李拴德, 杨术真, 杨喜民, 等. 重型颅脑损伤患者血清和脑脊液髓鞘碱性蛋白变化及意义. 中国神经免疫学和神经病学杂志, 1999, 1 (6): 24-28.

[19] 杨荣椿, 陈肇杰, 李克乐, 等. 急性脑卒中血清髓鞘碱性蛋白含量测定的临床研究. 神经疾病与精神卫生, 2006, 6 (1): 9-10.

[20] Razumovsky AY, Gugino LD, Owen JH, et al . Advanced neurological monitoring for cardiac surgery. Seminars Cerebrovascular Disease Stroke, 2006, 5: 141-154.

中华医学杂志 1998，78(7)：555-556

心脏手术后神经系统合并症（综述）

毕　齐　张　茁

心脏手术后神经系统合并症是手术后最常见和严重的合并症之一，为增强心脏外科临床医生对该合并症的认识，本文就有关问题综述如下。

一、心脏手术后合并脑血管病

1. 手术后脑血管病的发病率：心脏手术后脑血管病发病率各家报告不一。先天性心脏病术后发病率最高，其次是心脏移植术及冠状动脉搭桥术，最低为心脏瓣膜置换术。通过一组先天性心脏病手术（Fontan），证明有 20%的患者在术后 5±5 年内发生脑梗塞，总发病率每年 0.3%。脑梗塞在 Fontan 手术中发病率较高，而在各亚组中差别不大[1]。统计表明术中及术后脑血管病发病率为 1.7%（44/2 455），同时做冠状动脉搭桥术和颈动脉内膜切除术后脑血管病发病率为 18.2%[2]。心脏移植术后 18.5 个月内，脑血管病发病率 9.1%[3]。单纯冠状动脉搭桥术后 1.4%发生脑分水岭梗塞。心脏瓣膜置换术后脑梗塞发病率为 0.8%[4]。另一组统计，1%患者术后立即发生脑神经功能缺失，提示手术过程中有脑损害。1.4%患者术后一段时间出现症状[5]。

2. 手术后合并脑血管病的相关因素：术后合并脑血管病主要相关因素可归纳为：①手术因素，如手术及体外循环时间过长、正常温度体循环灌注、手术结束时复温过快过高、气体栓塞等；②既往病史，如术前患短暂脑缺血发作或脑梗塞、颈动脉狭窄或闭塞、周围血管病、糖尿病等；③年龄大于 70 岁[4-6]；④心脏移植后脑血管病与移植本身和移植后治疗有关，小部分可能是原有血管病在心脏移植后继续发展所致[3]；⑤先天性心脏病手术除体外循环时间过长外，还与术中及术后心脏低排血量有关[7]。

心脏手术后神经系统损害的基本病理生理机制是再灌注损伤、神经细胞的变化和微栓塞[8]。用低于常温的 3 种不同温度的心脏灌注液手术，灌注液的温度对术后神经系统功能没有明显影响[9]。体外循环中用搏动性或非搏动性方法灌注，与对照组比较，灌注技术对术后脑血管病发病率无明显影响[10]。脑气体栓塞的发生多数与体外循环心脏手术有关，大部分为亚临床型。气体栓塞的原因是手术中灌注意外，大量气体被泵入体内。术后证实大部分神经系统损害为气体所致，但目前缺乏有效的诊断和治疗方法[11]。与对照组比较，术前超声证实颈动脉狭窄或闭塞与术后脑血管病发生有明确关系[12]。

3. 手术后与脑血管病相关的特殊并发症：1例8岁男性患儿，先天性室间隔缺损，术中血压低，术后第4天发生急性帕金森综合征，CT示双底节区对称性低密度灶，单光子发射计算机体层摄影术（SPECT）示局灶性脑血流减少。继发于底节区低血压性缺血的帕金森综合征，在儿童较少见，但易恢复，成人则引起严重后果[13]。1例12岁女性患儿，二尖瓣置换术前患感染性心内膜炎，术后5天急性硬膜下血肿导致脑疝，经手术证实是感染性心内膜炎导致无症状性眶额动脉真菌性动脉瘤，心脏手术后动脉瘤破裂出血[14]。1例男性75岁患者，冠状动脉搭桥术后发生脊髓半切综合征，可能与心脏手术后脊髓微循环障碍有关[15]。

4. 手术中及手术后脑血管病的防治：心脏手术后合并脑血管病增加了手术死亡率（38.6%），延长了住院天数（35±5天），因此，术前确认有无脑血管病相关的危险因素是减少心脏手术后死亡率和神经系统合并症的基本步骤[2]。实验室研究证实，脑低温状态（2～5℃）对缺血性脑损害有确切的保护作用。术中和术后保持脑温度低于或等于34℃可减少术后神经系统功能损害[16]。心脏手术后终身抗凝治疗，对预防脑梗塞的重要性远大于引起出血的危险性[17]。

二、心脏手术后其他神经系统合并症

心脏手术后最主要的神经系统合并症是脑血管病，以及与血管病相关的合并症。还有一些临床少见的术后神经系统合并症。

1. 手术后膈神经麻痹：1例心脏手术后合并双侧膈肌麻痹患者，经呼吸机等治疗后好转[18]。1例冠状动脉搭桥术后双侧膈肌麻痹患者，合并成人呼吸窘迫综合征，于心脏手术后43天行双侧膈折术（bilateral diaphragmatic plication），术后恢复自主呼吸。外科膈折术对膈麻痹引起的成人呼吸窘迫综合征是一种安全有效的方法[19]。

2. 手术后的声带麻痹：68例动脉导管未闭的婴幼儿心脏手术后有6例合并声带麻痹。合并声带麻痹的患儿的特点是出生时为低体重儿和早产儿。出生体重低于1kg的极低体重儿，术后声带麻痹的发病率为22.7%。表明出生时体重低于1kg，是先天性房间隔缺损修补术后声带麻痹的主要危险因素[20]。

3. 心脏移植后无菌型脑膜炎：29例心脏移植患者发生无菌性脑膜炎，其主要表现为发热和短暂神经功能缺失。腰穿脑脊液淋巴细胞增多[21]。

4. 手术后手足徐动症：1 例 3 岁男孩患先天性法洛四联症在术后发生手足徐动症，口面部运动障碍、肌张力下降等，在术后 20 个月基本恢复[22]。

5. 手术后坐骨神经损害：表现为心脏手术后双下肢不对称性感觉和运动障碍，伴有明显烧灼样痛。电生理检查示坐骨神经近端损害。可能与手术中体位不当影响隐静脉，也可能术后未让患者及时直立活动有关。应该考虑到手术中体位不当导致周围神经麻痹[23]。

参考文献

[1] Rosenthal DN, Frienman AH, Kleinman CS, et al. Thromboembolic complications after Fontan operations. Circulation, 1995, 92 (suppl 9): 11287-11293.

[2] Cernaianu AC, Vassilidze TV, Flum DR, et al. Predictors of stroke after cardiac surgery. J Card Surg, 1995, 10: 334-339.

[3] Adair JC, Call GK, O'Connell JB, et al. Cerebrovascular syndromes following cardiac transplantation. Neurology, 1992, 42: 819-823.

[4] Mizuhara A, Ino T, Adachi H, et al. Cerebral infarction after the cardiov ascular operation. Nippon Kyobu Geka Gakkai Zasshi, 1995, 43: 1907-1912.

[5] Johansson T, Aren C, Fransson SG, et al. Intra-and postoperative cerebral complications of open-heart surgery. Scand J Thor Card Surg, 1995, 29: 17-22.

[6] Rao V, Christakis GT, Weisel RD, et al. Risk factors for stroke following coronary bypass surgery. J Card Surg, 1995, 10 (suppl 4): 468-474.

[7] Fallon P, Aparicio JM, Elliott MJ, et al. Incidence of neurological complications of surgery for congenital heart disease. Arch Dis Child, 1995, 72: 418-422.

[8] Mravinac CM. Neurologic dysfunctions following cardiac surgery. Crit Care Nurs Clin North Am, 1991, 3: 691-698.

[9] Engelman RM, Pleet AB, Rousou JA, et al. Does cardiopulmonary bypass temperature correlate with postoperative central nervous system dysfunction? J Card Surg, 1995, 10 (suppl 4): 493-497.

[10] Murkin JM, Martzke JS, Buchan AM, et al. A randomized study of the influence of perfusion technique and pH management strategy in 316 patients undergoing coronary artery bypass surgery. J Thor Card Syrg, 1995, 110: 349-462.

[11] Tovar EA, Del-Campo C, Borsari A, et al. Postoperative managemant of cerebral air embolism: gas physiology for surgeons. Ann Thor Surg, 1995, 60: 1138-1142.

[12] Schwartz LB, Bridgman AH, Kieffer RW, et al. Asymptomatic carotid artery stenosis and

stroke in patients undergoing cardiopulmonary bypass. J Vasc Surg, 1995, 21: 146-153.

[13] Straussberg R, Shahar E, Gat R, et al. Delayed parkinsonism associated with hypotension in a child undergoing open heart surgery. Dev Med Chi Neurol, 1993, 35: 1011-1014.

[14] Kanaya N, Sato K, Komeichi T, et al. Rupture of asymptomatic mycotic aneurysm after valve replacement in infective endocarditis. Masui, 1993, 42: 62-65.

[15] Gottesman MH, Saraya T, Tenti F. Modified brown-sequard syndrome following coronary artery bypass graft: case report. Paraplegia, 1992, 30: 178-180.

[16] Nathan HJ, Munson J, Wells G, et al. The management of temperature during cardiopulmonary bypass: effect on neuropsychological outcome. J Card Surg, 1995, 10 (suppl 4): 481-487.

[17] Wilson DG, Wisheart JD, Stuart AG. Systemic thromboembolism leading to myocardial infarction and stroke after fenestrated total cavopulmonary connection. Br Heart J, 1995, 73: 483-485.

[18] Tarasoutchi F, Auler JO, Dallan LA, et al. Bilateral diaphragmatic paralysis in the immediate postoperative period after cardiac surgery. Arq Bras Cardiol, 1990, 55: 51-53.

[19] Shiraishi Y, Miyamoto T, Shimada T, et al. Bilateral diaphragmatic plication for an adult patient. Nippon Kyobu Gakkai Zasshi, 1991, 39: 1927-1931.

[20] Zbar RI, Chen AH, Behrendt DM, et al. Incidence of vocal fold paralysis in infants undergoing ligation of patent ductus arterisous. Ann Thor Surg, 1996, 61: 314-316.

[21] Adair JC, Woodley SL, O'Connell JB, et al. Aseptic meningitis following cardiac transplantation: clinical characteristrics and relationship to immunosuppressive regimen. Neurology, 1991, 41: 249-252.

[22] Yoshii S, Mohri N, Suzuki S, et al. Postoperative choreoathetosis in a case of tetralogy of fallot. NIppon Kyobu Gakkai Zasshi, 1995, 43: 109-112.

[23] Kempster P, Gates P, Byrne E, et al. Painful sciatic neuropathy following cardiac surgery. Aust N Z Med, 1991, 21: 732-735.

中华医学杂志 1999，79（6）：439～440

心脏手术后早期脑血管病
并发症的临床研究

毕 齐 张 茁 贺建华 冯立群 李正光 高天理

王 薇 张 亮 杨 威 刘 悦 张 华

【摘要】 目的 探讨心脏手术后脑血管病并发症的发生、死亡、种类、危险因素以及防治方法。方法 回顾分析了 10 173 例心脏手术后各种神经系统并发症的总发生率，重点统计脑血管病并发症的发生率、死亡率和种类，并与对照组进行比较分析。结果 心脏手术后神经系并发症的总发生率为 1.44%，其中脑血管病占 59.58%。脑血管病并发症中脑栓塞占 39.08%，脑血栓形成占 28.74%，脑出血占 11.49%，人造瓣膜心内膜感染并发脑血管病占 10.34%，其他占 10.35%。神经系统并发症组死亡 44 例，其中因并发脑血管病死亡占 47.7%。脑血管病并发症组术中心肌血流阻断时间和体外循环转机时间明显长于对照组（$P<0.01$）。结论 心脏手术后神经系统合并症以脑血管病为主，且多数为缺血性脑血管病。心脏手术后脑血管病并发症与心肌血流阻断时间和体外循环转机时间过长有关。

【关键词】 心脏外科手术 手术后并发症 脑血管意外

Cerebrovascular diseases complications
after cardiac surgery

BI Qi, ZHANG Zhuo, HE Jianhua, et al. Dept. of Neurology, Beijing

Anzhen Hospital, Capital Medical University, Beijing 100029, P. R. China

【Abstract】 Objective To assess morbidity, mortality, sorts, risk factors, prevention and treatment of patients with cerebrovascular disease complication (CVDC)undergoing cardiopulmanary bypass (CPB). Methods We retrospectively reviewed 10 173 cases of CPB surgery, analysed risk factors of CVDC after CPB surgery in comparison with controls. Results After CPB surgery, the general morbidity of neurological complications (NC)was 1.44%(146/10 173), of which CVDC accounted for 59.58%(87/146). In the CVDC group, cerebral embolism accounted for 39.09%, cerebral infarction 28.74%, cerebral haemorrhage 11.49%, prosthetic valve endocarditis (PVE)with CVD 10.34%, and others 10.35%. Death occurred in 44 patients of the NC group, in which CVDC went to 47.72%(21/44). Aortic clump time and CPB time were greatly longer in the CVDC group than controls ($P<0.01$). Conclusions The main postoperative neurological complications after CPB surgery are CVDC, most of which are ischemic cerebrovascular disease. Postoperative CVDC correlates with longer aortic clump time and CPB time during the operation.

【Key words】 Heart surgery　　Postoperative complications
Cerebrovascular disorders

为探讨心脏手术后脑血管病并发症的发生率、种类、死亡率、危险因素及防治方法，安贞医院神经内科对本院小儿及成人心脏外科 10 173 例心脏手术后至出院前早期脑血管病并发症进行了回顾性研究。

对象与方法

1．对象：共收集我院成人及小儿心脏外科 1984～1997 年心脏手术 10 173 例，其中男 5 257 例，女 4 916 例，年龄 8 天～75 岁。

2．心脏手术类型：心脏瓣膜置换术 2 783 例，冠状动脉搭桥术 220 例。先天性心脏病手术 6 830 例，主动脉瘤切除术 192 例，其他类型手术 148 例。

3．分组：分设风湿性心脏病、先天性心脏病脑血管病并发症组，并相应分设年龄、性别、数量、手术术式及手术时间相匹配的对照组。对术后脑血管病的相关因素如术中体内肝素用量，手术前、中、后鼻咽、肛肠温度，心肌血流阻断时间，体外循环转机时间等进行分析。

4．统计学处理：所有数据以平均值±标准差表示，并进行 t 检验。

结果

1．术后神经系统并发症：神经系统并发症共 146 例，依次为脑血管病 87 例（59.8%）；缺血缺氧性脑病 33 例（22.6%）；癫痫 13 例（8.1%），膈神经麻痹 6 例（4.1%），硬膜下血肿 3 例（2.1%），周围神经损害 2 例（1.4%），声带麻痹及血管性头痛 1 例（0.68%）；神经系统并发症总发生率为 1.44%。

2．术后脑血管病并发：脑血管病并发症共 87 例，依次为脑栓塞 34 例（39.1%），脑血栓形成 25 例（28.7%），脑出血 10 例（11.5%），人造瓣膜心内膜感染并发脑血管病 9 例（10.3%），短暂脑缺血发作 4 例（4.6%），椎基底动脉供血不足和蛛网膜下腔出血 2 例（2.3%），短暂性全面遗忘 1 例（1.2%）。

3．脑血管病并发症死亡率：共 18 例，依次为人造瓣膜心内膜感染并发脑血管病 8 例（44.4%），脑出血 5 例（27.3%），脑栓塞 3 例（16.7%），脑血栓形成 2 例（11.1%）。

4. 统计学处理：在年龄、体重、住院天数、术中肝素用量、术中鼻咽、肛肠温度方面差异无显著意义。而心肌血流阻断时间及体外循环转机时间与对照组比较差异有显著意义（P＜0.01）。

讨论

脑血管病并发症是心脏手术后常见、严重的并发症之一。本组神经系统合并症总发生率为 1.44%，其中以脑血管病发生率最高。Rosenthal 等报道一组先天性心脏病手术，术后（5.2±4.7）年间 20%的病人发生脑梗死，总发生率为 3.9%[1]。另有统计术中及术后脑血管病发生率为 1.7%[2]，同时做冠状动脉搭桥术和颈动脉内膜切除术后脑血管病发生率为 18.2%，心脏移植术后 18.5 个月中脑血管病的发生率为 9.1%[3]。心脏瓣膜置换术后脑梗死的发生率为 0.8%，冠状动脉搭桥术后脑梗死发生率为 1.4%[4]。约 1%病人术后立即发生脑神经功能缺失，提示手术中脑损害[5]。先天性心脏病在术后住院期间神经系统并发症发生率为 5.9%[6]。术后脑血管病的发生率可能与手术因素关系较大。远期发生率影响因素较多，需进一步探讨。

心脏手术后神经系统损害的病理生理机制是再灌注损伤，神经细胞的变化、微栓塞等[7]。而术后脑血管病并发症与手术时间及体外循环时间过长有关[4]。本研究风湿性心脏病和先天性心脏病术后脑血管病并发症组，术中心肌血流阻断时间及体外循环转机时间与对照组之间差异有显著意义（P＜0.01），而其他指标差异无显著意义（P＞0.05），心肌血流阻断时间和体外循环时间过长，是术后引起脑血管病的重要原因。脑的气体微栓塞发生在大多数与体外循环有关的心脏手术中，大部分为亚临床型，主要与术中灌注意外有关，术后证实的神经系统损害多数为气体栓塞所致，但缺乏有效的诊断和治疗手段。本组中仅有 1 例因脑及四肢术后广泛动脉栓塞，临床诊断气体栓塞。还有 1 例术后即刻超声心动图检查，发现循环中有气体存在，但无临床表现。对术后脑气体栓塞诊断和治疗，仍需探索。

心脏手术后脑血管病并发症以缺血性脑血管病为主（74.41%），其中脑栓塞发生率最高（39.08%）。无论脑栓塞、脑血栓形成和脑出血，一般在术后清醒一段时间后出现神经系统损害。脑栓塞常发生在心脏瓣膜置换术后、尤其是手术前后伴有房颤的病人。本组中脑栓塞、脑血栓形成和脑出血死亡率分别占并发症组死亡数的 16.67%、11.11%和 27.78%。

本研究中，人造瓣膜心内膜感染并发脑血管病 9 例，其中 6 例为多发性脑梗死，3 例脑出血（1 例腰穿脑脊液细菌涂片为革兰阴性杆菌）。9 例中死亡 8 例，占脑血管病合并症组死亡数的 44.44%，死亡原因为脑疝或多脏器衰竭。人造瓣膜心内膜感染并发脑血管病死亡率高，应高度重视。此类脑血管病是由于人造瓣膜感染后，引起细菌性动脉炎导致脑梗死或出血[8]。

在体外循环中病人脑温度保持在低于或等于 34℃，如果复温时温度过高及速度过快，可导致神经功能缺失。缩短术中心肌血流阻断时间和体外循环转机时间，对减少术后脑血管病有一定意义。在有条件的情况下，最好在术前、术中和术后对颅压、脑干诱发电位、血氧饱和度及脑电等进行监测，根据中枢神经系统的情况调整体外循环时间、心肌血流阻断时间、温度，尽可能减少心脏手术后脑血管病并发症，提高心脏手术的成功率。

参 考 文 献

[1] Rosenthal DN, Frienman AH, Kleinman CS, et al. Thromboembolic complications after Fontan operations. Circulation, 1995, 92 (9 suppl): 287-292.

[2] Cernaianu AC, Vassilidze TV, Flum DR, et al. Predictors of stroke after cardiac surgery. J Cardiovas Surg, 1995, 10: 334-339.

[3] Adair JC, Call GK, O'Connell JB, et al. Cerebrovascular syndromes following cardiac transplantation. Neurology, 1992, 42: 819-823.

[4] Mizuhara A, Ino T, Adachi H, et al. Cerebral infarction after the cardiovascular operation. Nippon Kyobu Geka Gakkai Zasshi, 1995, 43: 1907-1912.

[5] Johansson T, Aren C, Fransson SG, et al. Intra-and postoperative cerebral complications of open-heart surgery. Scand J Thorac Cardiovasc Surg, 1995, 29: 17-22.

[6] Rao V, Christakis GT, Weisel RD, et al. Risk factors for stroke following coronary bypass surgery. J Cardiovas Surg, 1995, 10 (4suppl): 468-474.

[7] Mravinac CM. Neurologic dysfunctions following cardiac surgery. Crit Care Nurs Clin North Am, 1991, 3: 691-698.

[8] 毕齐. 人造瓣膜心内膜感染合并脑血管病. 心肺血管病杂志, 1994, 13: 148-150.

中华胸心血管外科杂志 1999，15（2）：90～92

心脏手术后神经系统并发症研究—附 10173 例病例分析

张 苗 毕 齐 贺建华 冯立群 李正光

【摘要】 目的 探讨心脏手术后神经系统并发症的发生率、死亡率、种类、危险因素及防治方法。方法 回顾分析心脏手术 10 173 例，统计术后神经系统并发症的发生率、死亡率和种类；与对照组比较，对术后神经系统并发症的危险因素作统计学处理。结果 本组心脏手术后神经系统并发症的总发生率为 1.44%（146/10 173），其中脑血管病占 52.74%（77/146），缺氧性脑损害占 22.60%（33/146），癫痫占 8.91%（13/146），其他占 15.75%（23/146）。神经系统并发症组死亡 44 例，占全部术后死亡的 6.94%（44/634），列术后死亡原因第 5 位。与对照组比较，并发症组术中心肌血流阻断时间和体外循环转机时间明显长于对照组（$P < 0.01$）。结论 心脏手术后神经系统并发症以脑血管病为主，尽量缩短术中心肌血流阻断时间和体外循环转机时间，可减少心脏手术后神经系统并发症发生。

【关键词】 心脏手术 神经系统并发症 心肌血流阻断 体外循环时间

Study of Neurological Complication after Cardiac Surgery

ZHANG Zhuo, BI Qi, HE Jianhua, et al. Dept. of Neurology, Beijing Anzhen Hospital, Capital Medical University, Beijing 100029. P. R. China

【Abstract】 Objective This study was to assess morbidity, mortality, risk factors, prevention and treatment of neurological complications (NC) in patients undergoing cardiopulmonary bypass (CPB). Clinical material and method 10 173 records were studied retrospectively for analysis of NC after open heart surgery. Results After CPB surgery, occurrence of NC was 1.44%(146/10 173), in which cerebrovascular disease was 52.74%(77/146), anoxic brain damage was 22.60%(33/146), epilepsy was 8.91%(13/146)and other abnormalities 15.75%(23/146). Mortality of NC group was 6.94%. Aortic clamping time and CPB time of NC group were much longer than the controls($P < 0.01$). Conclusion The main neurological complications after CPB surgery are cerebrovascular disease, anoxic brain damage and epilepsy. The risk factors of postoperative neurological complications are longer aortic clamping time and CPB time during the cardiac surgery.

【Key words】 Cardiac surgery　　Neurological complications

Aortic clump time　　Cardiopulmonary bypass

北京安贞医院成人及小儿心脏外科 1984 年 5 月～1997 年 9 月共施心脏手术 10 173 例，现就术后住院期间神经系统并发症报告如下：

资料与方法

本组中男性 5 257 例，女性 4 916 例；年龄 8 天～75 岁。其中心脏瓣膜替换术 2 759 例，冠状动脉搭桥术 214 例，先天性心脏病（先心病）手术 6 790 例，主动脉瘤切除术 184 例，其他心脏手术 226 例。

对风湿性心脏病（风心病）、先心病手术后神经系统并发症组，分别设立年龄、性别及术式相匹配的对照组后进行统计学处理。

结果

本组各类心脏病术后住院期间发生神经系统并发症 146 例，发生率为 1.44%（146/10173），其中风心病 2.90%（80/2759），先心病 0.63%（43/6790），冠心病 3.74%（8/214），主动脉瘤 3.80%（7/184），其他 3.54%（8/226）。

本组心脏手术后神经系统并发症的发生率依次为脑血管病 77 例（52.74%）、缺血缺氧性脑病 33 例（22.60%）、癫痫 13 例（8.91%）、人工瓣膜心内膜炎合并脑血管病 9 例（6.16%）、膈神经麻痹 6 例（4.10%）、硬膜下血肿 3 例（2.06%）、周围神经损害 2 例（1.37%）、声带麻痹、短暂性全面遗忘、血管性头痛各 1 例（0.68%）。

本组心脏手术后总死亡 634 例，总死亡率 6.23%，死亡原因依次为心功能衰竭 42.74%（271/634），肺功能衰竭 18.14%（115/634），肾功能衰竭 11.51%（73/634），心律紊乱 11.04%（70/634），神经系统并发症 6.94%（44/634），感染 3.16%（20/634），人工瓣膜失功 0.95%（6/634），其他 5.52%（35/634）。

在死亡原因中神经系统并发症占第 5 位。本组神经系统并发症组死亡原因及死亡率依次为缺血缺氧性脑病 43.18%（19/44），脑血管病 29.55%（13/44），人工瓣膜心内膜炎合并脑血管病 18.18%（8/44），其他 9.09%（4/44）。

风心病、先心病术后神经系统并发症组与对照组比较见表 1。年龄、体重、住院天数、术中体内肝素用量，手术前、中、后鼻咽（肛肠）温度差异无显著性（ $P>0.05$ ），但心肌血流阻断时间和体外循环转机时间差异极显著（ $P<0.01$ ）。

表 1 风湿性、先心病心脏手术神经系统并发症组与对照组比较有显著性差异

组 别	风心病组		先心病组	
	心肌血流阻断（分）	体外循环转机（分）	心肌血流阻断（分）	体外循环转机（分）
神经系统并发症组	119.95±56.40*	171.70±76.85*	103.79±49.76*	147.17±69.53*
对照组	91.27±37.42	138.00±59.61	62.83±37.93	91.24±44.02

*与对照组相比 $P<0.01$

讨论

神经系统并发症是心脏手术后常见、严重的并发症之一。本组神经系统并发症总发生率为 1.44%。主要集中在风心病、先心病、冠心病及主动脉瘤术后，其中以脑血管病发病率最高。而脑血管病、缺氧性脑损害、癫痫、人工瓣膜心内膜感染合并脑血管病占全部神经系统并发症 90.41%。国外文献心脏手术后神经系统并发症总发生率为 0.8%～9.1%，以脑血管病为主。术后脑梗塞发生率冠状动脉搭桥术为 1.4%，心脏瓣膜替换为 0.8%，心脏移植术后（18.5 个月内）脑血管病的发生率 9.1%[1-4]。一组先心病报道在术后到出院期间神经系统并发症发生率为 5.9%[5]。

心脏手术后神经系统损害的病理生理机制是再灌注损伤导致神经细胞变化和微栓塞[6]，术后脑血管病与手术及体外循环时间过长有关[3]。本组风心病及先心病神经系统并发症组，分别与对照组比较，并发症组术中心肌血流阻断时间及体外循环转机时间与对照组之间差异有显著意义（ $P<0.01$ ），心肌血流阻断和体外循环时间过长是术后神经系统损害的重要原因。而其他指标无统计学意义（ $P>0.05$ ）。国外有报道[7]用 3 种不同温度的心脏灌注液进行手术，对术后的神经功能损害无明显影响，本组结果与其一致。脑的气体微栓塞多见于与体外循环有关的心脏手术中，多为亚临床型，与术中灌注意外有关，术后神经系统损害多数为气体栓塞所致，但缺乏有效的诊断和治疗手段[8]。本组中有 1 例脑及四肢术后广泛动脉栓塞，临床诊断气体栓塞。1 例术后即刻超声心动图检查，发现循环中有气体存在，但无临床表现。所以如何诊断和治疗脑气体栓塞，仍需探索。

本组合并脑血管病 77 例，其中缺血性脑血管病占 84.41%，脑栓塞发生率最高。其临床特点为术后清醒一段时间后出现神经系统损害的定位体征，77 例中死亡 13 例（16.88%），多发生在房颤、心脏瓣膜替换术后病人。

本组 33 例缺氧性脑损害，全部表现为术后意识不清，无发热，神经系统检查无局灶性定位体征，提示在手术中因缺氧对中枢神经系统、尤其是大脑皮质产生广泛损害，且多数有癫痫发作，最终死于脑疝或多脏器衰竭，33 例中死亡 19 例（57.58%）。

本组 9 例人工瓣膜感染性心内膜炎并发脑血管病病人全部是青壮年，术后发热 7～40 天，继而颅内压增高，出现神经系统定位体征、昏迷，8 例（88.89%）死于脑疝或多脏器衰竭。此 8 例脑 CT 检查，6 例显示多发性脑梗塞，2 例表现为脑出血。1 例腰穿脑脊液细菌涂片为革兰阴性杆菌。此类脑血管病是人工瓣膜感染后，引起细菌性动脉炎导致脑梗塞或出血[9]所致。

有文献还报告一些术后少见的并发症，如手足徐动、帕金森综合征等，本组未发现。本组术后并发短暂性全面遗忘和偏头痛各 1 例，考虑与术后脑缺血、缺氧有关。

依据本组统计结果，防治重点应放在脑血管病、缺血缺氧性脑病、人工瓣膜心内膜感染并发的脑血管病。实验研究证实，低温状态（2～5℃）对缺血性脑损害有保护作用，术中复温不可过快过高，尽量缩短术中心肌血流阻断时间和体外循环转机时间[10]。心脏瓣膜替换术后，正规抗凝治疗预防脑梗死的重要性要远大于引起出血的危险[11]。术后有感染的病人要积极抗感染，以防止细菌性动脉炎导致脑血管病。在有条件的情况下，最好在术前、术中和术后对颅压、脑干诱发电位、经颅多普勒超声、血氧饱和度及脑电进行监测，根据中枢神经系统的情况调整体外循环时间、温度及整个手术时间，减少手术后神经系统并发症，提高心脏手术的成功率。

参 考 文 献

[1] Cernaianu AC, Vassilidze TV, Flum DR, et al. Predictors of stroke after cardiac surgery. J Cardiovasc Surg, 1995, 36 (4 Pt 1): 334-339.

[2] Adair JC, Call GK, O'Connell JB, et al. Cerebrovascular syndromes following cardiac transplantation. Neurology, 1992, 42: 819-823.

[3] Mizuhara A, Ino T, Adachi H, et al. Cerebral infarction after the cardiovascular operation. Nippon Kyobu Geka Gakkai Zasshi, 1995, 43: 1907-1912.

[4] Johansson T, Aren C, Fransson SG, et al. Intra-and postoperative cerebral complications of open-heart surgery. Scand J Thorac Cardiovasc Surg, 1995, 110: 17-22.

[5] Rao V, Christakis GT, Weisel RD, et al. Risk factors for stroke following coronary bypass

surgery. J Cardiovasc Surg, 1995, 36 (Suppl 4): 468-474.

[6] Mravinac CM. Neurologic dysfunctions following cardiac surgery. Crit Care Nurs Clin North Am, 1991, 3: 691-698.

[7] Engelman RM, Pleet AB, Rousou JA, et al. Does cardiopulmonary bypass temperature correlate with postoperative central nervous system dysfunction?J Cardiovasc Surg, 1995, 36 (Suppl 4): 493-497.

[8] Tovar EA, Del Campo C, Borsari A, et al. Postoperative management of cerebral air embolism: gas physiology for surgeons. Ann Thorac Surg, 1995, 60: 1138-1142.

[9] Fallon P, Aparicio JM, Elliott MJ, et al. Incidence of neurological complications of surgery for congenital heart disease. Arch Dis Child, 1995, 72: 418-422.

[10] Nathan HJ, Munson J, Wells G, et al. The management of temperature during cardiopulmonary bypass: effect on neuropsychological outcome. J Cardiovasc Surg, 1995, 36 (Suppl 4): 481-487.

[11] Wilson DG, Wisheart JD, Stuart AG. Systemic thromboembolism leading to myocardial infarction and stroke after fenestrated total cavopulmonary connection. Br Heart J, 1995, 73: 483-485.

中华医学杂志 2002，82（14）：979～980

心脏手术后并发中枢神经系统感染的临床分析

毕 齐 张 苗

【摘要】 目的 探讨心脏手术后并发中枢神经系统感染的发生率、死亡率、临床特征、死亡原因、危险因素以及防治方法。方法 分析 10 173 例心脏手术后各种神经系统并发症的总发生率，统计分析心脏手术后并发中枢神经系统感染的发生率、死亡率和种类，并与对照组进行比较分析。结果 心脏手术后神经系并发症的总发生率为 1.4%（146/10 173），其中脑血管病占 59.6%（87/146）。手术后合并中枢神经系统感染 7.53%（11/146）。术后中枢神经系统感染组手术中心肌血流阻断时间及体外循环转机时间明显长于与对照组（$P <$ 0.01）。神经系统并发症组死亡 44 例，其中手术后并发中枢神经系统感染 11 例中 8 例死亡，占死亡总数的 18.2%（8/44）。结论 心脏手术后并发中枢神经系统感染与手术中心肌血流阻断时间和体外循环转机时间过长有关，并且死亡率极高。

【关键词】 心脏外科手术； 中枢神经系统感染； 死亡率

Central nervous system infection complicated after cardiac surgery

BI Qi, ZHANG Zhuo. Dept. of Neurology, Beijing Anzhen Hospital,
Capital Medical University, Beijing 100029, P. R. China

【Abstract】 Objective To assess the morbidity, mortality, clinical features, death causaes, prevention and treatment of patients with central nervous system infection (CNSI)undergoing cardiopulmonary bypass (CPB)surgery. Methods 10173 cases of CNSI undergoing CPB surgery 1984～1997 were reviewed retros2pectively to analysed the morbidity, mortality, clinical features, death causes, prevention and treatment of patients with CNSI after CPB surgery；Results After CPB surgery, the general morbidity of neurological complications (NC)was 1.4% (146/10173), of which cerebrovascular diseases accounted for 59.6%(87/146), and CNSI 7.53% (11/146). The aortic clump time and CPB time were significantly longer in the CNSI group than in the controls ($P<0.01$). Death occurred in 44 patients of the NC group, in which CNSI accounted for 18.2%(8/44). Conclusion Postoperative CNSI correlates with longer aortic clump time and CPB time during the operation, and high mortality in CNSI group.

【Key words】 Cardiac surgery CNSI Mortality

为探讨心脏手术后并发中枢神经系统感染（centrous nerval system infection，CNSI）的发生率、临床表现、死亡率、危险因素及防治方法，北京安贞医院神经内科对安贞医院小儿及成人心脏外科 10 173 例心脏手术患者进行回顾性研究，其中 11 例发生 CNSI，并对其原因进行了分析。

对象与方法

1. 对象：北京安贞医院成人及小儿心脏外科 1984～1997 年心脏手术 10 173 例，其中男 5 257 例，女 4 916 例，年龄 8 天～75 岁。

2. CNSI：共 11 例，其中男性 5 例、女性 6 例，年龄 20～74 岁，平均 45～71 岁。

3. 心脏手术类型：11 例 CNSI 患者中二尖瓣置换术 6 例、主动脉瓣置换术 1 例、二尖瓣及主动脉瓣双瓣置换术 3 例、动脉夹层动脉瘤 Benttell 手术＋主动脉瓣置换＋升主动脉置换手术 1 例、先天性心脏病 F4 根治术 1 例。

4.11 例 CNSI 患者中 9 例行头颅 CT 检查，其中多发性脑梗死 6 例，脑出血 3 例。腰穿 1 例，脑脊液细胞数 97 个，白细胞 44 个，分叶 23%、单核 77%、细菌学涂片为革兰阴性杆菌感染。

5. 分组：设立心脏手术后中枢神经系统感染组，并相应设立年龄、性别、手术术式及手术年份相匹配的对照组。对术后影响中枢神经系统的相关因素如术中体内肝素用量，手术前－中－后鼻咽及肛肠温度，心肌血流阻断时间，体外循环转机时间等进行统计；并对 CNSI 的临床过程进行分析。

6. 统计学处理：所有数据均以 $\bar{x} \pm s$ 表示，采用 t 检验进行验证。

结果

1. 神经系统并发症总发生率：各种神经系统并发症共 146 例，占全部病例 1.44%（146/10 173 例）。

2. 术后合并中枢神经系统感染：共 11 例，占神经系统合并症组的 7.53%（11/146）。

3. 死亡率：神经系统并发症组死亡 44 例，其中 8 例 CNSI，占死亡总数的 18.18%（8/44）。

4．CNSI 死亡原因：8 例死亡病例中感染性休克 2 例，脑疝 4 例，多器官功能衰竭 2 例。

5．两组在年龄、体重、住院天数、术中肝素用量、术中鼻咽及肛肠温度方面差异无显著意义（$P>0.05$）；手术后中枢神经系统感染组在手术中心肌血流阻断时间及体外循环转机时间与对照组比较差异有显著意义（$P<0.01$）；术后中枢神经系统感染组心肌血流阻断时间及体外循环转机时间与对照组比较具有显著性差异（$P<0.01$）。

讨论

神经系统并发症是心脏手术后严重的并发症之一。本组神经系统合并症总发生率为 1.44%，其中以脑血管病发生率最高[1]这与国外资料报道基本一致[2-4]。以往对心脏手术合并中枢神经系统感染的报道，多数集中在人造瓣膜心内膜感染（PVE）合并脑血管病方面[5, 6]，而本组患者 11 例中 9 例为 PVE，而另外 2 例分别为 Benttell 手术加主动脉瓣置换术加升主动脉置换术，以及先天性心脏病 F4 根治术，这说明心脏手术后中枢神经系统感染主要来源于 PVE，但是还有可能由其他心脏手术引起。

CNSI 的临床表现：本组中 11 例患者无一例外在手术后出现高热，并且持续时间较长，从 13～40d，平均 25.42d。8 例患者出现不同程度的意识障碍，5 例患者出现偏瘫，2 例患者出现恶心、呕吐。而心脏手术后合并缺血缺氧性脑病往往在手术后表现为意识障碍，缺少神经系统定位体征，并且不伴有发热[1]两者之间有比较明显的区别。因此心脏手术后持续性的而又不能用术后反应性发热解释的高热患者，出现意识障碍，神经系统定位体征以及颅内压增高等 CNSI 临床表现要考虑到 PVE 的可能性。CNSI 组 11 例患者中有 8 例死亡，死亡率 72.17%，这与国外报道的死亡率 75%基本一致[5]。在本组统计中 CNSI 发生率只占神经系统并发症组的 7.15%，而死亡率却占神经系统并发症组 18.12%，这说明 CNSI 在术后的发生率并不高，但有很高的死亡率，应该在临床引起高度的重视。死亡原因中半数患者死于脑疝，其余分别死于感染性休克和多器官功能衰竭；因此积极的降颅压脱水治疗、抗感染和全面的支持治疗对 CNSI 至关重要。

CNSI 组与对照组比较在年龄、体重、住院天数、术中肝素用量、术中鼻咽及肛肠温度方面差异无显著意义（$P>0105$）。而心肌血流阻断时间及体外循环转机时间与对照组比较差异有显著意义（$P<0.01$）。手术时间过长是手术后并发脑血管病的重要因素之一[7]，同时手术时间过长也增加了手术野的感染机会，因此尽可能地缩短心脏手术的时间，尤其是心肌血流阻断时间和体外循

环转机时间则有助于提高心脏手术的成功率。CNSI 组中有 9 例患者为 PVE 合并脑血管病，1 例患者经过腰穿证实是革兰阴性杆菌感染。此类脑血管病是由于人造瓣膜感染后引起细菌性动脉炎导致脑梗死或出血[6]，链球菌和葡萄球菌是 PVE 常见的感染因素，在早期和晚期的 PVE 患者中常常也可以发现革兰阴性杆菌感染，因此选择适当的抗生素十分重要[8]。另外最近的研究表明，PVE 进入 ICU 治疗将明显地改善预后，同时无论严重休克还是多器官衰竭，外科干预是有效的。因此，在临床上怀疑为中枢神经系统感染、尤其是怀疑 PVE 合并脑血管病的患者，应该积极进行病菌学方面的检查，以求进行针对性的治疗，加强监护，降低死亡率和提高心脏手术的成功率。

参 考 文 献

[1] 张苗, 毕齐, 贺建华, 等. 心脏手术后神经经系统合并症研究中华胸心血管外科杂志, 1999, 15: 901

[2] Cernaianu AC, Vassilidze TV, FlumDR, et al. Predictors of stroke after cardiac surgery. J Cardiovas Surg, 1995, 10: 334-339

[3] Mizuhara A, Ino T, Adachi H, et al. Cerebral infarction after the cardiovascular operation1. Nippon Kyobu Geka Gakkai Zasshi, 1995, 43: 1907-1912

[4] Johansson T, Aren C, Fransson SG, et al. Intra2and postoperative cerebral complications of open-heart surgery. Scand J Thorac Cardiovasc Surg, 1995, 29: 17-22

[5] Illingworth BL, Tweden K, Schroeder RF, et al. In vivo efficacy of silver-coated (Silzone) infection-resistant polyester fabric against a biofilm-producing bacteria, Staphylococcus epidermidis. J Heart Valve Dis, 1998, 7: 524-530

[6] 毕齐. 人造瓣膜心内膜感染合并脑血管病. 心肺血管病杂志, 1994, 13: 148-149

[7] 毕齐, 张苗, 贺建华, 等. 心脏手术后早期脑血管病并发症的临床研究. 中华医学杂志, 1999, 79: 123-125

[8] Bourgoin A, Leone M, Martin C. Role of glycopeptides in the treatment of septic complications after cardiac surgery. J Chemother, 2001, 13: 112-118

中国临床康复 2004，8（15）：2925～2927

心脏神经症：个体认知行为治疗及小组心理治疗（综述）

李晓晴　施琪嘉

【摘要】 在做冠状动脉造影和来急诊的病人中，心脏神经症的患病率很高，这些病人符合 Kannel 确定的心脏神经症的诊断标准，同时，也有着较高的惊恐障碍的患病率。如果得不到正确及时的诊治，将会出现严重的残障，同时他们也是医疗资源的高消费者。本文讲述了心脏神经症的历史渊源；解释了其定义；罗列了心脏神经症的流行病学以及惊恐障碍的比例；介绍了常见的病因包括躯体方面的 3 个因素和心理精神方面的 4 个因素，并引入了心脏神经症的筛查工具包括提问筛查，心脏焦虑问卷和电子扫描断层成像；同时也介绍了惊恐障碍的筛查工具包括 3 项目量表和 5 因素模式筛查；最后本文还列出了目前国内外常用的 3 种治疗措施包括避免医源性担忧，对症治疗和心理治疗，其中详细介绍了心理治疗中的个体认知行为治疗和小组心理治疗。

【关键词】 心脏神经症；心理治疗；综述文献

Cardiac Neurosis: individual cognitive behavioral therapy and group psychological therapy

LI Xiao Qing, SHI Qi Jia. Tongji Medical College of Huazhong University of Science and Technology, Wuhan 430030, P. R China

【Abstract】 A high prevalence of cardiac neurosis exists in the patients who came for the cardiac angiography and emergency departments. They meet much of criteria defined by Kannel for cardiac neurosis. It is revealed that a high prevalence of panic disorder is in those patients. They are much disabled and make heavy use of medical resources if not treated properly. In this article we illustrate the history, definition and epidemiology as well as prevalence of the panic disorder in those patients with non-cardiac chest chain. We also listed the common causes for the cardiac neurosis including three physical factors and four psychological factors. We introduce the screening tools including interview questionnaire, cardiac anxiety questionnaire and electron beam tomography. The screening questionnaires for panic disorder are listed as three-item inventory and five-factor screening questionnaire. In the end of this article three measures widely used at home and abroad are listed including avoidance of medication-related worry, remedy for symptoms and psychological therapy. We also elaborate on the individual cognitive behavioral psychotherapy and group psychological therapy.

【Key words】 Cardiac Neurosis　Psychological Therapy

一、心脏神经症概念的历史渊源

1871 年，Da Costa 描述了一组症状包括：心悸，疼痛，脉促，气短，眩晕，头痛，睡眠及胃肠道功能紊乱。病人通常描述的疼痛是一种发作性的胸部不适，并不是由缺血性心脏病引起的典型心绞痛。这种综合征后来有许多名称，例如：神经性循环衰弱、DaCosta 综合征、心脏神经症、劳力综合征、功能性的心血管疾病、心输出量过多综合征、高动力肾上腺素循环状态、正常冠状动脉情况下的不典型胸痛或心脏神经症。有许多研究表明神经性循环衰弱的病人较对照组而言，心脏活动对应激有着异常的反应。起初，在战争年代，神经循环性衰弱被认为是只有男性才患有的一种疾病，后来，这种病才被确认为是普遍存在于城市男女中的一种疾病。虽然病人有着正常的寿命，但是疾病的慢性过程可以导致严重的残障。20 世纪的前半个世纪，许多研究强调神经性衰弱与焦虑存在联系，在某种程度上，神经性衰弱与神经性焦虑这两个概念描述的同一种疾病；心脏神经症和心脏神经症两者在概念上有很大程度的重叠[1]。

二、心脏神经症的定义

根据 Kannel 等[2]的标准，心脏神经症病人应具有：①病人抱怨有呼吸不适（例如：叹息样呼吸，或者抱怨气短，空气不足）。②病人必须有以下 3 组症状中的两组的一项或者多项症状：心悸，胸痛，胸部不适；紧张，眩晕，虚弱，在人群中感到不适；不当的疲劳或者活动严重受限。根据 Kannel 等推荐，病人有以上症状中的 5 项或者更多症状就可以被诊断为患有心脏神经症[2]。

三、心脏神经症的流行病学

研究表明，在冠状动脉造影的病人中，至多有 43%的病人没有冠心病的证据。Beitman 等[3]报道每年仅在美国，最多就有 10 万例病人遭受着胸痛的折磨，但却没有任何证据表明他们患有动脉硬化或者其他严重的心脏疾病[4]。441 例步行至急诊室的胸痛病人接受了心血管科医生的检查，并由训练有素的研究助理完成"改版焦虑疾病访谈表"调查后（anxiety disorder interview schedule-revised，ADIS-R），有 250 例病人被诊断为心脏神经症[3]。

四、心脏神经症病人中患有惊恐障碍的比例

关于心脏神经症病人中患有惊恐障碍的比例，报道不一，有研究报道，已确诊的冠心病病人因胸痛在心脏专科医院的急诊室就诊，其中有 34%被诊断为心脏神经症，实际上是惊恐发作[5]。由 Beitman 等[3]所做的研究也支持 34%这一比例，在他的研究中，心脏科医生推荐参加研究的那些遭受心脏神经症折磨的冠心病病人中，甚至有 50%可以诊断为惊恐发作。

因急性或反复发作的胸痛而到心脏专科就诊的病人中，患有惊恐障碍的病人可高达 25%～60%，所以有学者推荐，凡是胸痛而又排除了冠状动脉疾病，都应该考虑惊恐障碍。在初级保健中惊恐障碍的流行率与高血压的流行率是相同的。这些学者甚至认为，确诊惊恐障碍的重要性与确诊高血压是一样的[6]。

在《精神障碍诊断和统计手册 Ⅳ》（diagnostic and statistical manual of mental disorders. Fourth Edition，DSM-Ⅳ）中，惊恐障碍是一种惊恐反复发作的状态，描述的是在一段时间中，病人经历着强烈的恐惧，或者遭受着包含许多症状的不适，这些症状包括心悸、胸痛、颤抖。另外，一个惊恐发作的病人可能会描述一种特征性的思维模式即死亡恐惧感，害怕失控感，或对尴尬失措的担忧感。要诊断惊恐障碍，还必须在两次发作之间经历着对下一次发作的焦虑，DSM-Ⅳ称这种"预期性焦虑"为疾病的基本组成部分，而在《精神障碍诊断和统计手册 Ⅲ》（diagnostic and statistical manual of mental disorders-third edition，DSM-Ⅲ）中，"预期性焦虑"被认为是一种可以导致惊恐障碍的次级性、独立的情况。惊恐障碍是心脏神经症最常见的心理性原因。综上所述，心脏神经症在医疗实践中是非常常见的，心脏神经症病人经常同时患有惊恐障碍，通常没有什么器质性的原因。但是最多有 50%的病人始终坚信他们患有心脏病[6]。最多有 74%的病人在冠状动脉造影结果阴性 11 年后仍然有胸痛[7]。尽管有着正常的预期寿命和预后，50%～70%的病人继续有胸痛、担心患有心脏病、限制他们自己的活动，同时继续就诊[8]。从初次就诊到最后得到有效治疗可以间隔 6 年以上，在这段时间中，一些病人仍然胸痛，忍受着因胸痛而带来的许多残障[4]。惊恐障碍的病人较其他精神障碍病人而言是医疗资源的高消费者，他们在很大程度上占用了更多的急诊、平诊资源以及精神科服务[6]。在被确诊为惊恐障碍之前，这种医疗资源的高消耗模式可以持续 10 年以上[6]。尽管没有心脏病的证

据，但医生却经常给予心脏神经症患者抗心绞痛的药物[4]。反复看医生，到急诊室就诊，住院，反复多种的实验室检查，用不当的药物等，相应花费非常之高[4]。如果做一些有创性的检查例如冠状动脉造影等，花费将更高[4]。有数项研究表明，34%～56%胸痛病人做了这些有创性检查，却没有找到任何诊断冠心病的冠状动脉造影或者心脏闪烁图方面的证据[4]。惊恐障碍所致的残障是可治的[5]。但这种焦虑状态在医疗实践经常没有得到诊断[5]。如果没有得到治疗，这种疾病将会演变成一种慢性过程，甚至进展为其他的精神疾病，如广场恐怖、严重的抑郁症和自杀倾向[5]。

五、心脏神经症的常见病因

躯体方面的因素：食管运动功能失常或者食管反射异常[9]；过度通气综合征或者呼吸功能异常[9]；胸壁综合征[10]。

心理精神方面的因素：生活应激事件[1]；惊恐障碍[10]；抑郁症[10]；健康焦虑（疑病神经症或者所谓的躯体化障碍）[9]。

各种病因相互作用的模式见图1。

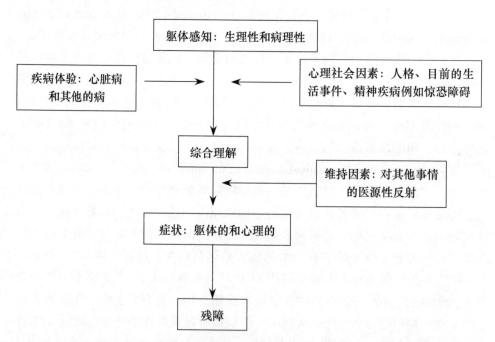

图1　导致心脏神经症以及随之而来的残障的生物性、心理性、社会性因素的相互作用

冠状动脉正常的心脏神经症病人中，半数有食道反射异常或者食道运动功能异常，60%的病人有呼吸功能异常[9]，60%有精神异常[9]。但是，食道和呼吸功能异常与胸痛的关系并不直接，因为它们并不总是和胸痛同时存在[9]。而且，病人对食道和呼吸功能异常的不同的药物治疗反应也表明这些异常很可能仅仅与胸痛同时存在但并不是胸痛的原因[9]。冠状动脉造影正常的胸痛病人中有一半有两种或多种上面提到的病因（食道，呼吸或精神方面的异常）。因此，有观点认为，心脏神经症是生理，心理相互作用的结果[9]。

六、心脏神经症和惊恐障碍的筛查工具

（一）心脏神经症的筛查工具

提问筛查：问题 1．如果去爬山（或者其他的运动），爬 10 次，有多少次你会感到胸痛？问题 2．连续 10 次胸痛中有多少次胸痛是在休息中出现的?问题 3．每次胸痛通常持续多长时间[11]?心脏焦虑问卷（cardiac anxiety quostionnRire-CAQ）和电子扫描断层成像（electron beam tomogra．phy，EBT）[2]。

（二）惊恐障碍的筛查工具

3 项目量表分别来自广场恐怖认知问卷（agrophobia cognitive questionaire，ACQ）第 2 项，90 项改版症状检查量表（symptom checklist～90～revised，SCL-90．R）第 12 项，MvGill 疼痛简表（short-form McGill pain Questionnaire，SF～MPQ）第 12 项[6]。

5 因素模式筛查：有数个研究表明 ACQ、SF-MPQ 情感性疼痛亚表、SCL-90-R 躯体化亚表、16 部位 Dermatome 疼痛分布图和年龄也有很好的预测性[6]。

七、心脏神经症的治疗

（一）避免医源性干扰

引起心脏神经症的医源性因素有如下：①在检查之前就做出诊断。②在检查之前，没有对可能的病因作出解释，就立即开出抗心绞痛的药物。③缺乏对症状持续的解释。④不一致或模棱两可的解释。⑤安慰病人说没有问题，同时又开出抗心绞痛的药物等自相矛盾的表现。⑥缺乏与照料病人的其他人的信息交流，导致互相矛盾的建议[11]。

（二）对症治疗

非甾体类抗炎药：一些病人的胸痛明显是由肌肉骨骼病变引起，这类药物对他们会有帮助。质子泵抑制剂或者氢离子受体拮抗剂：这类药物可以有效缓解那些明显有胃-食管反射异常的病人的胸痛。有研究表明，1/3 病人受益于质子泵抑制剂。对一些病人而言，食管功能检查可能会发现食管运动异常或酸反射异常，这些检查对那些一线抗酸药没有反应的病人可能会有帮助。食管功能

检查发现食管运动异常或酸反射异常的病人需要到胃肠道专家就诊[9]。

（三）有效的安慰

那些症状轻微短暂的病人可能在阴性检查结果和简单安慰之后症状就会有缓解。对其他症状比较严重，有病态信念的病人而言，在心脏科初诊后随访4～6周会对他们有帮助。有效安慰包括：①接受病人症状的真实性。②给出可能的病因。③向病人解释，这些症状很常见，很容易确认，有着良好预后。④理解病人和其家人的想法和担忧。⑤做出简单的自主计划。⑥提供书面信息和教育。⑦接见病人家属或其他亲属；如果需要，应进一步随访[11]。

（四）特别治疗

1. 精神药物治疗　选择性5-羟色胺重摄取抑制剂（selective serotonin reuptake inhibitors，ssm），单氨氧化酶抑制剂（monamine oxidase inhibitors，MAOI），苯二氮䓬类如氯硝西泮（cloazepam）这些药物可以有效治疗惊恐障碍。苯二氮䓬类可以更迅速的缓解症状，但是SSRIs对那些有药物滥用史或者同时患有其他精神疾病如抑郁，广泛性焦虑或社交恐怖症的病人是更好的选择。医生可以在急诊室或门诊部推荐病人：苯二氮䓬类0.5 mg，2/d。另外，在随访时，如果有可能的话，应该安排精神科医生或病人的初级保健医生在1～2周一起评估病人的症状，调整药物剂量，控制药物副作用[12]。在对冠状动脉正常的胸痛病人的研究中，丙米嗪的镇痛作用受到广泛关注，该项研究控制精神疾病和食管异常的基线水平，丙米嗪治疗组的胸痛频率平均降低水平较对照组减少一半[9]。三环类抗抑郁药对那些伴有抑郁症状的胸痛病人也是有帮助的。有研究表明给予伴有抑郁症状的心律失常病人百优解治疗对改善抑郁症状和缓解心律失常均有正性作用[13]。

2. 心理治疗

（1）个体认知行为治疗：基于Klimes等研究，该治疗最多包括12个访谈，访谈由研究心理咨询师主持，该咨询师由临床心理治疗师训练和督导，个体认知行为治疗强调，患者的症状是"真实的而不是心理的"，但并不一定是由严重的器质性或医学因素引起的。治疗着眼于：①向病人提供可选择、非心源性的解释，让病人形成概念即这些症状是生理、认知、行为因素共同作用产生，利用这一解释挑战症状灾难性曲解。②向病人传授对付症状的行为技术，如放松疗法、控制呼吸、逐级增加活动。③仔细检查维持症状的潜在问题。例如：家庭困难引起的焦虑或压力。要求病人在两次访谈之间运用所学的技术对付症状，操作这些行为实验以检验对症状的另一种解释。

个体认知行为治疗步骤如下，步骤1：问题评估，理解病人症状问题形成的心理模式。在这一阶段，应对病人的症状、受限程度、目前的应对方式、病因信念、做一详细评估。同时，应理解病人症状形成的生理、认知、情感、行为方面的相互作用模式。步骤 2：让病人理解呼吸和过度通气在引起和维持症状中的作用。可以用过度通气诱发实验向病人证明：过度通气引起的轻微生理性变化是如何导致包括胸痛在内的不适症状，而这些症状又被病人误解为是非常危险的。步骤 3：让病人理解肌紧张在产生和维持症状中的作用。步骤 4：灾难性想法在维持症状中的作用。用认识技巧来纠正病人的思想，以及他们的曲解和负性理解。步骤 5：处理回避。一旦病人可以控制症状，就可以要求病人逐步增加运动量。步骤 6：处理维持问题的因素。确认和处理维持症状的生活方式和人格因素，例如：高压力的生活方式。用认知方法确认和挑战病人那些无助的假想[8]。

（2）小组心理治疗：有些作者用心理治疗"打包"（教育，放松，呼吸训练，逐级增加的活动，挑战关于心脏疾病的自动思维）来治疗 60 例持续胸痛的病人，这些病人尽管有着正常的造影结果，但症状仍然持续存在。可以要求每个病人记录每天胸痛的频率，硝酸甘油用的次数。完成评估焦虑、抑郁、残障量表以及运动耐力心电图检查，评估过度通气二氧化碳描计图。完成治疗后，对这些检查结果做一再评估。有研究表明：在治疗完成后的第 6 个月随访时，胸痛频率由原来每周 6～5 次减低为 2～5 次，焦虑和抑郁得分都显著减低，但残障得分和运动耐力心电图检查没有改变，过度通气由 54% 降低到 34%。那些始终认为胸痛是由心脏病引起的病人预后较差。总而言之，小组治疗是一种有效方法。具体治疗包括：8 周内的 6 次访谈，每组最多 6 例病人。前 4 次是每周 1 次，后 2 次是每 4 周 1 次，每次 2 h，中间有短暂休息，要求病人在家中做教授的各种训练，并在下一次访谈开始时汇报他们的进展情况。治疗在广义上是以行为治疗为导向。具体操作方案是根据预试验结果手册制定，而且方案可以由每次访谈结束后病人提供的材料做进一步的补充。治疗的组成部分包括：①提供机会，让病人对他们的症状和应对方式做一再评估。②提供有关心脏疾病的知识和胸痛的其他原因。③放松训练，可以补充运用放松磁带，生物反馈装置中的皮肤电流反应，也可以用闹钟控制一天的快速放松训练。④呼吸再训练（包括过度通气诱发试验）。⑤轻微的体力活动。⑥逐级增加以前受症状限制的活动。⑦写日记，记录和挑战那些由疼痛引起的心脏病假想[14]。

八、器质性心脏病的心理健康问题

冠心病属于心身疾病，其发生、发展和转归都受心理、社会因素的影响[15]。对有器质性心脏病病人而言，他们也可能伴有焦虑抑郁情绪，这些人群也有患神经症的可能，但是诊断心脏神经症应十分慎重。心脏神经症患者具有做心脏康复的指征。康复运动有助于延缓和阻止冠状动脉粥样硬化的发生与发展，并有利于维持冠状动脉搭桥术后血管桥的通畅[16]。对心肌梗死病人焦虑、抑郁情绪发生状态的一项研究发现，综合性心理干预有助于改善心肌梗死病人焦虑、抑郁情绪，并且有助于病人心脏功能的恢复[17]。

九、小结

在对心脏神经症做出正确诊断后，有很多处理方法，有研究推荐对心脏神经症病人应采取"阶梯治疗"，即根据不同病情采取不同措施，包括从简单安慰，解释到针对潜在心理症状问题的强化心理治疗。心脏神经症的阶梯式处理模式[11]：①对仅有短暂轻微症状的病人而言，可以提供信息，健康教育，宽慰心情。②如果症状仍持续，医生向其解释并提出改变行为方式的建议。③症状仍不缓解，并且有活动受限和（或）心理抑郁，可以考虑给予质子泵抑制剂，心理支持，或者给予三环类抗抑郁剂。④病人有严重症状并且有心理抑郁，需要转诊到胃肠道专家和（或）提供心理治疗。⑤病情非常严重则需要住院治疗。

参 考 文 献

[1] Sonino N, Fava GA, Boscaro M, et al. Life events and neurocirculatory asthenia: A controlled study. J Inter Med, 1998, 244: 523-528.

[2] Kannel WB, Dawber TR, Cohen ME. The electrocardiogram in neurocirculatorv asthenia (anxiey neurosis or neurasthenia). Ann Intern Med, 1958, 49: 1351-1360.

[3] Beitman BD, Kushner M, Basha IM, et al. Follow-up status of pateints with angiographically normal coronary arteries and panic disorder. JAMA, 1991, 265: 1545-1549.

[4] Carmin CN, Wiegarta PS, Hof JA, et al. Cardiac anxiety in patients self-referred for electron beam tomography. J Behav Med, 2003, 26 (1): 67-80.

[5] Fleet RP, Dupuis G, Marchand A, et al. Panic Disorder in Coronary Artery Disease Patients With Noncardiac Chest Pain. J Psychol Res, 1998, 44 (1): 81-90.

[6] Dammen T, Ekeberg O, Mesen H, et al. The detection of panic disorder in chest pain patients. General Hospital Psychiatry, 1999, 21: 323-332.

[7] Potts SG, Bass CM. Psychological morbidity in patients with chest pain and normal or near-normal coronary arteries: a long term follow-up study. Psychol Med, 1995, 25: 339-347.

[8] Mayou RA, Bryant BM, Sanderset D, et al. A controlled trial of cognitive behavioural therapy for noncardiac chest pain. Psychol Med, 1997, 27: 1021-1031.

[9] Chambers J, Bass C, Mayou R. Non-cardiac chest pain: assessment and management. Heart, 1999, 82: 656-657.

[10] Dammen T, Amesen H, Ekeberg Q, et al. Panic disorder in chest pain patients referred for cardiological outpatient investigation. J Inter Med, 1999, 245: 497-507.

[11] Bass C, Mayou R. ABC of psychological medicine: Chest pain. Br Med J, 2002, 14: 325.

[12] Jef C Hufman, Mark H Pollack. Predicting panic disorder among patients with chest pain: An analysis of literature. Psychosomatics, 2003, 44, 3: 222.

[13] 吴红玲, 李先胜, 王晓艳, 等. 氟西汀治疗心律失常伴抑郁症状的对照研究. 中国临床康复, 2003, 7 (12): 1792-1793.

[14] Potts SG, Lewin R, Fox KAA, et al. Group psychological treatment for chest pain with normal coronary arteries. Q J Med, 1999, 92: 81-86.

[15] 郭克锋, 苏景宽, 朱银星, 等. 冠心病病人的心理问题及心理干预. 中国临床康复, 2003, 7 (5): 1384-1385.

[16] 张宝慧. 心脏康复研究的最新进展. 中国临床康复, 2003, 7 (1): 4-5.

[17] 方润领, 蒋玉卉, 宋江山, 等. 心肌梗死病人综合性心理干预对照研究. 中国临床康复, 2003, 7 (9): 1382-1383.

北京医学 2005，27（2）：81～84

体外循环术者血清 S-100B 蛋白浓度及认知功能变化的研究

钱怡宁　张　苗

【摘要】 目的 观察体外循环下心脏手术患者血清 S-100B 蛋白浓度和认知功能的变化及二者的相关性。方法 选择体外循环下心内直视手术患者 35 例，术野渗血均经体外循环附加的洗血装置处理后回输，在体外循环术中和术后不同时间点采血测定血清 S-100B 蛋白浓度，并在术前 1d、术后 14d 进行简易智力状态测试（MMSE）及基本认知能力测试。结果 体外循环可引起患者血清 S-100B 蛋白明显升高〔（1.75±0.44）μg/L〕，水平最高的 2 例（2.96pg/L，250pg/L）术后均出现明显的神经系统并发症。体外循环术后 MMSE 评分较术前无显著性差异（$P>0.05$）。术后基本认知功能测试平均总分较术前有极显著性差异（$P<0.001$），以知觉速度、工作记忆及字词的知时记忆等变化显著（$P<0.01$）。术后 20 例患者出现认知功能减退，其术后 24～48h 血清 S-100B 蛋白浓度均值与术后未出现认知功能减退的 15 例患者的血清 S-100B 蛋白浓度比较有显著性差异（$P<0.01$，$P<0.05$）。体外循环术后 24h 血清 S-100B 蛋白浓度与术后认知功能减退存在相关性（$r=0.62$，$P<0.01$）。结论 在减少非神经源性血清 S-100B 蛋白的干扰后，体外循环术后 24～48h 血清 S-100B 蛋白浓度对脑损伤的评价具有重要意义，术后 24h 血清 S-100B 蛋白浓度显著升高可能预测体外循环术后早期认知功能减退的发生。

【关键词】 S-100B 蛋白 体外循环 脑损伤 认知功能减退

Study on the change of serum S-100B protein levels and cognitive function after cardiopulmonary bypass

Qian Yining, Zhang zhuo. Dept. of Neurology, Beijing Anzhen Hospital, Capital Medical University, Beijing 100029, P. R. China

【Abstract】 Objective To investigate the change of serum S-100B, a marker of cerebral injury, and the correlation between elevated levels of S-100B and the neurocognitive outcome after cardiopulmonary bypass (CPB); Methods　35 patients underwent open heart surgery with CPB were studied. Blood from the surgical field was washed by a centrifugal cell-saving device and retransfused to the bypass circulate. Serum S-100B concentrations were serially assessed at different time intervals. On the day before operation and the 14th day after operation, neurocognitive outcome was evaluated by Mini-Mental State Examination (MMSE) and Basic Cognitive Ability Examination battery on computer; Results CPB initiated the release of S-100B protein. Two patients with the highest level suffered cerebral complication postoperatively. On the 14th day after operation, the total score of MMSE was not significantly different between preoperative and postoperative period. The total score of Basic Cognitive Ability Examination of postoperative days (48.60±13.85) was lower than that of preoperative days (55.20±11.18)($P<0.001$), especially in Digit Discrimination, Digit Working Memory, Dual—Word Recognition ($P<0.01$).20 patients suffered neurocognitive dysfunction postoperatively. Mean S-100B levels on 24h and 48h postoperative were significantly different between the group of cognitive dysfunction and the group of noncognitive dysfunction. ($P<0.01$ and $P<0.05$, respectively)。Elevated S-100B levels on 24h postoperation was found to correlate with the degree of neurocognitive dysfunction at the 14th dap postoperation ($r=0.62$, $P<0.01$). Conclusions By relieving the interference of extracerebral S-100B protein, the levels of serum S-100B in 24-48h postoperation has very great significance in evaluating cerebral injury. The elevated levels of serum S-100B on 24h postoperation seems to be a useful blood marker for early cognitive dysfunction after cardiac surgery with CPB.

【Key words】　S-100B protein　　Cardiopulmonary bypass Cerebral injury　　Cognitive dysfunction

随着麻醉、手术和体外循环（cardiopulmonary bypass，CPB）技术的改进，心脏手术患者的死亡率和术后严重神经系统并发症的发生率已明显降低，但术后患者认知功能障碍的发生率仍高达 25%～80%[1, 2]。研究表明，血清 S-100B 蛋白是反映急性脑损伤的特异性神经生化指标[3]。我们于 2003 年 1 月至 4 月观察了 35 例 CPB 心脏手术患者的血清 S-100B 蛋白浓度和认知功能的变化，并研究二者的相关性，为 CPB 术后脑损伤的早期诊断和治疗提供理论依据，报告如下。

对象与方法

一、一般资料

本组共收集病例 35 例，男 20 例，女 15 例；年龄 40～68 岁，平均（51±7）岁；受教育时间 6～16 年，平均（11±3）年。其中瓣膜置换术 28 例，瓣膜置换并冠状动脉搭桥术 3 例，瓣膜修补术 4 例。所有患者术前心功能（NYHA）Ⅱ～

Ⅲ级，EF＞40%，双侧颈动脉狭窄＜50%，血肌酐＜106.1μmol/L。无高血压、糖尿病、心肌梗死、心肺血管大手术及心肺复苏史。

既往无神经系统疾病，如一过性脑缺血发作、脑出血、脑梗死、脑外伤等术前简易智力状态量表（MMSE）测试评分＞24分，Zung's抑郁、焦虑量表评分均＜40分。

全部患者均采用静吸复合麻醉，浅低温CPB，使用滚动泵和膜肺氧合，a稳态管理血气，常规手术方法，术野渗血均经CPB附加的洗血装置处理后回输。

二、方法

1. 血标本采集：分别在麻醉诱导前（A）、切皮时（B），CPB开始后20min（C），CPB结束（D）、缝皮时（E）、术后6h（F），24h（G），48h（H）取桡动脉血4ml，离心（3000r/min）10min，分离血清，置于−70℃冰箱保存待测。

2. 标本检测：酶联免疫吸附法（EL1SA）测定血清S-100B蛋白，试剂盒由第四军医大学生理教研室提供，灵敏度0.03μg/L。

3. 数值矫正：由于血液稀释的影响，D～E点血清S-100B蛋白数值需进行矫正矫正值＝实测值×转机前Hb值/实际Hb值。

4. 神经系统检查：分别在术前1d、术后第1～14天进行标准化临床神经功能检查，术前1日、术后14d进行Zung's抑郁、焦虑量表自评，MMSE和《基本认知能力测验软件》测试。术后认知功能评分较术前评分下降＞1个标准差，即为认知功能减退[4]。

三、统计学方法

采用SPSS 10.0软件，数据以 $\bar{x} \pm s$ 表示。采用配对t检验、独立样本t检验及中因素方差分析，并做Pearson相关分析和多元线性回归分析。

结果

一、基本资料

所有患者手术过程均顺利，CPB时间47～172min，平均（104.83±31.42）min。术后2例出现明显神经系统并发症，其中1例出现缺血缺氧性脑病，气管插管拔除后6h出现言语混乱、兴奋躁动，无局灶的神经系统体征，术后第3天恢复正常；另1例术后24h出现短暂性全面遗忘，术后48h恢复正常。头颅MR1均未见异常改变。术后14d所有患者Zung's抑郁、焦虑量表评分均＜40分。

二、血清S-100B蛋白浓度变化

麻醉诱导前和切皮时，血清S-100B蛋白浓度均无明显变化（P＞0.05），CPB开始后血清S-100B蛋白浓度显著持续增加（P＜0.01），在CPB结束时达到最高峰值[（1.75±0.44）μg/L]，随后逐渐下降术后2例出现明显神经系统损伤症状患

者的血清 S-100B 蛋白浓度在 CPB 结束时显著增高（$P<0.01$），分别为 2.96μg/L，2.50μg/L，术后 24h 仍处于较高水平，分别为 0.66μg/L、0.57μg/L；至术后 48h 均下降至术前水平（$P<0.01$），见表 1。

表 1　CPB 术不同时间点血清 S-100B 蛋白浓度的变化（$\bar{x}\pm s$,μg/L）

测试时间	血清 S-100B 蛋白浓度			r 值[a]	P 值[a]
	全部患者（n＝35）	认知减退组（n＝20）	认知示减退组（n＝15）		
麻醉诱导值	0.03±0.004	0.03±0.004	0.03±0.005	0.204	0.839
切皮时	0.04±0.03	0.04±0.039	0.03±0.001	1.087	0.285
CPB20min	0.37±0.21*	0.40±0.19*	0.32±0.24*	1.093	0.282
CPB 结束	1.75±0.44*	1.79±0.49*	1.69±0.37*	0.64	0.526
缝皮时	1.36±0.41*	1.39±0.47*	1.32±0.33	0.518	0.608
术后 6h	0.60±0.23*	0.64±0.28*	0.55±0.14*	1.14	0.262
术后 24h	0.11±0.12	0.17±0.15*	0.04±0.02	3.418	0.002
术后 48h	0.03±0.02	0.04±0.016	0.03±0.004	2.279	0.029
F 值[△]	258.07	121.31	158.99		
F 值[△]	$P<0.001$	$P<0.001$	$P<0.001$		

注：△不同时间点血清 S-100B 浓度比较的 F 值、P 值；a. 术后认知减退组与未减退组同一时间点血清 S-100B 浓度比较的 r 值、P 值，与麻醉诱导前 S-100B 浓度比较，*$P<0.001$

三、认知功能的变化

1. MMSY，评分：术前 1d 和术后第 14 天，所有患者 MMSE，评分均≥28 分，无显著性差异（$P>0.05$），见表 2。

表 2　CPB 手术前后认知功能的比较（$\bar{x}\pm s$,m＝3.5）

认知测试	术前 1d	术后 14d	r 值
认知总分	55.20±11.18	48.6±13.85	5.704**
数字鉴别（秒）	1.40±0.27	1.59±0.41	3.463*
心算成绩	11.36±3.24	11.30±3.28	0.741
汉字旋转成绩	10.51±3.23	10.22±3.75	0.508
数字工作记忆广度	5.25±2.04	4.31±2.31	3.431*
双字词再认	13.22±3.39	10.65±3.99	4.346*
三位数再认	9.17±3.79	8.40±3.55	1.344
无意义图形再认	11.37±3.90	10.34±3.98	1.435
MMSE 评分	28.3±1.2	28.1±1.5	0.531

与术前比较，*$P<0.01$，**$P<0.001$

2．《基本认知能力测验软件》测试结果：术后认知功能评分较术前评分 20 例（57.1%）减退，13 例（37.1%）无变化，2 例（5.7%）提高术后认知功能测试总分平均为 48.60±13.85，较术前 55.20±11.18）有非常显著减退（$P<0.001$）。其中数字工作记忆广度、双字词再认成绩较术前显著减退（$P<0.01$）；数字鉴别平均反应时间较术前显著延长（$P<0.01$），见表 3。

表 3　CPB 术不同时间点血清 S-100B 蛋白浓度与认知功能变化的相关关系

时间点	r 值	R 值
麻醉诱导值	0.09	0.61
切皮时	0.26	0.13
CPB20min	0.19	0.28
CPB 结束	0.24	0.16
缝皮时	0.17	0.34
术后 6h	0.25	0.15
术后 24h	0.62	0.00
术后 48h	0.32	0.07

四、CPB 围手术期血清 S-100B 蛋白浓度与认知功能变化的关系

由表 3 可见，CPB 术后 24h 血清 S-100B 蛋白浓度与认知功能减退存在相关性（$r=0.62$，$P<0.01$）。术后 20 例患者出现认知功能减退，其术后 24～48h 血清 S-100B 蛋白浓度均值与术后未出现认知功能减退的 15 例患者比较有显著性差异（$P<0.01$，$P<0.05$），见表 4。

表 4　影响因素对 CPB 术后认知功能变化的多元线性回归分析

自变量	回归系数（B）	95%置信区域	回归系数	P 值
CPB 时间	0.151	0.072—0.231	0.565	0.001
年龄	0.045	−0.291—0.382	0.043	0.785
术式	−0.470	−2.462—1.521	−0.077	0.633
性别	3.917	−1.317—9.152	0.251	0.137
教育年限	0.074	−0.699—0.848	0.030	0.845

五、影响认知功能变化的因素

CPB 时间、术式、年龄、性别与手术前后认知功能的变化行多元线性回归分析发现，CPB 时间与 CPB 术后早期认知功能减退相关（$r=0.565$，$P=0.001$），见表 4。

讨论

S-100 B 蛋白是神经胶质细胞的标记蛋白，高浓度地存在于神经胶质细胞和雪旺细胞中，后相继发现在黑色素细胞、软骨细胞和脂肪细胞中也存在少量 S-100 B 蛋白。正常情况下 S-100B 蛋白不能通过血脑屏障，血清含量极低。

目前研究已证实[5, 6]，脑损伤早期星型胶质细胞被激活，反应性增生，随后由于细胞坏死，释放出大量 S-100B 蛋白到脑脊液中，并透过损伤的血脑屏障进入血液中，因此，血清 S-100B 蛋白是反映急性脑损伤的特异性神经生化指标。血清 S-100B 蛋白不受 CPB 期间低温、肝素、鱼精蛋白、异丙酚和溶血的影响[7]。由于心内吸引等操作导致非神经源性 S-100B 蛋白释放，心脏术后早期血清 S-100B 蛋白浓度对预测术后脑损伤发生的作用受到质疑。为减少非神经源性 S-100B 蛋白对 CPB 术后神经源性 S-100 B 蛋白释放变化的干扰，本实验术野血均经 CPB 附加的洗血装置处理后回输。尽管 CPB 术中及术后早期血清 S-100 B 蛋白升高可能同时受非神经源性 S-100B 蛋白的影响，但由于血清 S-100B 蛋白在 CPB 后血浆中的半衰期短（约为 25min），以及手术操作等引起的非神经源性 S-100B 蛋白的干扰影响在术后 2~3h 后即已消失[8]，且本实验减少了术后非神经源性 S-100B 蛋白回输的干扰，因此 CPB 术后 24~48h 血清 S-100B 蛋白浓度已不受非神经源性 S-100B 蛋白干扰的影响。CPB 术后 24~48h 血清 S-100B 蛋白延迟清除、持续或继发升高，提示神经源性 S-100B 蛋白持续释放入血与 CPB 术中脑损伤的发生、血脑屏障的通透性增加有关。

本实验结果显示，CPB 术后早期认知功能减退与术后 24h 血清 S-100B 蛋白浓度有显著相关性，提示术后 24h 血清 S-100B 蛋白浓度可预测 CPB 心脏术后早期认知功能减退的发生，从而表明血清 S-100B 蛋白能敏感地反映出轻微的脑损伤。目前研究证实 S-100B 蛋白参与学习记忆过多表达的 S-100B 蛋白引起递质系统的紊乱和突触的病理改变，导致学习记忆能力下降，并且主要影响依赖海马的学习记忆能力[9]。这也与颞叶海马对缺血缺氧尤为敏感、易损伤有关。由于缺少统一的测查工具，故 CPB 术后认知功能障碍的发病率差异明显。目前国内多使用 MMSE 等量表形式进行认知功能缺损筛查，敏感性差，再测可信度低，不易筛查出 CPB 术后早期认知功能减退情况。本实验采用中国科学院心理所研制的《基本认知能力测验软件》进行检测，避免了学习效应的影响结果显小，CPB 手术前后 MMSE 量表评分无显著性差异，而基本认知功能测验总分术后显著低于术前，数字鉴别平均反应时间较术前显著延长，数字工作记忆广度较术前显著减少，双字词再认成绩较术前显著降低，表明 CPB 心脏术后患者基本认知能力较术前减退，以知觉速度、工作记忆及字词的短时记忆等方面较为敏感。认知速度和工作记忆是评价认知功能较敏感的重要指标。

在患者年龄、性别、术式、CPB 时间等多个影响因素中，CPB 时间与术后认知功能减退相关，表明 CPB 时间是影响术后认知功能的独立危险因素。

本实验结果提示，在减少非神经源性血清 S-100B 蛋白的干扰后，CPB 术后 24～48h 血清 S-100B 蛋白浓度对脑损伤的评价具有重要意义。术后 24h 血清 S-100B 蛋白浓度显著升高可能能预测 CPB 术后早期认知功能减退的发生。

参 考 文 献

[1] Newman MF, Kirclmer JL, Phillips-Hule H, et al. Longitudinal assessment of neurucognitive function after coronary-artery bypass surgery. N Engl J Med, 2001, 344: 395-402.

[2] Borowicz LM, Goldsborough MA, Selves OA, et al. Neuropsychologic changes after cardiac surgery: a critical review. J Cardiullrurac Vasc Anesth, 1996, 10: 105-112.

[3] Rosen H, Sunnerbagen KS, Herlilz J, et al. Serum levels of the brain-derived protein S-100 and NSE predict long-term outcome after cardiac arrest. Resuscitation, 2001, 49: 183-191.

[4] Blumenthal JA, Mahanna EP, Madden DJ, et al. Methodological issue in the assessment of neuropsychologic function after cardiac surgery. Ann Thorac Surg, 1995, 59: 1345-1350.

[5] Schefer BW, Heizmann CW. The S-100B family of EF-hand calciumbinging proteins: functions and pathology. Trends Biochem Sci, 1996, 21: 134-140.

[6] Buttener T, Weyers S, Postert T. S-100B protein: Serum marker of focal brain damage after ischemic territorial MCA infarction. Stroke, 1997, 28: 1961-1965.

[7] Alberg T. Signs of brain cell injury during open heart operations: past and present. Ann Thorac Surg, 1995, 59: 1312-1315.

[8] Whitaker-Azmitia PM, Wingate M, Borella A, et al. Transgenic mice overexpressing the neurotrophic factor S-100 beta show neuronal cytoskeletal and behavioral signs of altered aging processes: implications for Alzheimer's disease and Down's syndrome. Brain Res, 1997, 776: 51-60.

[9] Whitaker-Azmitia PM, Wingate M, Borella A, et al. Transgenic mice overexpressing the neurotrophic factor S-100B beta show neuronal cytoskeletal and behavioral signs of altered aging processes: implications for Alzheimer's disease and Down's syndrome. Brain Res, 1997, 776: 51-60.

中国卒中杂志 2006，1（2）：148～150

冠状动脉搭桥术后神经系统并发症的研究现状（综述）

毕 齐 李 琴 张 苗

【摘要】 冠状动脉搭桥术后神经系统并发症（neurological complications，NC）是术后常见的重要并发症之一。尽管对其确切的疗效仍有不同的看法，但非体外循环下冠状动脉搭桥术（off-pump coronary bypass grafting，OPCAB）在临床上已经成为冠心病外科治疗的发展趋势。心脏术后神经系统并发症表现多样，但主要表现为脑卒中、脑病和认知功能障碍。多数神经系统并发症是可以预防的，加强术前检查和调整手术操作过程可降低术后神经系统并发症发生的危险性。

【关键词】 冠状动脉旁路移植术 神经系统并发症

Study of Neurological Complications after Coronary Artery Bypass Crafting

BI Qi, Li Qin, ZHANG zhuo. Dept. of Neurology, Beijing Anzhen Hospitail, Capital Medical University, Beijing 100029, P. R. China

【Abstract】 Neurological complications (NC) after coronary bypass grafting are one of the most common and important complications. Although there are different views about its conclusive clinical effect, off-pump coronary artery bypass (Off-CABG) has been becoming development tendency of coronary artery disease surgery in recent years. Main neurological complications after cardiac surgery are stroke, encephalopathy and cognitive decline. Most NC after heart operation can be preventable, it is possible to reduce NC after cardiac surgery by neurological evaluation before operation and improving surgery skills.

【Key words】 Coronary Artery Bypass Crafting
Neurological Complications

随着人口的老龄化冠心病的患病人数随之增多，冠状动脉搭桥术（coronary artery bypass grafting，CABG）也被广泛应用于临床。尽管心脏手术和麻醉技术的提高显著降低了术后并发症的发生，但 CABG 后神经系统损害仍是术后常见的重要并发症之一，现就这一专题的国内外研究现状综述如下。

一、概况

CABG 是目前外科治疗冠心病最常用的有效方法之一，分为体外循环下冠状动脉搭桥术（on-pump coronary artery bypass grafting，On-CABG）和非体外循环下冠状动脉搭桥术（off-pump coronary artery bypass grafting，Off-CABG）两种术式。近年来，Off-CABG 已经成为临床上冠心病外科治疗的发展趋势，但是目前对其确切的疗效仍有不同的看法。

有研究认为 On-CABG 与 Off-CABG 的术后并发症无明显区别。Straka Z 等[1]前瞻性研究了 400 例平均年龄为 63 岁的患者（随机分成 A 组行 On-CABG，B 组行 Off-CABG）术后主要并发症的发病率及病死率，包括心肌梗死、脑卒中和肾功能衰竭等，结果显示两组之间主要并发症的发病率和病死率无明显差别，因此得出 Off-CABG 在临床安全性和有效性方面与 On-CABG 相当的结论。

另有报道则认为 Off-CABG 可以减少术后并发症的发生。Lund C 等[2]指出 Off-CABG 的优点是不使用心肺转流术（cardiopulmonary bypass，CPB）、避免了体外循环所导致的血细胞破坏、补体激活、炎症反应、高阻低排状态、气栓、血栓形成及对全身各器官的潜在影响；而且在手术中减少了对升主动脉的仪器操作，从而减少了手术过程中脑微栓子的形成。Lee JD 等[3]对 60 例患者进行了前瞻性随机对照研究（30 例行 On-CABG，30 例行 Off-CABG），其研究结果显示 Off-CABG 不仅降低了患者的手术费用，还减少了术后神经系统并发症。

张茁[4]等通过回顾分析 10 173 例心脏手术患者，统计其术后神经系统并发症的发病率、病死率和种类。结果显示心脏手术后神经系统并发症的总发病率为 1.44%（146/10 173），其中脑血管病占 52.74%（77/146），缺氧性脑损害占 22.60%（33/146），癫痫占 8.91%（13/146），其他占 15.75%（23/146）；神经系统并发症组死亡 44 例，占术后全部死亡人数的 6.94%（44/634），在术后死亡原因中居第 5 位。与对照组比较，并发症组术中心肌血流阻断时间和体外循环转机时间明显增长（$P<0.01$）。研究指出术后神经系统并发症以脑血管病为主，缩短术中心肌血流阻断时间和体外循环转机时间，可减少心脏手术后神经系统并发症的发生。

毕齐[5]等探讨了心脏术后早期脑血管病的发生、死亡、种类、危险因素以及防治方法，重点统计了术后脑血管病的发病率、病死率和种类。结果显示术后神经系统并发症的总发生率为 1.44%（146/10 173），其中脑血管病占 52.74%（87/146）。脑血管病并发症中脑栓塞占 39.08%（34/87），脑血栓形成占 28.74%（25/87），脑出血占 11.49%（10/87），人造瓣膜心内膜感染合并脑血管病占 10.34%（9/87），其他占 10.35%（9/87）。神经系统并发症组死亡 44 例，其中因并发脑血管病死亡者占 47.7%（21/44）。研究指出心脏术后神经系统并发症以脑血管病为主，而且多数为缺血性脑血管病。术后脑血管病并发症与心肌血流阻断时间和体外循环转机时间过长有关（$P < 0.01$）。

总体上国内外有关该领域的研究大都由心脏外科医生报告，缺少从神经科角度进行的研究。在国内更缺乏大样本的从神经科角度进行的前瞻性研究。

二、冠状动脉搭桥术后神经系统并发症

CABG 后神经系统并发症主要为脑卒中、脑病和认知功能障碍，其他还包括抑郁或焦虑综合征、中枢神经系统感染、膈神经麻痹、硬膜下血肿、周围神经损害、声带麻痹、血管源性头痛及较少见的手足搐动、帕金森综合征等。

脑卒中表现为脑梗死、短暂性脑缺血发作（transient ischemic attack，TIA）、脑出血和蛛网膜下腔出血（subarachnoid hemorrhage，SAH）；脑病主要表现为术后短期内出现妄想、昏迷、癫痫；认知功能障碍主要表现为记忆力和学习能力下降、注意力集中障碍、视觉运动反应障碍[6-8]。

2.1 冠状动脉搭桥术后脑卒中 国内报道 CABG 后神经系统并发症的总发生率为 1.44%，其中脑血管病占 59.60%，住院期间神经系统并发症组病死率为 30.10%，占心脏术后总死亡人数的 6.93%[9]。

国外报道 CABG 后脑卒中的发生率为 1.0%~6.1%，个别研究报道 CABG 后脑卒中发生率高达 16.0%，术后 30d 病死率为 15.9%~34.7%[10]。

D'Ancona G 等[11]对 9916 例 CABG 患者（包括 On-CABG 和 Off-CABG）术后脑卒中危险因素进行了前瞻性研究，单因素分析结果显示，影响 CABG 后脑卒中的独立危险因素有：高龄、左室射血分数低、不稳定型心绞痛、糖尿病、慢性肾衰竭、再次手术、周围血管疾病、既往脑卒中病史、CPB 时间、心肌缺血时间等。多因素 Logistic 分析确定出 7 个术前和 2 个术中 CVA 危险因素：左室射血分数 < 30%（OR=2.49）、脑卒中史（OR=2.15）、糖尿病史（OR=1.78）、再次手术（OR=1.76）、外周血管疾病（OR=1.66）、慢性肾功能不全（OR=1.55）、高龄（OR=1.03）、术中主动脉内气囊泵（OR=1.83）、输液量（OR=1.59）。

Likosky DS 等[12]通过对 388 例行 CABG 患者的研究提出，CABG 后脑卒中的病因包括栓塞性（62.1%）、多发病因性（10.1%）、血流灌注不足（8.8%）、

腔隙性（3.1%）、血栓形成性（1.0%）、出血性（1.0%）及机制不明（13.9%）。

2.2　冠状动脉搭桥术后脑病　McKhann 等[8]前瞻性地研究了 2711 例平均年龄为 64 岁的患者 CABG 后脑病的发生率、结局及危险因素：脑病发生率为 6.9%，脑病患者平均住院时间为 15.2d，病死率为 7.5%。术后发生脑病的危险因素包括高龄、高血压、颈动脉杂音、脑卒中史、既往 CABG 手术史、术前存在肺部感染、嗜酒史、糖尿病及行搭桥术的时间[8, 13]。

Sabik JF 等[14]对比分析了 406 例 On-CABG 患者与 406 例 Off-CABG 患者术后脑病发生率和病死率：两组患者的病死率相似，On-CABG 组术后脑病发生率（$P=0.02$），切口感染率（$P=0.04$），输血量（$P=0.002$），肾衰竭发生率（$P=0.03$）均高于对照组，提示 CPB 与 CABG 后脑病的发生有关。

2.3　冠状动脉搭桥术后认知功能障碍　认知功能障碍被认为是 CABG 后最重要的神经系统并发症之一。国外许多研究中心报道 CABG 后患者普遍存在认知功能障碍，其发病率在出院时可高达 80%～90%[15, 16]。

影响认知功能损害程度的主要相关因素是患者的年龄、基础认知水平、社交能力、受教育年限，基础疾病的严重程度、术后并发症[17]。

目前仍普遍认为 CPB 是 CABG 后认知功能障碍的最重要原因，但不是惟一原因[18]。

三、冠状动脉搭桥术后神经系统并发症的预防与处理

术后并发脑卒中的患者中 90%存在低、中度水平的脑卒中危险因素，提示多数脑卒中是可以预防的，加强术前检查和调整手术操作过程可能会降低术后脑卒中发生的危险性[19]。

近两年来不仅应用了先进的 MRI（PWI. DWI）技术在冠状动脉搭桥术前后监测患者脑组织功能和结构变化，以诊断新发脑卒中和发现亚临床的脑功能改变，并且将动脉内溶栓治疗技术引入到心脏术后并发急性缺血性脑卒中的治疗中[20-22]。

术前行升主动脉影像学检查及颈动脉疾病评估可以发现高危患者，并指导选择合适的外科手术[23]。另外，Amory DW 等[24]对 2575 例连续行 CABC 的患者进行分析，发现术前给患者使用 β-肾上腺素能受体拮抗剂对降低 CABG 后神经系统并发症有一定意义，值得临床医师借鉴，但尚需前瞻性随机试验证实其在心脏手术中潜在的神经保护作用。

随着接受心脏手术患者年龄的增长，手术前合并脑血管疾病、颈动脉疾病、主动脉粥样硬化性疾病的患病率也在增长。因此，对于这类高危人群，在手术过程中避免主动脉操作对于提高 CABG 的安全性显得尤为必要。

参 考 文 献

[1] Straka Z, Widimsky P, Jirasek K, et al. Off-pump versus on-pump coronary surgery: final results from a prospective randomized study PRAGUE-4 [J]. Ann Thorac Swg, 2004, 77 (3): 789-793.

[2] Lund C, Hol PK, Lundblad R, et al. Comparison of cerebral embolization during off-pump and on-pump coronary artery bypass surgery [J]. Ann Thorac Surg, 2003, 76 (3): 765-770.

[3] Lee JD, Lee SJ, Atjsushima WT, et al. Benefits of off-pump bypass on neurologic and clinical morbidity；a prospective ran-domized trial [J]. Ann thorac Surg, 2003, 76 (1): 18-26.

[4] 张茜, 毕齐, 贺建华, 等. 心脏手术后神经系统并发症研究——附 10 173 例病例分析[J]. 中华心胸血管外科杂志. 1999, 15 (2): 90.

[5]毕齐, 张茜, 贺建华, 等. 心脏手术后早期脑血管病并发症的临床研究[J]. 中华医学杂志, 1999, 79 (6): 1-3.

[6] Rymaszewska J, Kiejna A, Gorna R, et al. Neuropathologi-cal effects of surgical treatment of coronary heart disease [J]. Pol Merkuriusz Lek, 2003, 15 (86): 190-192.

[7] Van der Heijden GJ, Nathoe HM. Meta-analysis on the effect of off-pump coronary bypass surgery [J], Eur J Cardiothorac Surg, 2004, 26 (1): 81-84.

[8] Mckhann GM, Grega MA, Borowicz LM, et al. Encephalop athy and stroke after coronary artery bypass grafting: inci-dence, consequences, and prediction [J]. Arch Neurol, 2002, 59 (9): 1422-1428.

[9] 毕齐, 张茜, 心脏手术后并中枢神经系统感染的临床分析[J]. 中华医学杂志, 2003, 82 (14): 79-98.

[10] Roland G, Demaria, Michel C, et al. Reduced Mortaliy and Strokes With off-pump Coro-nary Artery Bypass Grafting Surgery in Octogenarians [J]. Circulation, 2002.106: 1-5.

[11] D'Ancona G, Saez-di-Lbarra Jl, Baillot R, et al, Deter. Minants of stroke after coronary artery bypass grafting [J]. Eur J Cardiothorac Surg, 2003, 24 (4): 552-556.

[12] Likosky DS, Marrin CA, Caplan LR, et al, Determination of etiologic mechanisms of strokes secondary to coronary artery bypass graft surgery [J]. Stroke, 2003, 34 (12): 2830-2834.

[13] Roach GW, Kanchuger M, Mangano CM, et al. Adverse cerebral outcomes after coronary bypass surgery, Multicenter study of perioperative Ischemia Research Group and the IS-chemia Research and Education Foundation Investigators [J]. N Engl J Med, 1996, 335: 1857-1863.

[14] Sabik JF, Gillinov AM, Blackstone EN, et al. Does off-pump coronary surgery reduce mor-

bidity and mortality? [J]. Thorac Cardiovasc Surg, 2002, 124 (4): 698-707.

[15] Nathalie S, Guido VN, Yves VB, et al. Short-term and long-term neurocognitive outcome in on pump versus off pump CABG [J]. European Journal of Cardio-thoracic Sur-gery, 2001, 22 (4): 559-564.

[16] Diegeler A, Hirsch R, Schneider F, et al. Neuromonitoring and neurocognitive outcome in off-pump vervs conveutiona coronary bypass operation [J]. Ann Thorac Surg, 2000, 69: 1162-1166.

[17] Ho PM, Arciniegas DB, Gdgsby J, et al. Predictors of cog-nitive decline follwing coronary artey bypass graft surgery [J]. Anr Thorac Surg, 2004, 77 (2): 597-603.

[18] Taggat DP, Westaby S. Neurological and cognitive disorders after Coronary artery bypass grafting [J], Cur Opin cardiol, 2001, 16 (5): 271-276.

[19] Likosky DS, Leavitt BJ, Marrin CA, et al. Intra-and postoperative predictors of stroke after coronary artery bypass grafting [J]. Ann Thorac Surg, 2003, 76 (2): 428-435.

[20] 王素香, 王拥军, 朱明旺,等. 灌注及弥散磁共振成像在急性缺血性脑卒中的应用[J]. 中华神经科杂志, 2003, 36 (2): 129-132.

[21] Martin B, Wilko R, Dorothea F, et al. Brain damage after coronary artery bypass grafting [J]. Arch Neurol, 2002, 59: 1090-1095.

[22] 毕齐, 张苗. 灌注-弥散核磁共振在急性脑血管病中的应用[A]. 王拥军. 现代神经病学进展. 北京: 科学技术文献出版社, 2004: 18.

[23] Gaspar M, Laufer G, Bonatti J, et al. Epiaortic ultrasound and intraoperative transesophag-eal echocardiography for the thoracic aorta atherosclerosis assessment in patient undergoing CABG [J]. Surgical technique modification to avoid cerebral stroke. Chirurgia (Bucur), 2002, 97 (6): 529-535.

[24] Amory DW, Grigore A, Amory JK, et al. Neuroprotection is associated with beta-adrenergic receptor anlagonists during cardiac surgery: evidence from 2575 patients [J]. J Cardio-thorac Vasc Anesth, 2002, 16 (3): 270-277.

[25] Kim KB, Kang Ch, Chang WI, et al. off-pump coronary artery bypass with complete avoidance of aortic manipulation [J]. Ann thorac Surg, 2002, 74 (4)1377-1382.

国际神经病学神经外科学杂志 2006，33（6）：516～518

冠状动脉搭桥术后神经系统合并症

李 琴 毕 齐 张 苗

【摘要】 冠状动脉搭桥术后神经系统损害是手术后常见和重要的合并症之一。心脏手术后神经系统合并症（neurological complications，NC）表现多样化，但主要为脑卒中、脑病和认知功能障碍。本文综述了有关这些并发症的发病率、死亡率、病因、危险因素及预防措施。

【关键词】 冠状动脉搭桥术 神经系统合并症 脑卒中 脑病 认知功能障碍

1 概述

越来越多的冠状动脉粥样硬化性心脏病患者通过外科手术获得了第二次生命，但是手术后可能的神经系统损害仍然存在，尽管心脏手术和麻醉技术的提高显著降低了术后合并症的发生，然而心脏手术后神经系统损害仍被视为术后最重要的危险因素之一[1]。

心脏手术后神经系统合并症多样化，但主要表现为脑卒中、脑病和认知功能障碍。术后发生神经系统合并症的病人，其病死率、致残率、住院时间和住院费用都大大增加，不仅降低了心脏手术的质量，而且相当多病人术后的生活质量远低于没有合并症的病人[2, 3]。

冠状动脉搭桥术（coronary artery bypass grafting，CABG）是目前外科治疗冠心病最常用和有效的方法之一，包括体外循环下冠状动脉搭桥术（on-pump coronary artery bypass grafting，on-pump CABG）和非体外循环下冠状动脉搭桥术（off-pump coronary artery bypass grafting，off-pump CABG or OPCAB）。近年来 OPCAB 在临床上已经成为冠心病外科的发展趋势，但是目前对其确切的疗效仍然存有争论[4]。

有些研究认为 on-pump CABG 与 OPCAB 在术后并发症上没有太大区别。Straka 等[5]前瞻性地研究了 400 例 CABG 手术患者，平均年龄为 63 岁，随机分成 A 组行 on-pump CABG，B 组行 OPCAB，术后主要合并症（心肌梗死、脑卒中、肾衰竭）的发病率及死亡率在两组之间无明显差异，认为 OPCAB 至少在临床安全性和有效性方面与 on-pump CABG 相当。

另有报告则认为 OPCAB 可以降低手术后合并症的发生率。Lund 等[6]指出，OPCAB 的优点是不使用心肺转流术（cardiopulmonary bypass，CPB），避免了由体外循环所导致的血细胞的破坏、补体激活、炎症反应、高阻低排状态、气栓、血栓形成及对全身各器官的潜在影响；减少了对升主动脉的仪器操作，因而减少了手术过程中脑微栓子的形成。Lee 等[7]对 60 例患者进行了前瞻性随机对照研究（30 例行 On-pump CABG，30 例行 OPCAB），发现 OPCAB 不仅能降低手术费用，而且还减少了术后 NC 的发生。

2　冠状动脉搭桥术后神经系统合并症

心脏手术后神经系统合并症主要表现为脑卒中、脑病和认知功能障碍。其他还包括有抑郁或焦虑综合征、中枢神经系统感染、膈神经麻痹、硬膜下血肿、周围神经损害、声带麻痹、血管性头痛及较少见的手足徐动、帕金森综合征。

脑卒中表现为脑梗死、短暂性脑缺血发作、脑出血和蛛网膜下腔出血；脑病主要表现为术后短期内出现妄想、昏迷、癫痫；认知功能障碍主要表现为记忆力和学习能力下降、注意力集中障碍、视觉运动反应障碍[3，8，9]。

2.1　冠状动脉搭桥术后脑卒中

国外报告 CABG 术后脑卒中的发病率在 2.1%～5.2%，合并症组死亡率为 0%～38%[10]。D'Ancona[11]对 9 916 例 CABG 患者（包括 On-pumpCABG 和 OPCAB）术后脑卒中危险因素进行了前瞻性研究，单因素分析结果显示影响 CABG 术后脑卒中的独立危险因素有：高龄、左室射血分数低、不稳定型心绞痛、糖尿病、慢性肾衰竭、二次手术、周围血管性疾病、既往脑卒中病史、CPB 时间、心肌缺血时间等。通过多因素 logistic 分析得出危险因素包括：左室射血分数<30%（OR=2.49）、脑卒中史（OR=2.15）、糖尿病史（OR=1.78）、再次手术（OR=1.76）、外周血管疾病（OR=1.66）、慢性肾功能不全（OR=1.55）、年龄（OR=1.03）、术中主动脉内气囊泵（OR=1.83）、输液量（OR=1.59）。

Schachner 等[12]对 387 例行 CABG 的病人（33～84 岁，平均年龄 67 岁，其中女性占 76%）进行了手术后平均 52 个月的随访，研究了影响术后新发脑卒中的危险因素，研究结果显示术后 52 个月内脑卒中累积发病率为 7%（26/387 例），单因素分析结果显示高龄（$P=0.007$）、术前不稳定型心绞痛（$P=0.031$）、慢性阻塞性肺疾病（$P=0.009$）、颈动脉疾病（$P<0.001$）、术前脑卒中病史（$P<0.001$）、升主动脉粥样硬化（$P=0.010$）与术后合并脑卒中有关。多因素 logistic 分析结果示术前脑卒中病史为独立危险因素。

Likosky 等[13]对 388 例 CABG 术后发生脑卒中的患者进行了病因学研究，

指出 CABG 后脑卒中的病因包括栓塞性（62.1%）、多发病因性（10.1%）、血流灌注不足（8.8%）、腔隙性（3.1%）、血栓形成性（1.0%）、出血性（1.0%）、机制不明（13.9%）。

2.2 冠状动脉搭桥术后脑病

McKhann 等[9, 14]前瞻性地研究了 2711 例 CABG 患者（平均年龄 64 岁）术后脑病的发病率、后果及危险因素，其脑病发病率为 6.9%，脑病患者平均住院时间为 15.2d，死亡率 7.5%。

术后发生脑病的危险因素包括高龄、高血压、糖尿病、颈动脉杂音、脑卒中病史、既往心脏手术史、嗜酒史、术前合并肺部感染及术中搭桥时间。

Sabik 等[15]对比分析了 406 例 on-pump CABG 与 406 例 OPCAB 手术患者，其术后死亡率两组相似；而 on-pump CABG 组术后脑病发病率较对照组高（P=0.02），提示 CPB 与 CABG 后脑病发生有关。

2.3 冠状动脉搭桥术后认知功能障碍

认知功能障碍被认为是 CABG 后最重要的神经系统合并症之一。国外许多研究中心都报道手术后普遍存在认知功能障碍，目前报道发病率最高在出院时可高达 80%～90%[16, 17]。

Ho 等[18]对 939 例 CABG 手术病人术后早期及 6 个月进行了认知功能测评，通过多元 Logistic 分析，显示术后认知功能损害与术前脑血管疾病（$P=0.009$）、周围血管性疾病（$P=0.007$）、慢性神经系统疾病（$P=0.016$）、独居（$P=0.049$）、手术后合并症（$P=0.001$）呈正相关，与受教育年限（$P=0.001$）、CPB 时间（$P=0.008$）呈负相关。

关于 CABG 后认知功能障碍的病理生理学机制研究报道的也很多，大多集中于微栓子形成、低灌注及系统性炎症反应引起的神经系统损伤。但是尚缺乏直接证据证明这种机制是独立作用的还是与其他因素联合作用的结果[19]。

3 对冠状动脉搭桥术后神经系统合并症的预防

75%术后发生脑卒中病人中 90%存在低至中度水平脑卒中危险因素，提示多数脑卒中是可以预防的，加强术前检查和提高手术操作技术可能降低术后脑卒中发生的危险性[20]。

功能磁共振（functional magnetic resonance imaging，fMRI）技术作为一种新的影像手段，具有高分辨率、高精确度、非侵袭性等优点，不仅能够诊断新发的脑卒中，而且能够发现亚临床的脑功能改变，并逐渐应用于评价 CABG 术前后神经系统功能[21]。

Brown 等[22]报道超过 28%的行颈动脉内膜剥离术（carotid endarterectomy，

CEA）的患者合并有严重的冠状动脉疾病，而超过 22%的行 CABG 的患者合并有严重的颈动脉疾病，这类患者术后合并脑卒中和心肌梗死的危险性很高。对于这类患者无论是择期行 CEA 手术，或是与 CABG 同期手术，都显著降低术后脑卒中和心肌梗死的危险性。

Lahtinen 等[23]对 2 630 例 on-pump CABG 患者进行分析后提示术后合并脑卒中患者中，36.5%（19/52 例）在术后合并脑卒中之前出现心房颤动，平均发作 2.5 次，因此认为手术后有效预防心房颤动及左心房血栓形成可显著降低术后合并脑卒中的危险性。

Shimada 等[24]通过研究分析指出，手术过程中（包括 on-pump CABG 和 OPCAB）通过选择性药物进行血流动力学支持，显著降低 CABG 术后脑血管合并症（A 组 6.6%降到 B 组的 0%，$P < 0.05$）。

Amory 等[25]对 2 575 例连续收治的 CABG 患者探讨了术前使用 β_2 肾上腺素能受体拮抗剂对术后神经系统合并症的影响。结果表明 β_2 肾上腺素能受体拮抗剂对降低 CABG 术后 NC 有一定意义，值得临床医师的借鉴，但尚需前瞻性随机试验证实其在心脏手术中潜在的神经保护作用。

参 考 文 献

[1] Newman MF, Mathew JP, Grocott HP, et al. Central nervous system injury associated with cardiac surgery. Lancet, 2006, 368(9536): 694-703.

[2] Abir F, Barkhordorian S, Sumpio BE. Noncardiac Vascular Complications of Coronary Bypass Procedures: A Review. Int J Angiol, 2004, 13: 126.

[3] Rymaszewska J, Kiejna A, Gorna R, et al. Neuropathological effects of surgical treatment of coronary heart disease. Pol Merkuriusz Lek, 2003, 15(86): 190-192.

[4] Smith PK. Predicting and preventing adverse neurologic outcomes with cardiac surgery. J Card Surg, 2006, 21(1): S15-19.

[5] Straka Z, Widimsky P, Jirasek K, et al. Off-pump versus on-pump coronary surgery: final results from a p rospective randomized study prague 24. Ann Thorac Surg, 2004, 77(3): 789-793.

[6] Lund C, Hol PK, Lundblad R, et al. Comparison of cerebral embolization during off-pump and on-pump coronary artery bypass surgery. Ann Thorac Surg, 2003, 76(3): 765-770.

[7] Lee JD, Lee SJ, Tjsushima WT, et al. Benefits of offpump bypass on neurologic and clinical morbidity: a prospective randomized trial. Ann Thorac Surg, 2003, 76(1): 18-25.

[8] van der Heijden GJ, Nathoe HM, Jansen EW, et al. Meta-analysis on the effect of off-pump

coronary bypass surgery. Eur J Cardiothorac Surg, 2004, 26(1): 81-84.

[9] McKhann GM, Grega MA, Borowicz LM, et al. Encephalopathy and stroke after coronary artery bypass grafting: incidence, consequences, and prediction. Arch Neurol, 2002, 59(9): 1422-1428.

[10] Shirani S, Boroumand MA, Abbasi SH, et al. Preoperative carotid artery screening in patients undergoing coronary artery bypass graft surgery. Arch Med Res, 2006, 37(8): 987-990.

[11] D'Ancona G, Saez de Ibarra JI, Baillot R, et al. Determinants of stroke after coronary artery bypass grafting. Eur J Cardiothorac Surg, 2003, 24 (4): 552-556.

[12] Schachner T, Zimmer A, Nagele G, et al. Risk factors for late stroke after coronary artery bypass grafting. J Thorac Cardiovasc Surg, 2005, 130(2): 485-490.

[13] Likosky DS, Marrin CA, Caplan LR, et al. Determination of etiologic mechanisms of strokes secondary to coronary artery bypass graft surgery. Stroke, 2003, 34 (12): 2830-2834.

[14] Roach GW, KanchugerM, Mangano CM, et al. Adverse cerebral outcomes after coronary bypass surgery. Multicenter Study of Perioperative Ischemia Research Group and the Ischemia Research and Education Foundation Investigators. N Engl J Med, 1996, 335: 1857-1863.

[15] Sabik JF, Gillinov AM, Blackstone EH, et al. Does off-pump coronary surgery reduce morbidity and mortality? J Thorac Cardiovasc Surg, 2002, 124 (4): 698-707.

[16] Stroobant N, Van Nooten G, Belleghem Y, et al. Short-term and long-term neurocognitive outcome in onpump versus offpump CABG. Eur J Cardiothorac Surg, 2002, 22(4): 559-564.

[17] Diegeler A, Hirsch R, Schneider F, et al. Neuromonitoring and neurocognitive outcome in offpump versus conventional coronary bypass operation. Ann Thorac Surg, 2000, 69: 1162-1166.

[18] Ho PM, Arciniegas DB, Grigsby J, et al. Predictors of cognitive decline following coronary artery bypass graft surgery. Ann Thorac Surg, 2004, 77(2): 597-603. discussion 603.

[19] Vedin J, Nyman H, Ericsson A, et al. Cognitive function after on or off pump coronary artery bypass grafting. Eur J Cardiothorac Surg, 2006, 30(2): 305-310.

[20] Likosky DS, Leavitt BJ, Marrin CA, et al. Intra and postoperative predictors of stroke after coronary artery bypass grafting. Ann Thorac Surg, 2003, 76(2): 428-34.

[21] Restrepo L, Wityk RJ, Grega MA, et al. Diffusion-and perfusion-weighted magnetic resonance imaging of the brain before and after coronary artery bypass grafting surgery. Stroke, 2002, 33: 2909-2915.

[22] Brown KR. Treatment of concomitant carotid and coronary artery disease. Decision 2making regarding surgical op tions. J Cardiovasc Surg (Torino), 2003, 44 (3): 395-399.

[23] Lahtinen J, Biancari F, Salmela E, et al. Postoperative atrialfibrillation is a major cause of stroke after on 2pump coronary artery bypass surgery. Ann Thorac Surg, 2004, 77(4): 1241-1244.

[24] Shimada Y, Yaku H, Yamamoto F. Choice of hemodynamic support during coronary artery bypass surgery for p revention of stroke. J Extra Corpor Technol, 2006, 38(2): 134-138.

[25] Amory DW, Grigore A, Amory JK, et al. Neurop rotection is associated with beta adrenergic recep tor antagonists during cardiac surgery: evidence from 2575patients. J Cardiothorac Vasc Anesth, 2002, 16(3): 270-277.

中华内科杂志 2008，3：202-205

冠状动脉搭桥术后神经系统合并症研究

毕 齐 李 琴 张兆琪 顾承雄 马晓海

【摘要】 目的：对非体外循环下冠状动脉搭桥术（off-pump coronary artery bypass grafting，OPCABG）后神经系统合并症（neurological complication，NC）进行前瞻性研究，探讨术后 NC 的种类、发生率、危险因素和防治方法。方法：2006 年 3～6 月收集 OPCABG55 例，①术前收集 NC 危险因素；②手术前后神经系统查体、NIHSS 评分，认知功能、焦虑/抑郁测评及颅脑 MRI、MRA、功能 MRI（function MRI，f-MRI）检查，并在术后确认有无 NC 以及种类；③根据术后是否合并 NC 分成两组，组间进行单因素分析，以 $P<0.05$ 为显著性差异标准。结果：①术后缺血性脑血管病 2 例（3.64%，2/55），无死亡病例。与术后无 NC 组比较，危险因素单因素分析无统计学意义（$P>0.05$）；②手术前后无认知功能异常，简易智能状态量表（mini-mental state examination，MMSE）、临床痴呆量表（Clinical dementia rating，CDR）、总体衰退量表（global deterioration scale，GDS）评分手术前后无统计学意义（$P>0.05$）；③除 2 例 NC 外，余手术前后影像学检查无明显改变（$P>0.05$）；④术前轻度焦虑 7 例，轻度抑郁 1 例，未予特殊处理术后自行缓解，整体焦虑自评量表（self-rating anxiety scale，SAS）和抑郁自评量表（self-rating depression scale，SDS）手术前后评分无明显改变（$P>0.05$）。结论：OPCABG 后 NC2 例（3.64%，2/55），均为缺血性脑卒中，无死亡病例；而认知功能、影像学、焦虑及抑郁在手术前后无明显改变；OPCABG 对神经系统而言相对安全，但需要更多资料进一步研究。

【关键词】 非体外循环下冠状动脉搭桥术，神经系统合并症

Study of Neurological Complications After Coronary Artery Bypass Grafting

Biqi, Liqin, Zhangzhaoqi, Guchengxiong, Maxiaohai

Department of Neurology, Beijing Anzhen Hospital, Capital Medical University Beijing 100029, P. R. China

【Abstract】 Objective: To prospectively investigate neurological complications (NC) after off-pump coronary artery bypass grafting (OPCABG), including sort of NC, morbility, risk factors, prevetion and treatment. Methods: A total of 55 consecutive patients with OPCABG were evaluated from March to June 2006 at Dept. of Cardiosurgery in Beijing Anzhen Hospital. ①collected risk factors of NC before operation; ②Nervous system physical examination, NIHSS score evaluation, cognitive tests, image (MRI, MRA and f-MRI), anxious and depression scale were performed before and after OPCABG, and identify the NC and sorts after surgery; ③According to with or without NC after operation, all patients were divided into two groups, and univariate analysis (χ^2, t test)was used between tow groups, $P < 0.05$ was considered statistically significant different. Results: ①2 cases of ischemic stroke developed after surgery (3.64%, 2/55), and no death case, but the risk factors not statistically different between two groups ($P > 0.05$); ②for all patients, cognitive evaluation was normal and unchanged before and after surgery ($P > 0.05$), including Mini-Mental State Examination (MMSE), Clinical dementia rating (CDR) and Global deterioration scale (GDS); ③except 2 cases of stroke, the others normal and unchange on MRI, MRA, and f-MRI ($P > 0.05$)before and after surgery; ④7 patients with slight anxiety and one with silght depression before operation, recoveried completely after surery without treatment, both Self-rating anxiety scale (SAS)and Self-rating depression scale (SDS) were normal and unchanged before and after surgery ($P > 0.05$). Conclusion: 2 cases of ischemic stroke after OPCABG (3.64%, 2/55) and no death; but no change obviously about cognitive function, images, anxiety, depression before and after surgery ($P > 0.05$). OPCABG was relatively safety for nerve system, but need more clinical data to exploration.

【Key words】 Off-pump coronary artery bypass grafting (OPCABG),

Neurological complications (NC)

研究背景及目的

OPCABG 后 NC 是术后常见的合并症之一，导致术后死亡率、致残率、住院时间及费用都大大增加，降低了手术质量及病人生活质量[1, 2]。

国内 10 173 例体外循环下心脏手术回顾性研究显示术后住院期间 NC 的总发病率为 1.44%（146/10 173 例），死亡率 30.14%（44/146 例），列心脏手术后死亡原因第 5 位；NC 组术中心肌血流阻断时间和体外循环转机时间明显长于对照组（$P < 0.01$）[3, 4]。国外报道 OPCABG 术后脑卒中发病率在 1%～6.1%之间，手术后 30d 死亡率为 15.9%～34.7%；认知功能障碍发病率为 53%；脑病发病率为 6.9%，死亡率 7.5%[5~10]。

本研究在 OPCABG 前后对 NC、认知功能、焦虑、抑郁、危险因素及 f-MRI

进行前瞻性对比研究，力图为术后 NC 提供评估和防治方法。

资料与方法

1. 一般资料：2006 年 3～6 月收集北京安贞医院心脏外科六病区 OPCABG60 例，其中 5 例因术前新发脑卒中及同时行室壁瘤切除术而剔除，实际入组 55 例。女性 15 例，男性 40 例，年龄 45～84 岁，平均年龄 64.59±8.86 岁。

2. 入选标准：①不计性别、年龄，单纯 OPCABG 手术病人；②无意识及语言障碍，能配合查体及认知功能测试；③无认知功能障碍；④术前 NIHSS 评分 0 分；或既往卒中遗留部分体征、NIHSS 评分≤4 分。

3. 排除标准：①有核磁检查禁忌证者；②伴有其他心血管手术者；③有意识、语言或认知功能障碍；④新近发生的脑卒中、肿瘤及炎症等。

4. 神经系统功能评估：①手术前后神经系统查体及 NIHSS 评分；②确认术后有无 NC 及种类、NIHSS 评分及转归[11]。

5. 认知功能测评：①采用量表 MMSE、CDR 和 GDS，与 f-MRI 同一天检查；②轻度认知功能障碍（mild cognitive impairment，MCI）采用 Petersen1999 年诊断标准[12]。

6. MRI：术前 MRI、MRA、f-MRI，术后 8d 内复查。

7. PWI 图像处理：采用德国杜塞尔多夫大学医院 MRI 室 STROKETOOL 软件，计算大脑双侧内颞叶皮质区域局部脑血流量（rCBV）、局部脑血流（rCBF）、平均通过时间（rMTT）和达峰时间（TTP）。

8. 焦虑、抑郁测评：采用量表 SAS 和 SDS，及王拥军主编《神经病学临床评定量表》的诊断标准。[13]

9. 外科情况：病人来于同一病区，术者为同一人。

10. 术后 NC 处理：按照 NC 的种类进行相应的治疗。

11. 统计学处理：①数据入数据库并用 SPSS13.0 软件包行统计学处理；②正态性检验采用 t 检验，数据采取均数±标准差（$\bar{x}±s$）；③按术后是否有 NC 分为两组并做组间单因素分析，计数资料采用 χ^2 检验，计量资料采用配对样本 t 检验和独立样本 t 检验，以 $P<0.05$ 为显著性差异标准。

12. 质量控制：统一的调查表及数据库，专人完成，预试验和中期审核。

结果

1. 总体结果：①术后 2 例发生缺血性脑卒中（3.64%，2/55），无死亡病例；②术后无认知功能下降，MMSE、CDR 和 GDS 评分手术前后比较无明显改变

（$P>0.05$）；③术前轻度焦虑 7 例，轻度抑郁 1 例，术后自行缓解；SAS 和 SDS 评分手术前后无明显改变（$P>0.05$）；④除 2 例术后脑卒中外，余病人手术前后影像学无明显改变（$P>0.05$）。

2. 术后脑卒中：与术后无 NC 病人比较，危险因素组间单因素分析无统计学意义（$P>0.05$）详见表 1、表 2。

表 1 影响术后脑卒中合并症的单因素分析（χ^2 检验）

	术后合并脑卒中（$n=2$）	术后未合并脑卒中（$n=53$）	P 值
年龄（≥60 岁）	2	38	0.525
脑卒中病史	0	10	0.667
HL 病史	2	29	0.313
CAD 病史	2	34	0.424
心脏手术史	0	4	0.859
AF 病史	0	4	0.859
HTN	1	35	0.576
DM	2	13	0.071
吸烟史	1	26	0.745
饮酒史	1	15	0.525
颈动脉狭窄	1	12	0.449
LVEF<40%	1	1	0.072
高血压*	1	6	0.246
高血糖*	2	11	0.055
高血脂*	0	23	0.504
术前头 MRI 示陈旧 CI	2	32	0.378
术前 MRA 示血管狭窄	2	16	0.103

HL. 高血脂；CAD. 冠心病；AF. 心房纤颤；PVD. 周围血管疾病；HTN. 高血压；DM. 糖尿病；LVEF. 左室射血分数；*为手术前测量结果

表 2 影响术后脑卒中合并症的单因素分析（两组独立样本 t 检验）

	术后合并脑卒中	术后未合并脑卒中	t 值	P 值
术前 NIHSS 评分	0	0.28±0.744	−0.533	0.596
吻合血管数目	3.50±0.707	3.58±0.795	−0.149	0.882

3．认知功能测评结果：手术前后比较无认知功能改变（$P>0.05$），详见表 3。

表 3　手术前后认知功能测评

	术前	术后	t 值	P 值
MMSE	28.45±1.887	28.34±2.526	0.515	0.352
CDR	0.1604±0.2734	0.1698±0.27637	−1.000	0.322
GDS	1.2281±0.42332	1.2281±0.42332		

4．手术前后影像学评估：术前均行 MRI、f-MRI 及 MRA 检查；44 例术后平均 7.4±3.6d 复查 f-MRI。f-MRI 各参数手术前后无明显变化（$P>0.05$），详见表 4。

表 4　手术前后 f—MRI 统计分析

	术前	术后	t 值	P 值
rCBF-L	9.198±5.498	9.045±3.979	0.202	0.841
rCBF-R	9.134±5.527	9.173±4.247	−0.042	0.967
rCBV-L	46.211±14.397	44.641±16.036	0.548	0.586
rCBV-R	46.261±16.966	45.852±16.419	0.170	0.866
MTT-L	35.234±9.480	35.907±11.015	−0.286	0.777
MTT-R	35.786±10.543	35.686±10.421	0.042	0.967
TTP-L	37.839±4.952	37.361±3.307	0.713	0.480
TTP-R	38.064±5.033	37.157±2.952	1.312	0.196

L：左侧；R：右侧

5．手术前后焦虑、抑郁量表测评：SAS 和 SDS 量表评分手术前后比较无明显变化（$P>0.05$），详见表 5。

表 5　手术前后焦虑、抑郁自评量表评分统计学分析

	术前	术后	t 值	P 值
SAS（标准分）	45.72±2.89	45.23±2.15	1.189	0.24
SDS（指数）	0.28±0.55	0.27±0.03	1.920	0.06

讨论

1．CABG 后 NC 的发生率：安贞医院体外循环下心脏术后 NC 总发病率为

1.44%，心肌血流阻断时间和体外转机时间过长是术后 NC 的主要原因[3、4]。国外一项 149 例 OPCABG 前瞻性研究术后无 1 例脑卒中合并症[14]；而另外两项大样本 OPCABG 前瞻性研究术后脑卒中发病率在 1.6%～1.9%[15、16]。

本组术后 NC 发病率为 3.64%，高于国内、外报告，其原因可能是：①我院回顾性研究均为体外循环下心脏手术，时间跨度 10 年，术式主要为心脏瓣膜置换术和先天性心脏病手术，冠心病手术量较少。与本组单纯 OPCAB 的前瞻性研究相比，在统计结果上可能有所不同；②当时 NC 主要依赖临床诊断，后期少数病例辅以 CT 检查，NC 检出率偏低；③本组例数少，OPCAB 术后 NC 确切发病率尚需大样本的研究证实。

2. 影响 CABG 术后发生 NC 的相关因素：术后脑卒中主要危险因素有高龄、LVEF 低、不稳定型心绞痛、DM、慢性肾衰竭、二次手术、PVD、CVD 史、体外循环时间、心肌缺血时间等[17]。而 OPCABG 不使用体外循环，避免了由此导致的气栓、血栓形成等危险；术中减少对升主动脉机械操作减少了微栓子形成；而 OPCABG 术中搏动性血液供应也有助于脑等重要器官的保护[18、19]。

本研究对危险因素在 NC 组和非 NC 组之间比较无统计学差异（详见表 1，表 2，P＞0.05）。2 例脑卒中在术后 3～4 天发病，当时病人已清醒并且 NS 检查无异常，因此基本可排除手术及麻醉因素导致 NC；2 例脑卒中术前均确诊 II 型 DM，术前血糖控制尚可，但在术后 3 天控制不理想，而本组中 13 例 DM 病人术后血糖相对平稳，未发生 NC，因此考虑术后发生脑卒中可能与高血糖有关。DM 是脑卒中的独立危险因素之一，且发病率和病变程度比非 DM 病人均显著增高[20]。因此对 DM 病人行血管重建术，手术前后控制血糖至关重要。术前应使用胰岛素控制血糖，术后密切观察血糖变化并积极控制血糖过高，将高血糖对术后脑卒中的影响降到最低。

本研究中共剔除 5 例病人；1 例术前新发脑卒中，但未仔细阅查 MRI，以致术后梗塞病灶扩大而病情加重。新发脑卒中属手术禁忌证，该病例强烈提示术前神经系统检查和评估对预防术后 NC 的重要性。另外 4 例因同时行室壁瘤切除术被剔除，以保证本研究所有病例均为单纯 OPCABG。

3. OPCABG 术后认知功能：术后 MCI 可高达 50%～80%，术后 6 个月仍有 10～30% 的病人存在不同程度 MCI[21]；其发病机制多数与微栓子形成、低灌注及系统性炎症反应引起神经系统损伤有关[22]。

而本研究中无一例 MCI，可能与以下原因有关：①MCI 诊断标准国内外尚统一公认标准，因此本研究无术后 MCI，可能与样本量小和量表选择的局限性有关；②本研究中术者为同一人，术者较高的手术水平是减少术后 MCI 的重要因素；③所有病例术前均无 MCI 表现或相应的病史；④本研究中所有病例手术前后 f-MRI 均未见脑血流异常改变，考虑麻醉与手术对脑血流影响很小，可能也是手术后 MCI 发生率为零的原因之一。

4. f-MRI 与 MCI：脑缺血被认为是术后认知功能改变的病理生理学机制之一。PET 发现向痴呆转化的 MCI 病人右侧颞顶皮质及内溴皮质（颞叶内侧）的局部葡萄糖代谢降低，血流灌注也降低，且这些改变先于结构改变 1～2 年，而 PWI 与 PET 脑血流显像结果相似[23-25]，因此本研究将兴趣区定于双颞叶内侧皮质。

本研究应用 f-MRI 在手术前后对比研究麻醉及手术对脑血流的影响，同时观察发生 MCI 时有无相应的脑血流改变。除 2 例术后脑卒中外，f-MRI 各参数手术前后无明显改变，与本组认知功能量表测评一致，并与 Restrepo L 等报道相符[26]。本组术后复查 f-MRI 与 MCI 测评同一天进行，可以认为手术对脑血流及认知功能影响很小。

5. OPCABG 与术后焦虑和抑郁：心脏术后常有焦虑、抑郁等表现[27]。超过 25%的病人在 OPCABG 后不同时期出现抑郁，术后焦虑抑郁不仅与死亡率和致残率增高有关，而且是认知功能下降的危险因素之一[28]。

本组病例术前 7 例轻度焦虑状态，1 例轻度抑郁状态；术后 2 例轻度焦虑状态均自行缓解。虽然统计学分析手术前后焦虑抑郁评分无统计学意义，但临床观察术后焦虑与抑郁情况较术前有所改善，术前焦虑抑郁症状主要来自对心脏病或是手术的担心所致，而手术成功后焦虑抑郁状态亦有所改善。对于症状严重影响到手术以及术后恢复的病人应该给予相应的治疗，一般症状不需要特殊处理。

参 考 文 献

[1] Rymaszewska J, Kiejna A, Gorna R, et al. Neuropathological effects of surgical treatment of coronary heart disease. Pol Merkuriusz Lek, 2003, 15 (86): 190-192

[2] Loponen P, Taskinen P, Laakkonen E, et al. Perioperative stroke in coronary artery bypass patients. Scand J Surg, 2003, 92 (2): 148-155

[3] 毕齐, 张苗, 贺建华, 等. 心脏手术后早期脑血管病并发症的临床研究. 中华医学杂志, 1999, 79 (6): 1-3

[4] 张苗, 毕齐, 贺建华, 等. 心脏手术后神经系统并发症研究——附 10173 例病例分析. 中华心胸血管外科杂志, 1999, 15 (2): 90-92

[5] Ho PM, Arciniegas DB, Grigsby J, et al. Predictors of cognitive decline following coronary

artery bypass graft surgery. Ann Thorac Surg, 2004, 77 (2): 597-603

[6] Calafiore AM, Mauro MD, Teodori G, et al. Impact of aortic manipulation on incidence of cerebrovascular accidents after surgical myocardial revascularization. Ann Thorac Surg, 2002, 73: 1387-1393

[7] Antunes PE, de Oliveira JF, Antunes MJ. Predictors of cerebrovascular events in patients subjected to isolated coronary surgery. The importance of aortic cross-clamping. Eur J Cardiothorac Surg, 2003, 23: 328-333

[8] Bucerius J, Gummert JF, Borger MA, et al. Stroke after cardiac surgery: a risk factor analysis of 16184 consecutive adult patients. Ann Thorac Surg, 2003, 75: 472-478

[9] Demaria RG, Carrier M, Fortier S, et al. Reduced mortality and strokes with Off-pump coronary artery bypass grafting surgery in octogenarians. Circulation, 2002, 106: 1-5

[10] McKhann GM, Grega MA, Borowicz LM, et al. Encephalopathy and stroke after coronary artery bypass grafting: incidence, consequences, and prediction. Arch Neurol, 2002, 59 (9): 1422-1428

[11] Saposnik G, Di Legge S, Webster F, et al. Predictors of major neurologic improvement after thrombolysis in acute stroke. Neurology, 2005, 65 (8): 1169-1174

[12] Petersen RC, Smith GE, Waring SC, et al. Mild cognitive impairment. Clinical characterization and outcome [J]. Arch Neurol, 1999, 56: 303-308.

[13] 王拥军. 神经病学临床评定量表. 北京：中国友谊出版社, 2005: 110

[14] Danzmayr M, Riha G, Nagele, et al. Off-Pump coronary artery bypass grafting–perioperative results and 1-year follow-up. Eur Surg, 2003, 35 (2): 107-111

[15] Bucerius J, Gummert JF, Borger MA, et al. Stroke after cardiac surgery: a risk factor analysis of 16, 184 consecutive adult patients. Ann Thorac Surg, 2003, 75 (2): 472-478

[16] Racz MJ, Hannan EL, Isom OW, et al. A comparison of short-and long-term outcomes after off-pump and on-pump coronary artery bypass graft surgery with sternotomy. J Am Coll Cardiol, 2004, 43 (4): 557-564

[17] D'Ancona G, Saez de Ibarra JI, Baillot R, et al. Determinants of stroke after coronary artery bypass grafting. Eur J Cardiothorac Surg, 2003, 24 (4): 552-556

[18] Lund C, Hol PK, Lundblad R, et al. Comparison of cerebral embolization during off-pump and on-pump coronary artery bypass surgery. Ann Thorac Surg, 2003, 76 (3): 765-770

[19] Arom KV, Flavin TF, Emery RW, et al. Safty and efficacy of off-pump coronary bypass grafting. Ann Thorac Surg, 2000, 69: 704-709

[20] Elsasser A, Mollmann H, Nef HM. How to revascularize patients with diabetes mellitus: Bypass or stents and drugs. Clin Res Cardiol, 2006, 95 (4): 195-203

[21] Newman MF, Kirchner JL, Phillips-Bute B, et al. Longitudinal assessment of neurocognitive function after coronary-artery bypass surgery. N Engl J Med, 2001, 344: 395-402

[22] Vedin J, Nyman H, Ericsson A, et al. Cognitive function after on or off pump coronary artery bypass grafting. Eur J Cardiothorac Surg, 2006, 30 (2): 305-310

[23] Albers GW. Expanding the window for thrombolytic therapy in acute stroke: the potential role of acute MRI for patient selection. Stroke, 1999, 30: 2230-2237

[24] Tabert MH, Albert SM, Borukhova-Milov L, et al. Functional deficits in patients with mild cognitive impairment: prediction of AD. Neurology, 2002, 58 (5): 758-764

[25] Johnson NA, Jahng GH, Weiner MW, et al. Pattern of cerebral hypoperfusion in Alzheimer disease and mild cognitive impairment measured with arterial spin-labeling MR imaging: initial experience. Radiology, 2005, 234 (3): v851-859

[26] Restrepo L, Wityk RJ, Grega MA, et al. Diffusion-and perfusion-weighted magnetic resonance imaging of the brain before and after coronary artery bypass grafting surgery. Stroke, 2002, 33: 2909-2915

[27] Shih FJ, Chu SH, Yu PJ, et al. Turning points of recovery from cardiac surgery during the intensive care unit transition. Heart & Lung, 1997, 26 (2): 99-108.

[28] Sendelbach S, Lindquist R, Watanuki S, et al. Correlates of neurocognitive function of patients after off-pump coronary artery bypass surgery. Am J Crit Care, 2006, 15 (3): 290-298

心肺血管病杂志 2009，28（4）：262～265

脑卒中患者经皮冠状动脉成形术加
支架术后再发急性脑血管病分析

张 华 毕 齐*

【摘要】 目的：研究既往患有脑卒中的患者行经皮冠状动脉成形术（PTCA）加支架术后再发脑血管病的特点分析。方法：对 446 例实施了 PTCA 加支架术的既往患有脑卒中的患者进行回顾性分析，通过对患者的一般状况、心脏血管病变数量、分布、治疗情况及出现再发脑卒中的特点进行分析。结果：术中和术后 36h 内 79 例患者出现脑卒中，占 17.7%，33 例出现短暂脑缺血发作（TIA），45 例发生了急性脑梗死（CI），1 例并发脑出血（CH）。共 10 例患者在术中出现神经系统并发症，余 69 例患者在术后 36h 内发生神经系统并发症。其中，男性、既往患有高脂血症、入院诊断为不稳定型心绞痛和急性心肌梗死是脑卒中患者 PTCA 加支架术后再发急性脑血管病的危险因素。结论：脑血管患者 PTCA 加支架术后再次出现急性脑卒中的发生率高于一般患者，应进行必要的术前评估，降低患者血压，严格掌握 PTCA 加支架术的指征以期把围手术期神经系统并发症降至最低。

【关键词】 经皮冠状动脉成形术；脑血管意外；并发症；卒中

【中图分类号】 R54 [文献标识码]：A [文章编号] 1007-5062（2009）00-000-00

Cerebral vascular accidents after PTCA
and stent in stroke patients

*ZHANG Hua, Bi Qi. Department of Neurology, Capital Medical
University affiliated An Zhen Hospital, Beijing Institute Heart, Lung and
Blood Vessel Diseases, Beijing 100029, China.*

【Abstract】 Objective: To investigate the characteristics and risk factors of cerebral vascular accidents (CVA) after PTCA and stent in stroke patients. Method: The clinical data of 446

作者单位：100029 北京 首都医科大学附属北京安贞医院-北京市心肺血管疾病研究所 神经内科
* 通讯作者

stroke patients received PTCA and stent since Jan.2002-Oct.2007, were analyzed retrospectively. Result: During and within 36hours after the operations, 79 patients suffered from CVA (17.7%).33 patients suffered from transient ischemic attack (TIA), 45 patients suffered from cerebral infarction (CI) and 1patients suffered from cerebral hemorrhage (CH). Totally 10 patients suffered from CVA during the operations and 69 patients suffered from CVA within 36hours after the operations. The risk factors of CVA reappearing in stroke patients are male gender, unstable angina, acute myocardial infarction and hyperlipidemia. Conclusion: The incidence of CVA during and after PTCA and stent in stroke patients is much higher than other patients. To make the incidence of CVA lower, we should give enough evaluations, decrease the blood pressure and the study the indications of the patients before the operations.

【Key words】 PTCA: Cerebral vascular accidents: Complication: Stroke

经皮冠状动脉成型术（percutaneous transluminal coronary angioplasty，PTCA）是针对心脏血管阻塞性疾病的快捷、有效而损伤小的治疗方法。同时使用血管内支架术可以减少 PTCA 术后血管再狭窄或闭塞的发生，因此在临床上已经得到了广泛的应用，患者易于接受[1-2]。随着进行此项治疗数量增加，其术中和围手术期的神经系统并发症也逐渐增加，其中急性脑血管意外（cerebral vascular accidents，CVA）最为常见，虽然发生率不高，但其致死及致残率较高。本文就我院从 2002 年起既往有脑卒中的患者，行 PTCA 加支架术后，发生神经系统并发症的特点进行分析。

资料与方法

病例选择：自 2002 年 1 月至 2007 年 10 月本院连续入院行 PTCA 加支架术治疗的既往有脑卒中的患者共 446 例，其中术中或围手术期发生神经系统并发症共 79 例（17.7%），均为住院病例资料回顾。

病例收集方法：患者的一般情况，包括年龄、性别、体质量指数（BMI）、高血压、糖尿病、吸烟、饮酒及高脂血症，高密度脂蛋白胆固醇降低、冠心病、慢性阻塞性肺气肿、心房纤颤以及外周血管疾病史，所有对象均为行经股动脉穿刺途径的患者，将经桡动脉穿刺途径手术的患者除外。记录患者入院的主要诊断[2]（包括稳定型心绞痛、不稳定型心绞痛、急性心肌梗死、冠状动脉搭桥术后以及胸痛待查）、心脏介入造影后血管病变数量（以单支血管狭窄或阻塞程度大于 75%以上为标准）、病变分布情况（右冠状动脉、左主干、左前降支、回旋支、主动脉瓣疾病以及二尖瓣疾病）、神经系统并发症（脑梗死、TIA 以及脑出血）以及脑卒中病变部位。新发生的脑梗死和脑出血的诊断为经神经内科会诊医师会诊、查体并均有头 CT 或 MRI 证实为新发病灶的患者；短暂脑供血不足（TIA）的诊断为经神经内科会诊医师会诊、查体及影像学检查符合全国第四次脑血管病学术会议制定的诊断标准，其余经住院病例分析排除脑卒中。

统计学分处理：计数资料用 χ^2 检验，计量资料采用独立样本 t 检验。对于单因素方差分析有统计学意义的变量进行 Logistic 回归分析。所有数据处理采用 SPSS11.0 统计软件完成。

结果

一般情况：446 例患者分为术后有并发症和没有并发症组：2 组患者在性别、年龄、肥胖、高血压病史、糖尿病病史、饮酒、慢性阻塞性肺气肿、心房纤颤、外周血管病及高密度脂蛋白水平降低方面没有统计学意义，而在高脂血症（$P=0.02$）、既往有冠心病史（$P=0.001$）方面有统计学意义，其中将不同诊断进行分别统计后发现出现并发症组的不稳定型心绞痛和急性心肌梗死的比例较高，有统计学意义（表 1）。

表 1　患者一般情况比较 [n（%）]

临床特征	总病例（$n=446$）	术后没有并发症（$n=367$）	术后有并发症（$n=79$）	P 值
年龄（$\bar{x} \pm s$）	62.2±10.3	61.3±10.6	63.2±12.1	0.897
性别				
男	249（55.8）	201（54.8）	48（60.8）	0.03
女	197（44.2）	166（45.2）	31（39.2）	
肥胖（BMI>25）	138（30.9）	112（30.5）	26（32.9）	0.441
高血压病	316（69.7）	255（69.5）	61（77.2）	0.718
糖尿病	213（47.8）	179（22.1）	34（43.0）	0.088
吸烟	176（39.5）	157（42.7）	19（24.1）	0.125
饮酒	72（16.1）	61（16.7）	11（13.9）	0.135
高脂血症	174（39.0）	130（35.3）	44（55.7）	0.02
慢性阻塞性肺气肿	19（4.3）	14（4.0）	5（6.3）	0.382
心房纤颤	23（5.2）	14（3.8）	9（11.4）	0.357
外周血管疾病	4（0.9）	3（0.8）	1（1.3）	0.13
高密度脂蛋白水平降低	86（19.3）	73（20.0）	13（16.5）	0.460
冠心病	177（39.7）	113（30.8）	64（80.0）	0.001

临床特征	总病例（n=446）	术后没有并发症（n=367）	术后有并发症（n=79）	P 值
稳定型心绞痛	165（40.0）	135（36.8）	30（46.9）	0.294
不稳定型心绞痛	45（10.1）	32（8.8）	13（20.3）	0.036
急性心肌梗死	37（8.3）	28（7.6）	9（14.1）	0.044
陈旧性心肌梗死	80（17.9）	69（18.7）	11（17.2）	0.852
CABG 术后	26（5.8）	21（5.6）	5（7.8）	0.991

造影后心脏血管病变情况：79 例患者中，共计 143 支血管病变，其中 3 支病变的患者为 34 例（43.0%），2 支病变的患者 30 例（38.0%），单支病变的患者为 15 例（20.0%）。与无并发症组相比均没有统计学意义。在二尖瓣疾病的合并率上 2 组有统计学意义（表 2）。

表 2 血管病变分布情况

组别	例数	右冠状动脉	左主干	左前降支	左回旋支	主动脉瓣疾病	二尖瓣疾病
术后无并发症	446	131（29.4）	206（46.2）	327（73.3）	210（47.1）	12（2.7）	1（0.2）
术后有并发症	79	22（27.8）	31（39.2）	54（68.4）	36（45.6）	3（3.8）	4（5.1）
P 值		0.786	0.659	0.870	0.553	0.348	0.041

神经系统并发症情况：45 例脑梗死患者发生神经系统并发症，其中位于脑干 4 例，位于大脑皮质 26 例，15 例在底节区；33 例 TIA 的患者有 8 例表现为前循环缺血，25 例表现为后循环缺血；再发脑卒中的患者中有 2 例死亡，均为急性心肌梗死的患者；1 例脑出血部位在小脑及枕叶，发病时间在 PTCA 术后 2h，最终死亡原因为脑疝。

神经系统并发症发生的时间：79 例神经系统并发症均在手术中或术后 36h 内发生，平均（13.2±8.6）h。

神经系统并发症 Logistic 多元回归分析：PTCA 加支架术后神经系统并发症与男性、高脂血症、不稳定型心绞痛和急性心肌梗死有关，其他因素没有统计学意义（表 3）。

表 3　神经系统并发症 Logistic 多元回归分析

因素	回归系数	S_x	Wald	P 值	OR 值	95%CI
性别	−1.178	0.399	8.694	0.003	0.308	0.141～0.674
年龄	0.005	0.017	0.098	0.755	1.005	0.972～1.039
吸烟	−0.512	0.351	2.126	0.145	0.600	0.301～1.193
高血压	0.145	0.351	0.170	0.681	1.155	0.581～2.299
糖尿病	0.208	0.343	0.368	0.544	1.231	0.629～2.4.9
房颤	−1.315	0.419	1.063	0.686	0.811	0.526～1.611
慢阻肺	−0.892	0.338	0.904	0.727	1.010	0.732～1.544
高脂血症	1.302	0.325	16.049	0.000	3.676	1.944～6.950
高密度脂蛋白低	−0.494	0.331	2.221	0.136	0.610	0.319～1.168
饮酒	−1.142	0.467	5.990	0.114	0.319	0.128～0.797
体重指数	−0.028	0.056	0.247	0.619	0.973	0.872～1.085
既往冠心病	0.550	0.312	3.107	0.078	1.733	0.940～3.192
不稳定型心绞痛	0.593	0.175	11.486	0.001	1.809	1.284～2.548
急性心肌梗死	0.182	0.119	2.352	0.025	1.200	0.951～1.515
支架数量	−0.200	0.130	2.373	0.123	0.818	0.634～1.056

讨论

　　以往的文献统计结果显示，在进行 PCI 诊断和治疗的所有患者中，神经系统并发症的发生率不到 1%，其中缺血性脑血管病的发生率占神经系统并发症的 95%[3]。但随着影像学技术的发展，Segal[7]等利用头 MRI 检查手段追踪接受 PCI 的患者后发现，既往无脑卒中的患者在接受 PCI 治疗后，MRI 提示无症状腔隙性脑梗塞的发生率为 23%。Dukkipati[4]研究表明，心脏导管术（CC）后的神经系统并发症与既往患有脑卒中有关。我们曾经在 2007 年回顾性研究了安贞医院自 2002 年来所有行 CC 的既往患有脑卒中患者的资料，发现这类患者术中和围手术期（术后 36h）的神经系统并发症较没有脑卒中的患者高[5]。其中主要的危险因素在于男性、饮酒，高脂血症、患有外周血管病、心脏血管病变的数量以及治疗方法。我们对进行了 PTCA 加支架术的患者进行了进一步的统计分析，发现男性和高脂血症仍然是容易出现神经系统并发症的主要危险因素，但是饮酒、外周血管病以及心脏血管病变的数量在本研究中并不是此类患者出现神经系统并发症的危险因素，而临床诊断中不稳定型心绞痛和急性心肌梗死成为 PTCA 加支架术后并发神经系统并发症的危险因素。我们分析出现这种情况的原因是我们在本文中所选用的病例均为 PTCA 加支架术的脑血管病患者。

根据目前文献统计，CC 术中和术后 CVA（包括缺血和出血性），尤其在 36h 以内的发生率为 0.07%～7.0%。大部分与手术过程有关的 CVA 发生在术中或术后很短的时间内。本文中，通过对行 PTCA 加支架术的患者术中和术后再发神经系统并发症的比较显著高于一般患者（17.7%）。老年患者（80 岁以上与 50 岁以下相比）、心脏血管病变的严重程度及合并有更多的血管病变危险因素的患者更易发生术后急性 CVA[6-9]，而我们的研究也有相似的结论。另外，急诊心脏导管术、造影时间长以及使用造影剂剂量大也是重要因素[10]。文献报道对于有主动脉瓣狭窄的患者，逆行导管造影后从影像学结果上有 22% 的患者有磁共振弥散加权成像（DWI）局灶异常，但只有 3% 的患者有临床阳性体征[11]，提示在临床实际病例中，有相当多的患者发生无症状的术后脑血管意外。

心脏导管术后的缺血性脑卒中有几点证据提示为栓塞源性：①MRI 影像显示为多血管分布的多灶性急性梗死，血管的危险因素可能来自于大血管壁上的动脉粥样硬化斑块，是潜在的栓子来源[12]；②经颅多普勒证实探测到高流量为栓子信号，这些固体栓子在导管前进时、注射造影剂与左心室造影时出现[13]。我们既往的研究显示进行 PTCA 以及同时使用支架治疗的患者再发卒中的几率明显高于单纯进行 CA 检查合并药物治疗的患者，PTCA 以及同时使用支架治疗的患者其体内导管操作以及时间相对比单纯进行 PTCA 的患者长，因此栓子脱落和在导管尖端形成的机会相对增多。

目前研究推测栓子的来源有以下几点：①导管尖端途经主动脉弓时导致粥样硬化斑块脱落；②体内导管的尖端血栓形成是栓子的重要来源；③造影时间的延长、反映了更多的体内导管操作，使得更多的动脉硬化斑块脱落以及导管尖端血栓形成；④少见的潜在栓子来源还包括空气栓塞、术中低血压、动脉内膜撕裂及折断的导丝上的金属栓子等；⑤尸检的结果还提示在大脑皮层的小动脉上发现了胆固醇结晶栓子[14]。我们的研究结果发现不稳定型心绞痛和急性心肌梗死也是再发的危险因素，考虑原因是这两种情况多由动脉硬化的管壁上的不稳定斑块引起，不稳定斑块在破裂时不仅引起局部的心肌缺血和梗死，斑块内的胆固醇结晶等小栓子在 PTCA 以及支架过程中也会脱落，并发急性脑血管事件。

PTCA 术后脑出血的发生率远较缺血性脑卒中的发生率低，主要见于急性心肌梗死后使用溶栓治疗。不同的多中心研究显示的发生率不同，为 0.2%～14%。我们的回顾性研究中脑出血的病例数仅为 1 例。多数研究者认为 PTCA 术后的脑出血与术中使用肝素抗凝以及组织型纤维蛋白溶酶原激活剂（r-tPa）

溶栓有关，同时患者的收缩压（≥140mmHg）和舒张压（≥100mmHg）升高时，出血的风险增大。文献里多为个案报道，其中有的患者合并有血小板减少症[15]。我们的研究中出血的患者入院后全血细胞检查均在正常，但收缩压＞140mmHg，舒张压＞100mmHg，提示在 PTCA 过程中，对患者血压的控制是预防脑出血并发症的重要因素。

　　总之，既往患有脑卒中的患者进行心脏导管术时其再发急性脑血管意外的几率较一般患者大，对患者是否实施介入治疗还是药物治疗取决于哪种治疗带来的益处大，药物治疗本身有很好的疗效，可能不逊于单独采用介入治疗，已经有研究显示对于大多数心肌梗死患者，介入治疗并非必不可少，最佳的药物治疗足以提供最大程度的保护作用[16]。由此可见，应该在术前充分评估患者情况，严格掌握 PTCA 术的指征，术中增加对患者的检测，控制好患者血压，以期降低急性脑血管意外的再发。

参 考 文 献

[1] 陈韵岱, 吕树铮, 刘文娴, 等. 512 例冠心病患者介入治疗的临床分析. 心肺血管病杂志, 2000, 19: 29-31.

[2] 宋现涛, 陈韵岱, 潘伟琦, 等.1 165 例急性心肌梗死患者诊疗现状回顾性分析. 心肺血管病杂志, 2006, 25: 138-142.

[3] Akio K, Daniel AL, Matthew ET, et al. Stroke complicating percutaneous coronary interventionin patients with acute myocardial infarction. Circ J, 2007, 71: 1370-1375.

[4] Dukkipati S, O'Neill WW, Kishore J, et al. Characteristics of cerebralvascular accidents after percutaneous coronary interventions. J Am Coll Cardial, 2004, 43: 1161-1167.

[5] 张华, 张苗. 脑卒中患者心脏导管术后再发急性脑血管意外分析. 中华医学杂志, 2007, 87: 2613-2617.

[6] Fuchs S, Stabile E, Kinnaird TD, et al. Stroke complicating percutaneous coronary interventions: incidence, predictors, and prognostic inplications. Circulation, 2002, 106: 86-91.

[7] Segal AZ, Abernethy WB, Palacios IF, et al. Stroke as a complication of cardiac catheterization: risk factors and clinical features. Neurology, 2001, 56: 975-977.

[8] Niebauer J, Sixt S, Fuchun Z, et al. Contemporary outcome of cardiac catheterization in 1085 consecutive octogenarians. Int J Cardiology, 2004, 93: 225-230.

[9] Bhargava M, Marrouche NF, Martin DO, et al. Impact of age on the outcome of pulmonary vein isolation for artrial fibrillation using circular mapping technique and cooled-tip ablation catheter. J Cardiovasc Electrophysiol, 2004, 15: 8-13.

[10] Dynina O, Vakili BA, Slater JN, et al. IN-hospital outcomes of contemporary percutaneous coroanry interventions in the very elderly. Catheter Cardiovasc Intery, 2003, 58: 351-357.

[11] Karen AB, Carla SSSf, Tim S, et al. Cerebral infarction: incidence and risk factors after diagnostic and interventional cardiac catherization-prospective evaluation at diffusion-weighted MR imaging. Radiology, 2005, 235: 177-183.

[12] Hamon M, Gomes S, Oppenheim C, et al. Cerebral microembolism during cardiac catheterization and risk of acute brain injury: a prospective diffusion-weighted magnetic resonance imaging study. Stroke, 2006, 37: 2035-2038.

[13] Bladin CF, Bingham L, Gridd L, et al. Transcranial doppler detection of microemboli during percutaneous trasluminal coronary angioplasty. Stroke, 1998, 29: 2367-2370.

[14] Khatri P, Kasner SE. Ischemic stroke after cardiac catheterization. Arch Neurol, 2006, 63: 817-821.

[15] Vahdat B, Canavy I, Fourcade L, et al. Fatal cerebral hemorrhage and severe thrombocytopenia during abciximab treatment. Cathete and Cardiovasc Int, 2000, 49: 177-180.

[16] Stukel TA, Lucas FL, Wennberg DE. Long-term outcomes of regional variations in intensity of invasive vs medical management of Medicare Patients with acute myocardial infarction. JAMA, 2005, 293: 1329-1337.

Chinese Medical Journal 2010, 123 (12): 1515~1519

Characteristics and risk factors of cerebrovascular accidents after percutaneous coronary interventions in patients with history of stroke

ZHANG Hua, FENG Li-qun, BI Qi and WANG Yu-ping

【Key words】 cerebrovascular accident; percutaneous coronary intervention; stroke

Background Percutaneous coronary intervention (PCI) is a well-established method for managing coronary diseases. However, the increasing use of PCI has led to an increased incidence of acute cerebrovascular accidents (CVA) related to PCI. In this study, we investigated the characteristics and risk factors of CVA after PCI in patients with known stroke history.

Methods Between January 1, 2005 and March 1, 2009, 621 patients with a history of stroke underwent a total of 665 PCI procedures and were included in this retrospective study. Demographic and clinical characteristics, previous medications, procedures, neurologic deficits, lesion location and in-hospital clinical outcomes of patients who developed a CVA after the cardiac catheterization laboratory visit and before discharge were reviewed.

Results Acute CVA was diagnosed in 53 (8.5%) patients during the operation or the peri-operative period. Seventeen patients suffered from transient ischemic attack, thirty-four patients suffered from cerebral infarction and two patients suffered from cerebral hemorrhage. The risk factors for CVA after PCI in stroke patients were: admission with an acute coronary syndrome, use of an intra-aortic balloon pump, urgent or emergency procedures, diabetes mellitus, and poor left ventricular systolic function, arterial fibrillation, previous myocardial infarction, dyslipidemia, tobacco use, and no/irregular use of anti-platelet medications.

Conclusions The incidence of CVA during and after PCI in patients with history of stroke is much higher than that in other patients. Patients with atrial fibrillation, previous myocardial infarction, diabetes mellitus, dyslipidemia, tobacco use, and no or irregular use of anti-platelet medications were at higher risk for recurrent stroke. This study showed a strong association between acute coronary syndromes and in-hospital stroke after PCI.

Percutaneous coronary intervention (PCI) is a well-established myocardial re-vascularization approach for atheromatous coronary artery diseases[1]. However, the increasing use of PCI is associated with an increasing incidence of acute cere-brovascular accidents (CVA) related to PCI. Although rare, CVAs are associated with high rates of mortality and morbidity. Furthermore many studies have shown that a history of stroke is a risk factor for CVA after PCI[2, 3]. However, to date, few studies have investigated the characteristics of and risk factors for acute CVA in patients with known stroke after PCI. The aim of this study was to investigate the incidence of and predictors for acute CVA associated with PCI in patients with a history of stroke.

METHODS

Patients' selection

From January 1,2005, to March 1,2009, 15,798 consecutive patients underwent PCI at the Cardiology Department of Anzhen Hospital. Of these, 621 patients had a history of stroke within 3 months before PCI and underwent a total of 665 PCI pro-cedures. Fifty-three patients (8.5%) experienced CVA during the PCI procedure or within 72 hours after PCI. Any CVA events occurring after 72 hours were not in-cluded in this analysis. This research was carried out in a retrospective manner.

Definition of CVA

The diagnosis of CVA was made by experienced neurologists and required evidence of sudden or rapid onset of new focal neurological signs with a vascular origin. All of the patients received computed tomography (CT) or magnetic reso-nance imaging (MRI) scans within 3 days after the onset of symptoms. Stroke was classified as ischemic or hemorrhagic, based on CT/MRI analysis, by experienced neuroradiologists. When the neurologic deficits lasted for < 1 hour, and if there were no signs on.

Table 1. Clinical characteristics (n=621)

Variables	Patients with CVA (n=53)	Patients without CVA (n=568)	P values
Age (years)	63.2±11.2	61.1±10.6	0.895
Sex	53	568	
Men	34 (9.7)	315 (55.5)	
Women	19 (7.0)	253 (44.5)	
Body mass index>25 kg/m^2	16 (30.2)	173 (30.1)	0.441
Diabetes mellitus	31 (58.5)	198 (34.9)	0.000**
Hypertension	43 (81.2)	453 (79.8)	0.718
Smoker	23 (42.7)	137 (24.1)	0.002**
Dyslipidemia (total cholesterol> 200 mg/dl, LDL-C>130 mg/dl, HDL<30 mg/dl, or triglycerides>150 mg/dl)	30 (56.7)	200 (35.2)	0.000**
Previous myocardial infarction	29 (54.7)	175 (30.8)	0.000**
Previous PCI	5 (6.8)	39 (6.7)	0.486
Peripheral vascular disease	1 (1.9)	9 (1.6)	0.13
Atrial fibrillation	6 (11.4)	36 (6.3)	0.000**
Stable angina	15 (28.3)	391 (68.8)	0.004**
Unstable angina/NSTEMI	26 (49.1)	91 (16.0)	0.000**
STEMI	12 (22.6)	86 (15.1)	0.031*

Results are expressed as n (%) or mean ± SD; LDL-C: low-density lipoprotein cholesterol; HDL: high-density lipoprotein; PCI: percutaneous coronary intervention; NSTEMI: non-ST elevation myocardial infarction; STEMI: ST elevation myocardial infarction; *$P<0.05$, **$P<0.01$.

the MRI diffusion-weighted scans, a diagnosis of transient ischemic attack (TIA) was made[4].

ST elevation myocardial infarction (STEMI) and non-ST elevation myocardial infarction (NSTEMI) after PCI were defined as the presence of creatine kinase MB fraction (CK-MB) three times the normal level and with the appearance or absence of new pathologic Q waves on two contiguous ECG leads.

Demographic and clinical characteristics (ages, sex, body mass index, hypertension, diabetes mellitus, smoking status, dyslipidemia, previous myocardial infarction (MI), previous PCI, previous heart failure, peripheral vascular disease and atrial fibrillation), previous medication use, procedures performed (intra-aortic balloon pump use, arterial access and numbers of stents deployed), neurologic deficits, lesion location, and in-hospital clinical outcomes of the patients who developed a CVA were compared with patients who did not develop a CVA during the peri-operative period.

Statistical analysis

All analyses were performed using SPSS version 11.0 (SPSS Inc. , Chicago, IL, USA) . Continuous variables are expressed as mean ± standard deviation (SD) . Comparisons between groups were performed using Student's t test. Categorical variables are expressed as numbers and frequencies, and were compared using χ^2 tests. Comparisons between the three types of CVA were made using the Kruskal-Wallis test for continuous variables or χ^2 tests for categorical variables if the expected frequency was ≤5, of using Fisher's exact test. Step-down multivariate logistic regression analysis was performed to identify independent predictors for CVA occurring during the operation or the peri-operative period. Differences were considered significant at $P<0.05$.

RESULTS

Of the 621 patients with a history of stroke who underwent PCI, 53 (8.5%) developed acute CVA during or shortly after PCI. Patients who developed a CVA after PCI were more likely to smokers and had a greater prevalence of diabetes mellitus, previous MI, dyslipidemia or atrial fibrillation. Patients with CVA were also more likely to have presented with unstable angina/NSTEMI or STEMI (Table 1) .

Patients who developed a CVA were less likely to be regularly taking anti-platelet medications (Table 2). The proportion of patients using warfarin seemed to be higher among those with CVA than those without CVA, although the use of warfarin was not a risk factor in multivariate analysis.

Table 2. Anti-platelet medications used during hospitalization

Variables	Patients with CVA ($n=53$)	Patients without CVA ($n=568$)	P values
Aspirin or clopidogrel use	45 (84.9)	528 (92.9)	0.036[*]
No regular use of anti-platelet medications	8 (15.1)	40 (7.0)	
Warfarin	5 (9.4)	18 (3.2)	0.000[**]
Oral defibrase	10 (18.8)	118 (20.8)	0.992

Results are expressed as n (%) . [*]$P<0.05$, [**]$P<0.01$.

Left ventricular systolic function was worse in patients who developed CVA after PCI. However, intra-aortic balloon pumps were more frequently used among patients without CVA (Table 3). Urgent or emergency procedures were more frequently used for patients with CVA.

The factors most strongly associated with CVA based on multivariate analysis included admission with an acute coronary syndrome and the use of an intra-aortic balloon pump ($P=0.000$). Other factors associated with CVA after PCI included urgent/emergency procedures ($P=0.000$), diabetes mellitus ($P=0.002$), poor left ventricular systolic function ($P=0.009$), arterial fibrillation ($P=0.003$), previous MI ($P=0.048$), dyslipidemia ($P=0.008$), tobacco use ($P=0.02$) and no/irregular use of anti-platelet medications ($P=0.041$).

Most of the patients with CVA had ischemic vascular

Table 3. Procedures performed during hospitalization

Procedure	Patients with CVA (n=53)	Patients without CVA (n=568)	P values
Ejection fraction (%)	45.0±11.1	51.0±9.7	0.016[*]
Use of an intra-aortic balloon pump	9 (16.9)	35 (6.2)	0.000[**]
Urgent/emergency procedure	38 (71.2)	177 (31.2)	0.000[**]
Number of treated coronary arteries with stenosis>50%			
1	5 (9.4)	79 (13.9)	0.36
>1	48 (90.6)	489 (86.1%)	
Arterial access			
Femoral	51 (96.2)	545 (96%)	0.863
Radial/brachial	2 (3.8)	23 (4.0)	
No. of stents	1.6±1.4	1.5±1.2	0.33

Results are expressed as n (%) or mean ± SD. [*]$P<0.05$, [**]$P<0.01$.

diseases (51/53); 34 patients had cerebral infarction and 17 patients had TIA. The TIA lesions were located in the carotid artery system in eight patients and in the basilar-vertebral artery system in nine patients. In terms of cerebral infarction, the lesions were located in the carotid artery system in 21 patients and in the basilar-vertebral artery system 13 patients. Two patients with cerebral infarction died; both had history of unstable angina. One of the patients died because of a brain hernia and the other died as a result of pulmonary infection. Only two patients developed cerebral hemorrhage, located in the thalamus in one patient and the cerebellum and occipital lobe in the other patient. The latter patient died because of a brain hernia 5 days later after onset of symptoms. None of the patients with TIA died.

DISCUSSION

In previous, large-scale cohort studies, the incidence of in-hospital CVA in association with PCI was lower than 1%[3, 5-7]. However, cerebrovascular ischemic diseases comprised 95% of the neurological complications. Furthermore, these studies on the risks of cardiac catheterization only considered obvious new neurological deficits to be complications, as sub-clinical damage, related to microscopic air embolism or thromboembolism, was not taken into account[8-11]. The development of new imaging modalities has shown that the rate of asymptomatic stroke was much higher than originally considered. In fact, in patients undergoing PCI, follow-up magnetic resonance imaging revealed asymptomatic stroke in 23% of patients[7]. Furthermore, many studies have shown that previous stroke was an important risk factor for future stroke in patients undergoing PCI[2,3]. In our previous study, the incidence of CVA in patients with a known history of stroke was much higher than that in patients without known history of stroke (11.32%)[12].

In this study, we found that the presence of diabetes mellitus, dyslipidemia, tobacco use and atrial fibrillation were significant predictors for the development of stroke in multivariate analysis. The use of an intra-aortic balloon pump and urgent/emergency procedures were also independent predictors for the development of stroke in our analysis and is similar to that reported elsewhere[2, 3, 13]. This greater use of balloon pump in patients who develop CVA in association with PCI may reflect higher-risk coronary anatomy, poorer angiographic findings, or higher incidence of cardiogenic shock in these patients[2, 3].

In a study by Fuchs et al[13], the incidence of unstable angina and acute MI in patients with stroke was similar to that in patients without stroke. In multivariate analysis, the predictors of stroke after PCI in that study were emergency use of an intra-aortic balloon pump ($OR=9.6$), prophylactic use of a balloon pump ($OR=5.1$), age≥80 years ($OR=3.2$), and coronary bypass graft intervention ($OR=2.7$) . In a study by Dukkipati et al[2], the incidence of acute MI was greater in the 92 patients with stroke compared with those without stroke (29%vs 11%) .

The mechanisms by which acute coronary syndromes increase the incidence of stroke may be related to the severity and extent of the underlying atherosclerosis and the degree of left ventricular dysfunction[14]. Patients with acute coronary syndromes exhibit wide-spread inflammation in multiple arterial beds, which may predispose to vascular thrombosis at multiple sites in the coronary and cerebral arterial vasculature[15]. A study using intravascular ultrasound radiofrequency showed that the percentage of lipid in the core was significantly higher in patients with acute coronary syndrome than in those with stable angina pectoris[16]. Hemodynamic changes and co-morbid conditions such as atrial fibrillation after presentation with acute coronary syndromes may also contribute to the increased incidence of stroke in these patients[17].

The association between CVA after PCI and no regular use of anti-platelet medications was not expected, but the association with history of acute coronary syndromes in the multivariate analysis is noteworthy and has not been reported to date. The mechanism by which atherosclerosis is suppressed by aspirin in cholesterol-fed rabbits is related to the inhibition of COX-2 expression together with a reduction in inflammation[18]. Although a greater proportion of patients took warfarin in the CVA group, warfarin use was not a risk factor in multivariate analysis. It is possible that there were more patients with known stroke who suffered from atrial fibrillation, but warfarin was preferred for anticoagulation therapy.

We found no statistical association between CVA and sex. However, conflicting outcomes have been reported in earlier studies. For example, Aggarwal et al[3] reported that female sex was a significant predictor for stroke after PCI. By contrast, Peterson et al found that sex was not an independent risk factor for mortality after risk adjustment[19]. The reasons for these differences may be due to the differences in patient backgrounds included in each study.

In terms of the origin of the embolism that causes cerebral ischemic infarction, there are several factors that should be considered. First, the catheter tips traversing the aortic arch could dislodge an atheromatous plaque[20]. Indeed, Keeley and Grines[21] observed plaque dislodgement off the aortic arch with catheter advancement in more than 50% of 1000 percutaneous revascularization procedures studied. Second, a thrombus may form in situ on the catheter tip, providing another possible source for the embolism[22]. Third, CVAs have been associated with longer fluoroscopy duration, 7, 11which may reflect greater catheter movement and thus increasing the risk of plaque dislodgement, or more time for the formation of a thrombus on the catheter tip. Other potential causes include air emboli[23, 24], peri-procedural hypotension, arterial dissection related to guidewire manipulation, and metallic emboli originating from a fractured guidewire[25].

There is a high prevalence of micro-emboli occurring during PCI. The micro-embolic signals typically occurred in conjunction with either movement of the PCI guidewire or catheter, or the injection of solutions. Of note, the signals were more frequently associated with contrast injection than with any other phase. Moreover, the number of micro-embolic signals associated with contrast injection was correlated with the total volume of contrast injected[26].

In a previous study[27], the incidence of cerebral hemorrhage after PCI was approximately 0.2%, and was mainly observed after thrombolysis treatment. The prevalence in our study was similar, only 0.3%. Many researchers have proposed that cerebral hemorrhage after PCI is mainly associated with anticoagulation therapy with heparin and thrombolysis with r-tPA (recombinant tissue plasminogen activator) during the operation. In addition, the risk of cerebral hypertension increased when systolic pressure or diastolic pressure was higher than 140 mmHg or 100 mmHg, respectively. Some of the patients in the previous studies were complicated with thrombopenia[23, 27-30]. In our study, all the patients with cerebral hemorrhage had a normal hemogram, but had systolic pressure or diastolic pressure higher than 140 mmHg or 100 mmHg, respectively. This indicates that blood pressure is an important factor associated with cerebral hemorrhage. Unfortunately, because there were only two cases in our study, we were unable to analyze the incidence of cerebral hemorrhage.

In summary, CVAs after PCI are rare but are associated with high rates of mortality and morbidity. Fortunately, the incidence of CVAs has decreased with improvements in interventional techniques and instrumentation. Although many of the risk factors associated with this complication are not modifiable, we could evaluate these risk factors and consider other interventions before performing PCI. With primary angioplasty replacing thrombolytics as the treatment of choice for acute MI, reducing the duration of post-procedural anticoagulation, and continued improvements in interventional technology and techniques, the incidence of CVA after PCI should decline.

However, the study was performed retrospectively, some factors including renal function, duration of the PCI operation and CT/MRI findings could not be evaluated. Thus, further studies are needed to evaluate the impact of these factors on the incidence of CVA after PCI.

Acknowledgments: We thank Dr. FANG Dong-ping for conception and diagnosis of the cardiac vascular diseases.

REFERENCES

[1] Bladin CF, Bingham L, Grigg L, et al. Transcranial doppler detection of microemboli during percutaneous trasluminal coronary angioplasty. Stroke, 1998, 29: 2367-2370.

[2] Dukkipati S, O'Neill WW, Kishore J, et al. Characteristics of cerebralvascular accidents after percutaneous coronary interventions. J Am Coll Cardial, 2004, 43: 1161-1167.

[3] Aggarwal A, Dai D, Rumsfeld JS, et al. Incidence and Predictors of Stroke Associated With Percutaneous Coronary Intervention. Am J Cardiol, 2009, 104: 349-353.

[4] Albers GW, Caplan LR, Easton JD, et al. Transient ischemic attack--proposal for a new definition. N Engl J Med, 2002, 347: 1713-1716.

[5] Stathopoulos I, Jimenez M, Panagopouloss G, et al. The decline in PCI complication rate: 2003-2006 versus 1999-2002. Hellenic J Cardiol, 2009, 50: 379-387.

[6] Weintraub WS, Mahoney EM, Ghazzal ZM, et al. Trends in outcome and costs of coronary intervention in the 1990s. Am J Cardiol, 2001, 88: 497-503.

[7] Segal AZ, Abernethy WB, Palacios IF, et al. Stroke as a complication of cardiac catheterization: risk factors and clinical features. Neurology, 2001, 56: 975-977.

[8] Hamon M, Gomes S, Oppenheim C, et al. Cerebral microembolism during cardiac catheterization and risk of acute brain injury: a prospective diffusion-weighted magnetic resonance imaging study. Stroke, 2006, 37: 2035-2038.

[9] Omran H, Schmidt H, Hackenbroch M, et al. Silent and apparent cerebral embolism after retrograde catheterization of the aortic valve in valvular stenosis: a prospective, randomized study. Lancet, 2003, 361: 1241-1246.

[10] Büsing KA, Schulte-Sasse C, Flüchter S, et al. Cerebral infarction: incidence and risk factors after diagnostic and interventional cardiac catheterization-prospective evaluation at diffusion-weighted MR imaging. Radiology, 2005, 235: 177-183.

[11] Lund C, Nes RB, Ugelstad TP, et al. Cerebral emboli during left heart catheterization may cause acute brain injury. Eur Heart J, 2005, 26: 1269-1275.

[12] Zhang H, Zhang Z. Cerebral vascular accidents after cardiac catheterization in patients with

anamnesis of stroke. Natl Med J China, 2007, 87: 2613-2617.

[13] Fuchs S, Stabile E, Kinnaird TD, et al. Stroke complicating percutaneous coronary interventions: incidence, predictors, and prognostic implications. Circulation, 2002, 106: 86-91.

[14] Cronin L, Mehta SR, Zhao F, et al. Stroke in relation to cardiac procedures in patients with non–ST–elevation acute coronary syndrome: a study involving 18, 000 patients. Circulation, 2001, 104: 269-274.

[15] Lombardo A, Biasucci LM, Lanza GA, et al. Inflammation as a possible link between coronary and carotid plaque instability. Circulation, 2004, 109: 3158-3163.

[16] Liu HL, Zhang J, Ma DX, et al. Coronary plaque characterization of nonculprit or nontarget lesions assessed by analysis of in vivo intracoronary ultrasound radio-frequency data. Chin Med J, 2009, 122: 622-626.

[17] De Marco F, A Fernandez-Diaz J, Lefèvre T, et al. Management of cerebrovascular accidents during cardiac catheterization: immediate cerebral angiography versus early neuroimaging strategy. Catheter Cardiovasc Interv, 2007, 70: 560-568.

[18] Guo Y, Wang QZ, Tang BS, et al. Effects of aspirin on atherosclerosis and the cyclooxygenase-2 expression in atherosclerotic rabbits. Chin Med J, 2006, 119: 1808-1814.

[19] Peterson ED, Lansky AJ, Kramer J, et al. Effect of gender on the outcomes of contemporary percutaneous coronary intervention. Am J Cardiol, 2001, 88: 359-364.

[20] Khatri P, Kasner SE. Ischemic stroke after cardiac catheterization opportune thrombolysis candidates? Arch Neurol, 2006, 63: 817-821.

[21] Keeley EC, Grines CL. Scraping of aortic debris by coronary guiding catheters: a prospective evaluation of 1, 000 cases. J Am Coll Cardiol, 1998, 32: 1861-1865.

[22] Qureshi AI, Luft AR, Sharma M, et al. Prevention and treatment of thromboembolic and ischemic complications associated with endovascular procedures, part I: pathophysiological and pharmacological features. Neurosurgery, 2000, 46: 1344-1359.

[23] Wijman CA, Kase CS, Jacobs AK, et al. Cerebral air embolism as a cause of stroke during cardiac catheterization. Neurology, 1998, 51: 318-319.

[24] Hinkle DA, Raizen DM, McGarvey ML, et al. Cerebral air embolism complicating cardiac ablation procedures. Neurology, 2001, 56: 792-794.

[25] Jassal DS, Fast MD, McGinn G. Multifocal brain MRI hypointensities secondary to cardiac catheterization. Neurology, 2000, 54: 2023-2024.

[26] Bladin CF, Bingham L, Grigg L, et al. Transcranial Doppler detection of microemboli during percutaneous transluminal coronary angioplasty. Stroke, 1998, 29: 2367-2370.

[27] Ruiz-Bailén M, Brea-Salvago JF, de Hoyos EA, et al. Post-thrombolysis intracerebral hem-

orrhage: data from the Spanish Register ARIAM. Crit Care Med, 2005, 33: 1829-1838.

[28] Zeymer U, Neuhaus KL. Thrombolysis and percutaneous transluminal coronary angioplasty in patients with acute myocardial infarction. Z Kardiol, 2000, 89 (Suppl 4): IV30-IV40.

[29] Kawamura A, Lombardi DA, Tilem ME, et al. Stroke complicating percutaneous coronary interventionin patients with acute myocardial infarction. Circ J, 2007, 71: 1370-1375.

[30] Vahdat B, Canavy I, Fourcade L, et al. Fatal cerebral hemorrhage and severe thrombocyto-penia during abciximab treatment. Catheter Cardiovasc Interv, 2000, 49: 177-180.

中华全科医师杂志，2010，9（2）：107-108.

冠状动脉旁路移植术后认知功能
障碍的危险因素与诊断

陈明盈　毕　齐

冠状动脉旁路移植术（coronary artery bypass graft，CABG）是目前心脏外科治疗冠状动脉粥样硬化性心脏病（冠心病）常用和有效的方法之一，其术包括体外循环下冠状动脉旁路移植术（on-pump CABG）和非体外循环下冠状动脉旁路移植术（off-pump CABG）。随着心脏外科手术技术的不断进步，off-pump CABG 在临床上已经成为冠心病外科治疗的发展趋势。

Lund 等[1]指出，off-pump CABG 的优点是不使用心肺转流术、避免了体外循环所导致的血细胞破坏、补体激活、炎症反应、气栓、血栓形成对全身各器官的潜在影响；而在手术中减少了对升主动脉的操作，可以减少手术过程中脑微栓子的形成。BhaskerRao 等[2]经颅多普勒超声发现，off-pump CABG 的患者颈动脉中微栓数量比使用体外循环的明显减少。因此，对于既往有脑卒中、一过性脑缺血发作（TIA）或主动脉钙化病史的患者推荐使用 off-pump CABG[3]。

术后认知功能障碍（POCD）是指患者在手术后出现记忆力、抽象思维及定向力等方面的障碍，同时伴有社会活动能力的减退。CABG 患者 POCD 的发病率在不同阶段变化较大。有研究报道，术后 1 周 POCD 为 4%～47%[4]，平均为 22.5%；术后 3 个月内其发病率为 14%～60%[5]，术后 6～12 个月时为 4%～33%，术后 5 年时为 42%。对行 CABG 手术的 130 名绝经后妇女的研究表明，25%的患者在术后 4～6 周出现认知下降[6]，并认为与年龄、升主动脉粥样硬化、充血性心力衰竭的病史、CPB 转流时间等有关。

一、POCD 危险因素

POCD 相关的危险因素很多，其病因及发病机制涉及中枢神经系统、内分泌和免疫系统及代谢方面的紊乱，但确切的病因仍不十分清楚。目前一般认为 POCD 的发生是由手术和麻醉诱发以及其他多种危险因素相互作用所致，主要分为术前和术中危险因素。

1. 术前、术中危险因素：①术前的基础疾病：糖尿病、高血压、心肌梗死和脑卒中等病史的患者，POCD 的发生率显著增加。②术前脑功能状态：术前在言语流畅、词汇记忆、空间定向等方面功能较差者更易发生短期 POCD。目前的研究认为，大脑微出血（MBs）常常在痴呆人群中被发现，MBs 的发生与认知功能障碍显著相关[7]。③高龄：年龄＞65 岁的患者 POCD 发生率是＜65岁患者的 2～10 倍，年龄大于 75 岁的患者 POCD 的发生率比年龄在 65～75 岁的患者高 3 倍[8]。

术中危险因素包括：①体外循环的时间：毕齐等[9]研究认为，CABG 术后神经系统并发症与心肌血流阻断时间和体外循环转机时间过长有关（ $P<0.01$ ）。②微栓子、空气和细胞聚集物栓子对脑灌注的损害。③长时间的低温、低氧和低灌注的影响。④麻醉药物。⑤炎症反应等。

研究认为，术中脑部微栓子形成、低灌注和炎症反应是导致心脏手术后POCD 的主要原因[10]。目前炎性因子对 POCD 的影响越来越引起国内外学者的关注。

2. 炎性因子在 POCD 发生中的作用：心肺转流术一直被认为是引起 CABG后全身炎性反应综合征（SIRs）的主要原因之一[11]。炎性因子使脑内毛细血管通透性增加，与 CPB 后脑损伤有明显相关性。Joseph 等[12]对 CABG 后认知功能下降的研究初步表明，P-选择素和 C-反应蛋白基因在调节心脏手术后认知能力下降易感性方面有影响，基于这一潜在作用，可以预测术后抗炎治疗可能受益的人群。Yaffe 等[13]和 Tilvis 等[14]也认为炎性因子的高表达，特别是 CRP，与认知功能下降相关，是认知功能障碍重要的危险因素之一。

二、POCD 的诊断

1. 神经心理学诊断：目前对 POCD 的发病率报道不一，主要因为量表的选取不同，因此敏感、统一的神经心理学测验非常必要。

神经心理学测验项目繁多，其中包括霍尔斯特德赖-坦神经心理学成套测验、简易智力状态检查（MMSE）、数字广度测验、符号数字模式测验、斯特鲁字色干扰测验、语言学习听力测验、连线测验 A、划线测验 B、丁板测验等。

蒙特利尔认知评估量表（MoCA）是 Nasreddine 等[15]研制的轻度认知功能障碍（MCI）筛查工具。Nasreddine 等对 MCI 的测查，当 MoCA 选取截断点26 时，MMSE 的敏感性 0.18，特异性 1.0，而 MoCA 的敏感性为 0.90，特异性为 0.87。值得注意的是，73%的 MCI 患者 MoCA 评分异常而 MMSE 评分却在正常范围。这一结果凸显 MoCA 评分对临床发现那些有轻度认知障碍主诉但MMSE 评分处于正常范围的患者具有极大的优越性。同样 Smith 等[16]& Shiroth 等[17]的研究也证实，与 MMSE 相比 MoCA 对 MCI 患者有更好的敏感性和特异性。而目前国内外鲜有用 MoCA 筛查心脏手术后认知功能障碍的报道。

2．神经影像学诊断：

（1）MRI：近两年来应用先进的 MRI 技术在 CABG 术前、术后监测患者脑组织功能和结构变化，不仅能够诊断新发的脑卒中、大脑微出血、认知功能障碍器质性变化，而且能够发现亚临床的脑功能改变。Vandel 等[18]通过观察大量的具有轻度认知障碍的人群进行 MRI 时，发现 MRI 显示的内侧颞叶萎缩能够预测轻度认知功能损伤。Yakushiji 等 7 以 518 名无认知功能障碍病史的成年人为研究对象，对他们进行了大脑的健康筛选测试，采用 1.5-T 系统的梯度回声 T2*加权 MRI 检测大脑微出血，MMSE 被用来确定被试者的认知功能。结果表明，大脑微出血的出现及出现数量与 MMSE 低于 27 显著相关；大脑微出血似乎与全脑认知功能障碍相关。

（2）正电子发射体层摄影（PET），单光子发射计算机体层扫描（SPECT）：Mosconi 等[19]研究 PET 与 MCI 相关性研究表明：结合前扣带回和额下叶的 F—FDG 代谢预测 ApoE4 基因型阳性的 MCI 病人转化为阿尔茨海默病（AD）的灵敏度达到100%，特异性达到90%，准确度达到94%。所以，PET 和 ApoE4 基因型相结合能够提高对 MCI 向 AD 转化的预测。SPECT 研究发现[20]AD 患者的扣带回后部局部脑血流降低，有助于 AD 的早期诊断和鉴别诊断，能用来预测 aMCI 向 AD 的转化。

尽管目前对 POCD 的病因和发病机制尚不完全清楚，对 POCD 相关因素的研究还只是对其病因和发病机制的探索。但了解这些危险因素，在术前进行神经系统并发症的危险分层，对高危患者行干预治疗，在术后通过神经心理学、神经影像学早期诊断神经系统并发症，从而降低术后认知功能障碍的发生率、致残率和死亡率，为提高 CABG 手术质量提供临床诊治依据。

参 考 文 献

[1] Lee JD, Lee SJ, Tjsushima WT, et al. Benefits of off-pump bypass on neurologic and clinical morbidity: a prospective randomized trial. Ann Thorac Surg, 2003, 76: 18-26.

[2] BhaskerRao B, Van Himbergen D, Edmonds HL Jr, et al. Evidence for improved cerebral function after minimally invasive bypass surgery. J Cardiovasc Surg, 1998, 13: 27-31.

[3] Delawer, Marcus, Alfred G. Early outcome after off-pump coronary artery bypass grafting: effect on mortality and stroke. Rev Bras Cir Cardiovasc, 2008, 23: 23-28.

[4] Van Dijk D, Keizer AMA, Diephuis JC, et al. Neurocognitive dysfunction after coronary artery bypass surgery: a systematic review. J Thorac Cardiovasc Surg, 2000, 120: 632-639.

[5] Russell D, Bornstein N. Methods of detecting potential causes of vascular cognitive in Pairment after coronary artery byPass grafting. J Neurol Sci, 2005, 229-230: 69-73

[6] Charles W Hogue, Robert Fucetola, Amara Hershey. Risk Factors for Neurocognitive Dysfunction After Cardiac Surgery in Postmenopausal Women. Ann Thorac Surg, 2008, 86 (2): 511-516.

[7] Yusuke Y, Masanori N, Satomi Y. Brain microbleeds and global cognitive function in adults without neurological disorder. Stroke, 2008, 39: 3323-3328.

[8] 叶志, 郭曲练. 老年病人的术后认知功能障碍. 国际病理科学与临床杂志. 2008, 28 (1): 85-89.

[9] 毕齐, 张苗, 贺建华, 等. 心脏手术后早期脑血管病并发症的临床研究. 中华医学杂志, 1999, 79 (6): 1-3.

[10] Jensen BS, Rasmussen LS, Daniel A. Cognitive outcomes in elderly high-risk patients 1 year after off-pump versus on-pump coronary artery bypass grafting. A randomized trial. European Journal of Cardio-thoracic Surgery, 2008, 34: 1016-1021.

[11] Whitaker D, Motallebzadeh R. Intraoperative cerebral high-intensity transient signals and postoperative cognitive function: a systematic review. Am J Surg, 2009, 198 (2): 295-297.

[12] Joseph P, Mathew MD, Mihai V. Genetic variants in P-selectin and C-reactive protein influence susceptibility to cognitive decline after cardiac surgery. Journal of the American College of Cardiology, 2007, 49 (19): 1935-1941.

[13] Yaffe K, Lindquist K, Penninx BW, et al. Inflammatory markers and cognition in well-functioning African-American and white elders. Neurology, 2003, 61: 76-80.

[14] Tilvis RS, Kahonen-Vare MH, Jolkkonen J, et al. Predictors of cognitive decline and mortality of aged people over a 10-year period. J Gerontol A Biol Sci Med Sci, 2004, 59: 268-274.

[15] Nasreddine ZS, Phillips NA, Bedirian V. The Montreal Cognitive Assessment, MoCA: a brief screening tool formild cognitive impairment. J Am Geriatr Sci, 2005, 53 (4): 695-699·

[16] Smith T, Gildeh N, Holmes C. The Montreal Congitive Assessment: validity and utility in a memory clinic setting. Can J Psychiatry, 2007, 52 (5): 329-332.

[17] Shiroky JS, Schipper HM, Bergman H. Can you have dementia with an MMSE score of 30?Am J Alzheimers Dis Other Demen, 2007, 22 (5): 406-415.

[18] Vande Pol LA, Korf ES, vander Flier WM, et al. Magnetic resonance imaging predictors of cognition in mild cognitive impairment[J]. Arch Neurol, 2007, 64 (7): 1023-1028.

[19] Mosconi L, Perani D, Sorbi S, et al. MCI conversion to dementia and the APOE genotype: a prediction study with FDG-PET. Neurology, 2004, 63 (12): 2332-2340.

[20] Guedj E, Barbeau EJ, Didic M, et al. Identification of subgroups in amnestic mild cognitive impairment. Neurology, 2006, 67 (2): 356.